黄帝内経

饮食养生宝典 典藏版

第4次修订

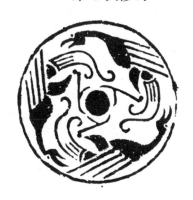

张湖德 杨凤玲 张 煜○主编

中国科学技术出版社

·北京·

图书在版编目（CIP）数据

《黄帝内经》饮食养生宝典/张湖德, 杨凤玲, 张煜主编. — 北京：中国科学技术出版社, 2018.1（2024.6重印）

ISBN 978-7-5046-7523-1

Ⅰ.①黄… Ⅱ.①张… ②杨… ③张… Ⅲ.①《内经》—食物养生 Ⅳ.①R221 ②R247.1

中国版本图书馆CIP数据核字(2017)第117807号

策划编辑	焦健姿	王久红
责任编辑	黄维佳	
装帧设计	王新红	
责任校对	马思志	龚利霞
责任印制	徐　飞	

出　　版	中国科学技术出版社
发　　行	中国科学技术出版社有限公司
地　　址	北京市海淀区中关村南大街 16 号
邮　　编	100081
发行电话	010-62173865
传　　真	010-62173081
网　　址	http://www.cspbooks.com.cn

开　　本	710mm×1000mm 1/16
字　　数	325 千字
印　　张	16
版　　次	2018 年 1 月第 1 版
印　　次	2024 年 6 月第 2 次印刷
印　　刷	河北环京美印刷有限公司
书　　号	ISBN 978-7-5046-7523-1 / R·2041
定　　价	58.00 元

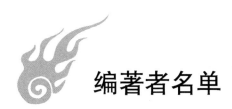

编著者名单

主　编　张湖德　杨凤玲　张　煜

副主编　王铁民　任晓燕　曹启富

编　者　刘福奇　侯云山　郭霞珍

　　　　　宋一川　张　滨　童宣文

内容提要

　　本书的典藏版是在第 4 版的基础上修订而成,作者根据中医学经典名著《黄帝内经》中关于饮食养生的精辟论述,结合现代医学、营养学、养生学理论,详细阐述了饮食养生的基本知识和方法。全书共分为五讲,第一讲为总论,包括饮食养生的基础理论,食物的性味和应用,以及饮食保健的发展等;第二至五讲分述了食养、食疗、食补、食忌的相关知识,并介绍了约 200 种食品和 500 种食谱的制作、保健功效及其在疾病防治中的应用。本书内容贴近生活,阐述深入浅出,是一部经典、实用的饮食养生百科全书,适于基层卫生人员、饮食行业人员和城乡广大群众阅读参考。

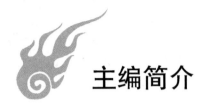

主编简介

张湖德　山东寿张县人,北京中医药大学毕业,现任中央人民广播电台医学顾问,中国老年学会营养与食品健康专业委员会顾问,解放军音像出版社特聘专家与顾问。国际整肤医学会教授,当代著名医学科普作家。曾在几十家报纸和期刊上发表营养学方面的论著500多篇,并在 30 多家出版社出版过 60 余部营养学著作。

杨凤玲　北京中医药大学毕业。著名中医营养专家。擅长制作各种食疗药膳,并发表或出版十余部营养学著作。

张　煜　北京中医药大学副教授,副主任医师。作为中医养生康复专业首届毕业生,毕业后一直从事中医养生教学和临床工作。现任世中联药膳食疗研究专业委员会理事,中华中医药学会养生专业委员会委员,中国残疾人联合会中医康复专业委员会秘书长。先后参与 14 部教材及 30 余部专著的编写,发表学术论文 50 多篇。

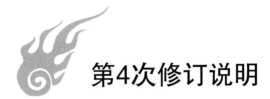

第4次修订说明

　　《〈黄帝内经〉饮食养生宝典》自 2003 年 1 月初版、2006 年 8 月、2009 年 9 月和 2013 年 1 月 3 次修订以来，由于贴近生活、内容实用而受到读者的喜爱，已多次印刷，累计发行 3 万余册。不少读者在赞扬本书的同时也提出了一些很好的修改建议。为此，在中国科学技术出版社的支持下，我们对本书再次进行了修订。

　　本书的核心内容可用 16 个字概括，即"食养、食疗、食补、食忌""因人、因时、因地、因病"。本次修订，尽量保留了前几版的精华，同时新增了近几年来国内外在饮食营养方面潜心研究《黄帝内经》的心得体会，删除了与《黄帝内经》联系不够紧密的观点和饮食配方，在编排方面亦作了改进，内容新颖、独特、颇有见地。事实证明，中医学现存最早的经典著作《黄帝内经》中有许许多多有待挖掘、整理的丰富宝藏。可供现代人们学习、研究与应用的《黄帝内经》不仅是"医家之宗"，也是 21 世纪人们延年益寿的伟大典籍。

　　吃什么、怎样吃、吃多少是决定人体健康最关键的因素，当代各种慢性疾病发病率迅速上升，与膳食失衡、不合理饮食密切相关。本书不仅为读者提供了科学饮食的理论指导，而且介绍了许多合理实用、贴近生活的饮食养生方法，但愿本书能为更多的读者所喜爱。书中如有疏漏不当之处，欢迎读者指正。

中央人民广播电台医学顾问　张湖德

丁酉年春于北京中医药大学养生室

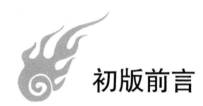

初版前言

　　毛泽东主席早在20世纪50年代就指出，中医药学是一个伟大的宝库，应当努力发掘，加以提高。遵循毛主席的这一指示，2001年中国轻工业出版社出版了由我担任总主编的《〈黄帝内经〉养生全书》，第一次从养生学角度全面总结了《黄帝内经》在中医养生学方面的光辉成就，紧接着台湾薪传出版社也出版了本套养生全书。

　　但美中不足的是，当时对《黄帝内经》在饮食养生方面的贡献没有涉及，原因尽管很多，但主要是《黄帝内经》饮食养生方面的内容实在太丰富了，故想另列一全书专门讨论《黄帝内经》饮食养生方面的理论原则和方法。人民军医出版社的杨磊石编审非常支持我的这一想法，表示愿为继承、发扬中医药学的遗产作贡献，尤其对发掘和整理《黄帝内经》的科普著作感兴趣。于是，我迅速组织在《黄帝内经》饮食养生方面卓有成就的专家、教授们讨论，在经历了一年多的写作后，饱含辛勤汗水的《〈黄帝内经〉饮食养生宝典》终于全部完稿，现奉献给广大热爱生活、热爱养生的读者们。

中央人民广播电台医学顾问　张湖德
壬午年秋于北京中医药大学养生室

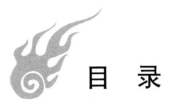

目 录

第三讲　《黄帝内经》论食疗

第四讲 《黄帝内经》论食补

第五讲 《黄帝内经》论食忌

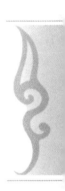

第一讲 《黄帝内经》饮食养生总论

千百年来,中医药学对于保障人民身体健康、繁衍中华民族所作出的巨大贡献,是与《黄帝内经》(以下简称《内经》)所确立的中医学理论体系分不开的,这一理论体系的建立,为中医学的发展奠定了基础。

《内经》是我国现存最早的一部医学经典著作,它不仅奠定了中国传统医学发展的理论基础,也奠定了中国饮食保健学发展的理论基础。其主要内容是中医饮食养生的理论基础、原则、方法以及在食养、食疗、食补、食忌等各方面的应用。

不仅如此,《内经》还对中国烹饪学的发展起到了重要作用,尤其是关于"五味"的论述对烹饪调味理论产生了很大的影响,故又被中国烹饪学作为重要的参考文献。

一、《内经》关于饮食养生的精辟论述

《内经》十分重视饮食调理,认为饮食是人体营养的主要来源,是维持人体生命活动的必要条件。饮食调理得当,不仅可以保持人体的正常功能,提高机体的抗病能力,还可以治疗某些疾病;饮食不足或调理不当,则可诱发某些疾病。因此《素问·上古天真论》提出"食饮有节"的养生方法,维护脾胃化源,其内容包括节饮食、忌偏嗜、适寒温等方面。

(一)"饮食有节"是"尽终其天年"的关键

> 食饮有节……而尽终其天年,度百岁乃去;今时之人不然也,以酒为浆……醉以入房……故半百而衰也。——《素问·上古天真论》

1. 注释

(1)食饮有节:此指饮食要有节制。饮食物是人体从自然界摄取的营养物质,它是维持生命活动所必需的非致病因素。但《素问·上古天真论》却把"食饮有节"作为一条非常重要的养生方法,这又是为何呢?这是因为许多人不懂得养生之道,随心所欲,一味追求想吃什么就吃什么,什么好吃就吃什么,甚至高兴吃多少就吃

多少,想什么时候吃就什么时候吃,往往造成饮食失宜,损伤脾胃,导致多种疾病。

(2)天年:天赋的寿命,亦即自然寿命;尽终其天年,即人能活到自然寿命的最大限数,古人认为人的自然寿命是120岁。

(3)以酒为浆:浆,比较浓的液体,在这里作汤水解,即把酒作为汤水来饮用,此指饮酒太多而无节制的意思。

(4)醉以入房:入房,又称"房事"。所谓"醉以入房",是指酒醉以后肆行房事。性生活是人类生活的重要内容之一,故亦有人将其和物质生活、精神生活一起列为人类的三大生活。确实,夫妻间的性生活,从微观来看,关系到家庭的和睦、夫妻双方的健康、孩子的优生优育;从宏观来看,关系到社会的安定、民族的兴衰、人类的发展。因此,怎样过性生活才有益于健康,这个问题越来越引起人们的兴趣和关注。诚如古人所说:"房中之事,能生人,能煞人。譬如水火,知用之者,可以养生;不能用之者,立可尸矣。"这就说明,只有正确行房事,才能有益于身心健康与延年益寿,否则损寿伤体。"醉以入房",就是错误的性生活方式,正如唐代著名医学家孙思邈所说:"醉不可以接房,醉饱交接,小者面黯咳喘,大者伤绝脏脉损命。""昼则以醇酒淋其骨髓,夜则以房室输其血气。"这就是说,"醉害"与"纵欲"是健康长寿的两大祸害。《寿世保元》亦云:"大醉入房,气竭肝肠。男人则精液衰少,阳痿不举;女子则月事衰微,恶血淹留。"

(5)故半百而衰:衰,指衰老,半百而衰,即当活到50岁时,就已经衰老了。其原因是不注意饮食养生,经常喝很多的酒,不能控制自己的性行为,损害了人体最宝贵的物质——阴精,而《内经》认为"精者,生之本也"。

2. 按语　我国古籍中对于饮食不节的害处颇多论述,如《管子》:"饮食不节……则形累而寿损",这就是说,若饮食不定时定量,或过饮过饱,就能引起疾病,损害健康。《黄帝内经》中的记述也很多,如《素问·痹论》曰:"饮食自倍,肠胃乃伤"。《素问·生气通天论》曰:"高粱之变,足生大丁",意思是肥甘厚味的食物吃多了,足足能使你生疔疮。这都说明,偏食、暴食能影响人体健康。在《东谷赘言》中则反复强调多食之危害,书中说:"多食之人有五患,一者大便数,二者小便数,三者扰睡眠,四者身重不堪修养,五者多患食不消化"。凡此,皆说明了饮食不节,可损脏腑,诸病丛生,折寿损命。所以,《寿世保元》强调指出:"食唯半饱无兼味,酒至三分莫过频"。饮食有节的重要意义,在我国人民群众中有大量的谚语和俗话,如"要活九十九,每餐留一口""忧多伤食,食多伤胃""每餐八成饱,保你身体好"。以上我们从正反两个方面说明了饮食不节是早衰的一条重要原因,若想长寿,必须节制饮食。

> 故谷不入,半日则气衰,一日则气少矣。——《灵枢·五味》　故平人不食饮七日而死……——《灵枢·平人绝谷》

按语 此论饮食不可过饥。过饥,营养物质得不到及时补充,则使人体正气衰少。现代医学认为,人体的生命活动——新陈代谢,每时每刻都在不停地进行着,它的营养物质——能量,也必然不断地消耗着。所以要想保证生命活动——新陈代谢正常地进行,就需要不断地补充养料——水和食物。如果人体不进任何饮食,也就是意味着断绝营养的来源,机体的新陈代谢就要终止,人的生命活动便完结了。

> ……身体日减,气虚无精,病深无气,洒洒然时惊,病深者,以其外耗于卫,内夺于荣。——(《素问·疏五过论》)

1. 注释

(1)无气:此指正气衰少。

(2)张景岳注:"及其病深,则真气消烁,故曰无气。无气则阳虚,故洒然畏寒也,阳虚则神不足,故心悸而惊也。"

2. 按语 此论之病是由于长期摄食不足,或其他病变影响脾胃运化水谷的功能,气血生化乏源,正气衰弱,抵抗力亦随之下降而造成的。旧中国许多传染病蔓延,皆是由于劳动人民长期吃不饱,穿不暖,抵抗力减弱所致。故必须保持一定数量的营养物质,不可过饥。

> 饮食自倍,肠胃乃伤。——(《素问·痹论》) 因而饱食,筋脉横解,肠澼为痔……——(《素问·生气通天论》)

1. 注释

(1)横:放纵;解,通懈,弛缓的意思。筋脉横解,是因饮食填塞肠胃,气血缺少流通,故筋脉不能收持而出现弛缓状态。

(2)肠澼:指肠中癖积,表现为便下脓血一类疾病。

2. 按语 此论为饮食过饱所造成的危害。危害首先在于脾胃,因饮食的吸收,消化全依赖于脾。胃伤不能及时腐熟水谷,脾伤不能运化精微,而致脘腹胀满疼痛拒按,吞酸嗳腐,或为便下脓血,或为痔疮;倘若食积不化,久而化热生痰,而成食积,常见于小儿手足心热、脘腹胀满、面黄肌瘦等症。同时食伤脾胃后,中气不足,营卫不和,易引入外邪而致病。如痹、厥、积聚等证,常与饱食伤脾胃有关。《素问·痹论》在论述六腑痹证时说"此亦因其食饮居处,为其病本也。"此"食饮",是指饮食不节而言。正因如此,一个善养生的人,就应遵循《内经》"饮食有节"的教导,养成定时、定量进食的习惯,既满足机体营养的需要,又无伤脾胃之弊,从而维护脾胃功能的正常,保持后天之本的生机旺盛不衰,这对于防病抗衰老有积极意义。后世养生家就极其重视这种养生方法,如孙思邈《千金要方》说:"不欲极饮而食,食不可过饱""常欲令如饱中饥,饥中饱耳"。

(二)全面配伍

> 五谷为养,五果为助,五畜为益,五菜为充,气味合而服之,以补精益气。——《素问·脏气法时论》

1. 注释

(1)五谷:这里指粳米、小豆、麦、大豆、黄黍。五谷为养,高士宗注:"五谷所以养五脏者也,故五谷为养。"

(2)五果:这里指桃、李、杏、栗、枣。桃子具有益气血、生津液的作用,是理想的滋补果品;李子有清虚热、生津液的作用,为辅助医疗果品;栗子能补脾胃、补肾强筋、活血止血,可作为辅助医疗果品;大枣养脾和胃、益气生津,为常用的营养辅助食品;杏子能生津止渴、润肺定喘,是咳喘病者的医疗果品。

(3)五畜:这里指牛、羊、豕、犬、鸡。牛肉能补气健身,古有"牛肉补气,功同黄芪"之说;羊肉补气养血、温中暖下,为营养食疗之佳品;豕肉即猪肉,能补肾益血、滋阴润燥,可为补益食疗之品;犬肉即狗肉,能补中益气、温肾助阳,平人食之,增力健身;鸡肉温中、益气、补精、添髓,为补益食疗佳品。

(4)五菜:这里指葵、藿、薤、葱、韭。五菜为充,是说蔬菜具有充养人体的作用。

(5)气味合而服之,以补精益气。张志聪注:"此总结上文,而言谷肉果菜皆有五气五味,宜合和而食之,无使偏盛,以补益精气。"

2. 按语

(1)谷类食物是中国传统膳食的主体,随着居民生活水平的提高,人们倾向于食用更多的动物性食物,在一些较富裕的家庭中,动物性食物的消费量已超过了谷类和蔬菜的消费量。这种"西方化"或"富裕型"的膳食提供的能量和脂肪过高,而膳食纤维过低,对一些慢性病的预防极不利。提倡谷类为主是为了提醒人们保持我国膳食的良好传统,防止发达国家膳食的弊端。日常膳食要注意精细搭配,应经常吃一些粗粮、杂粮;稻米、小麦不要碾磨太精,否则,谷粒麦层所含的维生素、矿物质等营养素和膳食纤维大部分流失到糠麸之中。对于这一点,中国营养学会制订的《我国的膳食指南》第一条亦明确指出:食物多样、谷类为主。各种各样的食物所含的成分不尽相同,没有一种食物能供给人体需要的全部营养素,每日膳食必须由多种食物适当搭配,才能满足人体对各种营养素的需要。

谷类食物是我国传统膳食的主体,是人体能量的主要来源,它提供人体糖类、蛋白质、膳食纤维及 B 族维生素等。在各类食物中应当以谷类为主,并需注意粗细搭配。

（2）水果的营养成分，主要是含维生素和无机盐，尤其是维生素C，它是维持人体生命活动不可缺少的营养物质。有了它人体才能健康长寿，缺少它则出现各种各样的疾病症状。尤其是对于病后恢复期的患者和孕妇，更是十分必需的。

此外，水果是人体无机盐的重要来源，尤其是钾、钠、钙和镁等，它们在体内的最终代谢产物是碱性，故称"碱性食品"。这些碱性食品可以中和粮、豆、肉和蛋等食物所产生的"酸性食品"，这样才有利于维持机体酸碱平衡。

还有，水果中含有较多的纤维素、半纤维素、木质素和果胶等，这些物质不能被人体消化酶化解，但可促进肠道蠕动，有利于粪便排泄。膳食纤维还可以防止和减少胆固醇的吸收，所以多吃水果有利于预防动脉粥样硬化。国外研究发现每日进食量由150克减少到50克时，细胞癌变数量可降低一半以上，如果配合食用水果，细胞癌变数量可显著降低。

（3）动物脂肪是指由动物组织和动物源离析出来的脂肪，如猪油、牛羊油脂等。动物脂肪含有较多的饱和脂肪酸，对于高脂血症、冠心病、动脉硬化等疾病有促发和加重作用。因此，人们对动物脂肪的"印象"总是不好，常常避而远之。这是一种误解，动物脂肪有以下生理功效。

①防寒保暖："胖人不怕冷"，这是因为脂肪有良好的隔热保暖作用，不仅如此，脂肪还能促使体内热量增高。据测，动物脂肪所含的热量，约为蛋白质和糖类热量的2.25倍。当动物脂肪摄入人体后，经过氧化"燃烧"，供给人体热量，既能防寒，又能防饥。

②促进维生素吸收：维生素A、维生素D、维生素E、维生素K必须在乳糜液中才能吸收，故称为脂溶性维生素。这些维生素具有保持人体上皮细胞正常功能、预防肿瘤和骨软化病等重要功能。如果脂肪吃得太少，天长日久，会影响脂溶性维生素的吸收，给身体带来不良后果。

③女性的保健食物：新的医学研究发现，脂肪摄入不足，将直接导致性激素含量降低，进而影响性器官的成熟和发育。进入青春期的少女，如果缺乏脂肪和性激素，其乳房发育和皮肤健美将受到影响，而且，月经来潮的时间也会延迟。

④防癌新发现：美国学者近年来发现，动物脂肪中含有一种叫共轭亚油酸的物质，是一种不饱和脂肪酸。共轭亚油酸对癌细胞有良好的抑制作用，适量吃些脂肪能够提高机体的防癌和抗癌能力。专家们预言，如果能够成功地从肥肉中提取共轭亚油酸，那么预防和治疗癌症将会开辟一条新的途径。

⑤长寿食品：动物脂肪中含有一种叫花生四烯酸的物质，它能降低血脂水平，并可与亚油酸、γ-亚麻酸合成具有多种重要生理功能的前列腺素。肥肉中的双碳烯酸能够防止胆固醇堆积和血小板凝聚，从而可以防止动脉硬化、高脂血症、脑血栓等多种老年性疾病而延年益寿。

（4）江苏扬州民间有一句俗语："三天不吃青，眼睛冒金星。"意思是："有那么几天不吃蔬菜，身体便觉得不舒适了。"

当然不一定是"三天"，那是个概数。"眼睛冒金星"，则是人体的一种反应，也可以说是身体向你提示：应当吃点蔬菜了。也就是说，身体需要蔬菜向它们提供某些必需的物质了。人体有这样一种特点，当它有某种需要时，会及时提示你，如饥需食、渴需饮、缺盐想吃咸、嘴苦想吃甜等。有人说，这是一种低级的本能活动。低级也好，高级也好，这是人体自我调节的功能，必须顺应，不可忽视。

蔬菜是人体必需的食物。它提供若干人体必需的重要物质。"五菜为充"，已经指出了它的重要性。充，有补充、完善的意思。李时珍在《本草纲目·菜部》前言中说："（充）所以辅佐谷气，疏通壅滞也。"所以，朱丹溪《茹淡论》说："彼粳米甘而淡者，土之德也，物之属阴而最补者也，惟与菜同进。"《养生随笔》也指出："蔬菜之属，每食所需。"

为什么吃米也要"与菜同进"呢？这里面有个重要的酸碱平衡问题。凡米面食品和肉、鱼、虾、蛋等属于酸性食品；而蔬菜、果品属于碱性食品。要维持人体酸碱平衡，酸碱性食物应当按照1：4的比例进食；反之便会出现失调，如使人容易感到疲劳，并使老年人易患神经痛、脑出血等疾病，少年人则易致大脑发育障碍、体内功能减退，一般的也易导致皮肤病及消化系统、神经系统等疾病。当人体出现酸碱失调、需要碱性食物的时候，便出现想吃蔬菜的反应，这就是扬州俗语所揭示的实质了。

蔬菜对于人还有许多重要作用。提供多种维生素，是一个重要方面。关于维生素 A 和维生素 C 等的用途，多少年来已经揭示了很多。它们已经成为人体所必不可少的物质，近年来又揭示了它们的抑癌作用……

蔬菜还为人体提供多种无机盐和某些稀有元素。钠、钾、钙、镁等无机质会给血液和体液带来碱性倾向，当然还有其他用途；稀有元素也有它们的作用，如硒，多含在大蒜等蔬菜中，它的抗癌作用，已经引起充分的注意。

蔬菜又是纤维素和果胶的重要来源，其降血胆固醇、排铅等作用姑且不谈，它们排便的功效亦十分引人注目。因为及时排便可以预防结肠癌，这已为更多的人了解了。人们将这个作用理解为"疏通壅滞"，可以包括在内。

蔬菜还提供大量的酶、有机酸、叶绿素等，都对癌有某些抑制作用。而食用菌中的多糖体，抗癌作用就更为肯定了。

我们没有谈及蔬菜的降血脂、降血压、利尿以及其他许许多多的作用，而是较多地谈及它们的抗癌作用，因为癌症已经困扰了整个世界。可以说一句：所有的蔬菜都抗癌！

（5）本节原文说明古人早就认识到各种食物中所含的营养素不同，只有做到使各种食物合理搭配，才能使人体得到各种不同的营养素，满足各种生理功能的基本要求。同时概述了粮谷、肉类、蔬菜、果品等几个方面，是饮食主要的组成内容，并且指出了它们在体内有补益精气的主要作用。人们必须根据需要,兼而取之。只有主食与副食的全面搭配,才能称之为合理的营养,有益于人体健康。

我们知道,人体必需的营养物质有 50 种左右。这些营养物质又被概括为七大营养素,即糖类、蛋白质、脂肪、维生素、矿物质、纤维素和水。要摄取这样多的营养物质,偏食当然不行,食物构成过于单调也不行。拿蛋白质来说,它所包含的多种氨基酸中,有 8 种是人体不能合成而要靠食物供给的。氨基酸在不同的食物中有很大的差别,这种差别一般表现为含量不同和配比不同。其中,也有的食物是根本没有某种氨基酸的。此外,食物的特性不同,又决定了人体对氨基酸吸收率的不同。因此,要使人体不至于缺少某种氨基酸,我们在饮食中就要做到各种食物兼收并蓄,也就是要做到杂食。

其次,吃得杂也是保证人体营养平衡的必要措施。在饮食上,人体不仅要求营养的"全",而且要求营养素与营养素之间有平衡关系。比如蛋白质、脂肪、糖类三大营养素所提供的热量,一般认为以分别占总热量的 $10\%\sim15\%$、$20\%\sim25\%$ 和 $60\%\sim70\%$ 为合理(日本是 5:2:1)。有些矿物质之间、维生素之间都要求保持一定的比例关系。我国以谷物为主的食品构成,很容易造成营养素平衡关系的失调。如果饮食单调,甚至偏嗜某些食物,那就很难保证营养的平衡。吃得杂一些,可以使食物与食物之间产生互补作用,提高食物的"生物价"。

杂食还可以增加维生素和纤维素的摄入量,有益于防病健身。这一点,目前已为全世界所公认。人体对维生素的需要,从量上看不是很大,但是却不能缺,缺少了某种维生素,人就要得病。

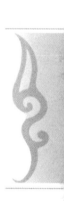

(三)饮食在疾病康复中的作用

> 病有久新,方有大小,有毒无毒,固宜常制矣。大毒治病,十去其六;常毒治病,十去其七;小毒治病,十去其八;无毒治病,十去其九;谷肉果菜,食养尽之,无使过之,伤其正也。不尽,行复如法……——(《素问·五常政大论》)

1. 注释

(1)有毒无毒:均指药性而言。有毒,指药性峻烈的药物;无毒,指性味平和的药物。

(2)常制:即服药的一般常规,张景岳注:"病重者宜大,病轻者宜小,无毒者宜多,有毒者宜小,皆常制之约也"。

(3)大毒治病……十去其九:张景岳注:"药性有大毒、常毒、小毒之分,去病有六分、七分、八分、九分之约者,盖以治病之法。药不及病,则无济于事;药过于病,则反伤其正而生他患矣,故当知约制,而进止有也。"

(4)谷肉果菜,食养尽之:意思是在疾病后期,对余留的病邪,从饮食上增加营养,来恢复正气、以驱余邪。这里提出了食养的重要原则,从而成为后世食养学派的重要理论根据。

食养学派,是指通过适当的饮食调养以补益精气、纠正脏腑阴阳之偏,达到抗衰延寿、调治疾病目的的养生学派。数千年来,随着我国医药学的不断发展,食养学也逐渐地得到充实和完善,成为传统中医养生学中的重要流派。

(5)无使过之,伤其正也:此云病后饮食固然非常需要,但也不能太过。在开始时只宜淡稀粥渐为调养,果菜也须选择新鲜而易消化之品;否则,由于五味的偏嗜,或长期服用而发生偏胜,从而使五脏之间失去平衡,产生疾病。

(6)行复如法:言病邪尚未尽者,仍重复上法治疗。

2. **按语** 本节原文论述用药治病的法度与饮食调养的作用。病有新旧之异,方有大小之别,药有峻缓之分,故指出药虽能治病,但对人体正气也会带来一定损害。因此,应根据药性的峻缓和毒性的有无或大小,而决定治病用药程度及饮食调养。

此处所提"食养"的饮食原则非常重要。不论防病治病,常人保健,增强体质,人们都必须从饮食中探寻规律。因为饮食是人体营养的重要来源,是维持人体生命活动的必要条件。

(四)谨和五味

> 阴之所生,本在五味;阴之五宫,伤在五味。是故味过于酸,肝气以津,脾气乃绝;味过于咸,大骨气劳,短肌,心气抑;味过于甘,心气喘满,色黑,肾气不衡;味过于苦,脾气不濡,胃气乃厚;味过于辛,筋脉沮弛,精神乃央;是故谨和五味,骨正筋柔,气血以流,腠理以密,如是则骨气以精,谨道如法,长有天命。——(《素问·生气通天论》)

1. **注释**

(1)阴:指阴精。

(2)宫:居室,因五脏为藏精之所,故称五宫;阴之五宫,即藏蓄阴精的五脏。

(3)肝气以津:津,淫溢、过盛的意思;意谓酸味太过,使得肝气过盛。

(4)脾气乃绝:绝,衰竭,是由于肝木乘脾土引起。

(5)大骨:指肩、脊、腰、膝等骨;气劳,即骨气劳伤。张志聪注:"大骨、腰高之骨、肾之腑也。过食盐则伤肾,故骨气劳伤。"

(6)短肌:指肌肉消瘦、萎缩;心气抑,即心气抑郁而不畅。水邪胜则侮土,故肌肉短缩,水气凌心,故心气抑。

(7)喘:此指心跳急促。满,同懑,烦闷愤郁的意思。味过于甘,心气喘满。甘,

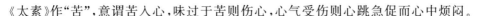

《太素》作"苦",意谓苦入心,味过于苦则伤心,心气受伤则心跳急促而心中烦闷。

(8)色黑,肾气不衡:黑为水色,火不足则水气乘之,故反而黑色;心火虚衰而肾水偏盛,故言"肾气不衡"。

(9)苦:《太素》作"甘",且无"不"字,濡,湿润也;厚,胀满;甘入脾,味过于甘则伤脾,脾伤不运则湿盛,湿邪阻胃则胀满。

(10)沮弛:即弛纵不收,不能活动的意思;辛入肺,过辛则金胜制肝木,肝主筋,故筋脉沮弛。

(11)央:同殃,祸害的意思;辛散气,气散则精神耗伤,故曰乃央。

(12)谨和五味:谨慎地调和五味。杨上善注:"调和五味各得其所者,则咸能资骨,故骨正也;酸能资筋,故筋柔也;辛能资气,故气流也;苦能资血,故血流也;甘能资肉,故腠理密也。"

(13)骨气:泛指上文之骨、筋、气、血、腠理、精、强盛。骨气以精:是指骨、筋、气、血、腠理均得到五味的滋养而强盛不衰。

(14)天命:天赋的寿命。

2. **按语** 本段原文论述了阴精藏于五脏,而五味化生阴精。但五味太过与偏嗜,则反伤害了五脏。五味所伤,根据其所喜入和五行生克乘侮规律,可以分别伤害不同的脏腑及身体各部分,这对饮食调养和临床用药都有一定的指导意义。

在人们的日常生活中,始终离不开饮食中的五味,即甜、酸、苦、辣、咸。中医学认为,食物的滋味不同,其作用也不同;五味与人体健康的关系十分密切,如果调配得当,则可增进健康,有益于人的延年益寿。

(1)甜味:是人体热量的主要来源。中医学认为它能补、能和、能缓,甜味入脾,具有补充热量、解除肌肉疲劳、调和脾胃、止痛、解毒等作用。但过食甜腻之品,则会壅塞、泄气,不仅使血糖升高、胆固醇增加、使人发胖,甚至会诱发心血管疾病,并且还可引起身体缺钙及维生素 B_1 的不足。由于甜味性多腻滞,容易助湿并有碍脾的运化,故脾虚湿盛而见中满者,不要过用甘味食品,尤其是在湿性重的夏季,更要少吃甜的东西。

(2)酸味:中医学认为酸味入肝,适当吃酸食可促进食欲,有健脾、开胃之功,并可增强肝脏功能和提高钙、磷元素的吸收。醋酸还具有消毒的作用,但过量服食会引起胃肠道痉挛及消化功能紊乱,脾胃有病者宜少食。由于酸味有收敛作用,故邪实者勿用。

此外,中医学认为,酸味还可驱蛔虫,如乌梅等,在某些农村,对儿童蛔虫病腹痛症,亦有饮醋而使腹痛暂止者。

(3)苦味:中医学认为,苦入心,能泻,能燥,能坚,即指苦味食物有解除燥湿、清热解毒、泻火通便、利尿及健胃等作用。但多食则会引起腹泻、消化不良等症。值得注意的是,若有热有火者,用苦味可以坚阴;无热无火者,用苦味则因其苦燥反易

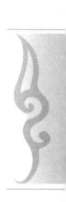

伤阴津。

（4）辣味：中医学认为，辣入肺，可发散、行气、活血，辣味能刺激胃肠蠕动、增加消化液的分泌，还能促进血液循环和机体之代谢以及祛风散寒、解表止痛。但辛味因其辛散燥烈，易耗气伤阴，对气虚津亏、表虚多汗者，并不宜食用。

（5）咸味：中医学认为，咸味入肾，能软坚润下，有调节人体细胞和血液渗透压平衡及水、钠、钾代谢等作用。咸味还可入血而起凉血或补血作用。中医学认为，味过咸伤肌，致使皮肤变黑、粗糙，故血病者忌咸，吃得过咸还可伤肾，造成头晕、耳鸣和精神疲乏，还会加重心、肾疾病及高血压。

由上可知，五味入口贵在调和适宜，气血方能畅通，使人永驻青春、延年益寿。

> 是故多食咸，则脉凝泣而变色；多食苦，则皮槁而毛拔；多食辛，则筋急而爪枯；多食酸，则肉胝皱而唇揭；多食甘，则骨痛而发落，此五味之所伤也。故心欲苦，肺欲辛，肝欲酸，脾欲甘，肾欲咸，此五味之所合也。——《素问·五脏生成篇》

1. 注释

（1）泣，意义同涩；脉凝泣，谓血流不畅；多食咸，则脉凝泣而变色。马元台注："心之所主者为肾，故肾之味咸者也；多食咸，则心为肾伤，心之合在脉，脉则凝泣而不通；心之荣在色，色则变常而黑矣。"

（2）多食苦，则皮槁而毛拔：多食苦味，则肺为心伤；肺主皮毛。肺伤则皮槁而毛脱，火克金也。

（3）多食辛，则筋急而爪枯：多食辛味，则肝为肺伤；肝合筋，其荣在爪，肝伤则筋紧急而不柔，爪干枯而不润。

（4）多食酸，则肉胝皱而唇揭：肉胝皱，即皮肉硬厚皱缩；唇揭，即口唇掀起。多食酸味，则脾为肝伤，脾属土合于肉，其荣在唇，则见肉胝皱而憔悴，唇揭翻起而枯槁。

（5）多食甘，则骨痛而发落：多食甘味，则肾为脾伤；肾主骨，其荣在发，肾伤则骨疼痛，发渐堕而零落。

2. 按语　本段原文在上段原文基础上，进一步论证了如果五味太过或偏嗜，反能为害，从而揭示我们一定要全面合理地调配饮食，讲究吃的科学，即根据需要选择饮食，不能想吃什么就吃什么、什么好吃就吃什么。

众所周知，川菜在国内很受欢迎，很多人都为川菜的辣所折服。但专家认为，不可大量吃辣椒，这是美国内布拉斯加州立大学医疗中心的肿瘤研究所的甘尼特博士得出的结论。他说："辣椒内含有致癌的化学物，但它又有防癌的作用。"问题在于辣椒吃的量多少。

辣椒味辛,含有辣椒辣素,它可以刺激口腔内辛味的感受器,引起血压变化和出汗,大量进食可造成神经损伤和胃溃疡。

印度和韩国的菜肴中加大量鲜椒,其居民患结肠癌的较多,经甘尼特和劳森对这两国的流行病学调查,发现辣椒辣素可能是引起结肠癌发生的原因,动物实验也已取得证据。

辣椒辣素一旦从肠道吸收到血液中即可运输到肝脏储存,成为有益的抗癌物质。但辣椒辣素在肝脏亦可破坏细胞,打乱细胞的生化过程,变为吸收自由基的成分。而有些研究人员认为,部分自由基是致癌原因。

甘尼特和劳森曾比较了辣椒辣素和食品防腐剂丁羟安尼唑(BHA)和二叔丁对甲酚(BHT)的作用,这3种成分均为抗氧化剂,能防止组织和部分食品腐化,但其效果取决于体内这些物质的含量。越多越有毒性,还可能致癌;越少越有好处。

(五)食物的归经

夫五味入胃,各归所喜攻,酸先入肝,苦先入心,甘先入脾,辛先入肺,咸先入肾。久而增气,物化之常也;气增而久,夭之由也。——《素问·至真要大论》

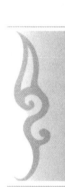

1. 注释

(1)喜攻:五味进入体内,其作用有两面性。喜,是指对五脏有利作用的一面;攻,是指对五脏有害作用的一面;如《素问·生气通大论》所说:"阴之所生,本在五味;阴之五宫,伤在五味"。

(2)久而增气,物化之常也:即长久地吃某种食物,便能增加该脏之气的充盛,这就是事物变化的一般规律。

(3)气增而久,夭之由也:五味偏嗜,长期服用,偏胜日久,可导致本脏之气败坏。

2. 按语 本段原文以食物或药物的所归不同,指出长期服用某一性味的食物或药物,可导致脏腑之气偏胜或偏衰。"气增而久",又可使脏腑之气衰败,这是应予高度重视的。

此外,本段原文还阐述了中医饮食营养学关于食物归经的理论,"归"是指食物和药物作用部位的归属;"经"是指人体的脏腑经络。归经理论主要是说明食物与药物进入人体后作用部位和范围,这也是食性和药性理论的组成部分。

确定某种食物归经的依据比较复杂,大体有以下几个方面:一是通过食物的显效部位来判断,比如百合有润肺止咳和清心安神的作用,归肺经和心经。生姜有降逆止呕作用,归胃经。二是归属于和显效部位相关的脏腑与经络,如芡实米有止泻、固精作用,其作用的显效部位是大肠和精气,但其归经却是脾与肾,这是因为它是通过补脾气而达到治疗脾虚不运所造成的久泻、固肾气而达到治疗精关不固效果的。有些有接骨续筋作用的食物,则可将其归属为肝经和肾经,这是因为肾主骨、肝主筋的缘故。三是根据病机来确定归经,如能驱虫的食物和药物多归脾经,这是因为中医学有虫因湿生的观点,而脾生湿,故归脾经。四是前人将食物及药物的形、色、气、味等物性,也作为食物与药物归经的依据。如本节原文所说的"酸先入肝、苦先入心、甘先入脾、辛先入肺、咸先入肾"的说法,此说对食物、药物归经依据影响较大。但亦有许多食物和药物,单此说来解释其归经是不合实际的,如珍珠甘、咸,不入脾肾,却入心肝;胡椒味辛,不入肺经却入胃及大肠经。这都是以其功效为依据而确定其归经的。了解了食物与药物的归经,对阐明食药作用的原理,对指导辨证配膳,对指导膳食的加工炮制都有重要意义。

(六)饮食宜忌

帝曰:热病已愈,时有所遗者,何也?

岐伯曰:诸遗者,热甚而强食之,故有所遗也;若此者,皆病已衰而热有所藏,因其谷气相薄,两热相合,故有所遗也。

帝曰:善,治遗奈何?

岐伯曰:视其虚实,调其逆从,可使必已矣。

帝曰:病热当何禁之?

岐伯曰:病热少愈,食肉则复,多食则遗,此其禁也。

——(《素问·热论篇》)

1. 注释

(1)遗:残留的意思。热病已愈,时有所遗,此指热病已近痊愈,但因饮食不慎,而遗热不尽。

(2)热甚:指余热尚甚,未全除尽,即不久"病已衰而热有所藏"之热。

(3)薄:交迫也;谷气相薄,这里指余热与谷食之气相交迫。

(4)逆从:偏义复词,这里指逆。调其逆从,即调其逆。

(5)禁:禁忌,此指热病当有饮食禁忌,以防病遗。

(6)病热少愈,食肉则复,多食则遗:少愈,指病势减而尚未痊愈之时。复,指复发;遗,指延久。热病少愈,脾胃气弱,肉食难化而助热,故食肉可使病复发。

2. 按语

(1)讨论了热病的饮食调理和食物的禁忌,指出了热病余热不能尽和食复的原因为热病少愈而勉强多食,过食肉类等助热而难于消化的食物。

(2)讨论了在疾病发展之中或初愈之后,对食物的种类应有所选择。进食的数量亦应有所限制,否则会使疾病迁延难愈,或愈而复发。《内经》中除本篇讨论了热病少愈、食肉则复、多食则遗之外,还列举其他一些具体疾病,说明饮食禁忌的重要性。如《素问·腹中论》说:"鼓胀……其时有复发者,何也? 岐伯曰:此饮食不节,故时有病也。"鼓胀病,包括西医学所谓肝硬化腹水等病,常与消化功能有关,所以饮食节制就更为重要。又如《素问·腹中论》云:"热中消中,不可服膏粱、芳草、石药",内热与消渴病多属阴亏,膏粱厚味助热,芳草辛散伤阴,石药助火劫阴,故不可食之。再如《素问·刺法论》云:"大疫……无食一切生物,宜甘宜淡"。大疫,指传染性较强的疾病。此类疾病也多伴有发热的症状,其饮食禁忌的道理与《热论》所述相同。

> 高粱之变,足生大丁。……因而饱食,筋脉横解,肠澼为痔,因而大饮,则气逆。——(《素问·生气通天论》)

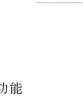

1．注释

(1)高粱:高,通膏;原本指好的粮食,但这里指肥甘厚味而言。

(2)足:这里作"多"或"能"解。

(3)丁:同疔,即疔疮。

(4)因而:承接连词,如果的意思。

(5)筋脉横解:横,不顺理,逆乱,这里是放纵的意思;解,同懈,松弛无力。筋脉横解,指胃肠的筋脉,纵缓不收。这主要由于外邪伤了肝木,人又过分摄入食物,影响胃肠气血运行而致。

(6)肠澼:指肠中癖积,表现为便下脓血类疾病。

(7)为痔:为,义同"为""或";肠澼,亦是下利脓血病证。

(8)大饮,则气逆:气逆,指喘息;饮,有主水、主酒两种看法。

2．按语　以上所述是饮食不节所致的几种病症,如疔疮、便下脓血、肠胃功能失常等,再一次说明了饮食有节是身体健康的一个方面。

随着科学技术的发展,人类已从"食不充饥"进入到"饱享口福"的时代。然而,由于"食欲"作怪,人在饮食方面最容易犯的过失是饮食过量。饮食过量会引起一系列的疾病——"文明病",甚至缩短一个人的寿命。

美国一些研究中心的科学家相继发现,大量减少食量的动物生命力特别旺盛。新近的限食实验系以小鼠和鼠为观察对象。在专门配制的饲料中,热量含量均仅占通常供应量的 65% 左右。结果显示:小鼠可活 55 个月,而不限食的,36 个月之后很少仍能存活。鼠可活 50 个月,而不限食的寿命不超出 32 个月。同时,这些限食的鼠群几乎不患肾病或心脏病,即使有得癌症的也局限于一些寿命到头了的老鼠。科学家们还有意设置"迷宫"检验它们是否能迅速找到通路并抵达目的地。限食的老鼠表现出较持久的智能,显得很有生气和活力。可见,限食能延长寿命和发挥固有的智能。

美国国立老年研究所的查理、巴劳斯博士用大白鼠实验证明,在 16 月龄(相当于人类 45 岁)开始,把食物的摄入量减少一半,结果可使大白鼠寿命延长 1/3。说明,中年时期开始限量进食,也可能延长人的生命。

美国得克萨斯大学的爱德华·梅扎诺教授对限量进食的实验动物体内的化学成分进行了检查,发现它们的血糖含量较低。专家们认为,血液中的糖本来就有碍于体内众多的酶和蛋白质的重要功能。

根据加利福尼亚大学罗伊·沃尔福推测,当前人类的生命极限约为 115 岁,如采用这种"限量进食"的长寿之道,可使人类的寿命延长至 170 岁。

> 五味所禁:辛走气,气病无多食辛;咸走血,血病无多食咸;苦走骨,骨病无多食苦;甘走肉,肉病无多食甘;酸走筋,筋病无多食酸。是谓五禁,无令多食。——《素问·宣明五气篇》

1. 注释

(1)五味所禁:即五脏之病,各对五味有所禁忌。

(2)辛走气,气病无多食辛:走,这里作消散、损伤解。因为辛能散气,所以气病就不宜食辛味。

(3)血病无多食咸:咸令血凝,所以血病不能过食咸味。

(4)骨病无多食苦:肾为水脏而主骨,苦入心。心属火,故多食苦,则水不胜火,所以骨病不能多食苦味。

(5)肉病无多食甘:脾主肌肉,甘能壅气,多食则脾失健运而生胀满,所以肉病不宜多食甘味。

(6)筋病无多食酸:肝主筋,其味酸,酸性收敛,多食之则筋挛缩。所以筋病的人,不宜多食酸味。

2. 按语　五味虽然是人体后天精气的生源,不可一日或缺。但由于五味各有其性能,因此在某些情况下,应当有所禁忌。这里文中所说的五味所禁,并不是五味的绝对禁忌证,而是指不可多食。多食就会导致脏气失调,并且影响对疾病的治疗。

> 脾病者,宜食粳米饭、牛肉、枣、葵;心病者,宜食麦、羊肉、杏、薤;肾病者,宜食大豆黄卷、猪肉、栗、藿;肝病者,宜食麻、犬肉、李、韭;肺病者,宜食黄黍、鸡肉、桃、葱。——《灵枢·五味篇》

1. 注释　大豆黄卷,即大豆芽,俗称黄豆芽。

2. **按语** 本段原文论述了怎样根据五脏疾病,选择适宜的五味。如患脾病的人,宜食属于甘味的粳米饭、牛肉、枣子、葵菜;患心脏病的人,宜食属于苦味的麦、羊肉、杏子、野蒜;患肾病的人,宜食属于咸味的大豆芽、猪肉、栗子、豆叶;患肝病的人,宜食属于酸味的芝麻、狗肉、李子、韭菜;患肺病的人,宜食属于辛味的黄黍、鸡肉、桃子、葱。

> 五禁,即肝病禁辛,心病禁咸,脾病禁酸,肾病禁甘,肺病禁苦。肝色青,宜食甘,粳米饭、牛肉、枣、葵皆甘;心色赤,宜食酸,犬肉、麻、李、韭皆酸;脾色黄,宜食咸,大豆、豕肉、栗、藿皆咸;肺色白,宜食苦,麦、羊肉、杏、薤皆苦;肾色黑,宜食辛,黄黍、鸡肉、桃、葱皆辛。——(《灵枢·五味》)

1. 注释

(1)肝病禁辛:肝属木,辛味属金,金克木,故肝病当禁辛味食物。

(2)肝色青,宜食甘:肝苦急,宜食甘味食物以缓和之。

(3)心色赤,宜食酸:心苦缓,宜食酸味食物以收敛之。

(4)脾色黄,宜食咸:脾与胃合,而肾为胃关。食咸味食物可以利其关,使胃气行而脾气化。

(5)肺色白,宜食苦:肺苦气上逆,宜食苦味食物以泄之。

(6)肾色黑,宜食辛:肾苦燥,宜食辛味食物升发腠理,运行津液,通畅气机,使燥得润。

2. **按语** 本节原文论述了五脏病的宜忌。宜忌的基本原则是:决定于脏病的虚实;要看五味对于该脏的补泻作用。例如肝脏不足当食酸以补之。若出现拘急症状可食甘以缓之,还可食咸以补水生木,但要禁辛;若肝气有余,则不可食酸,而要食辛了。

(七)食物在人体的消化、输布

> 食气入胃,散精于肝,淫气于筋。食气入胃,浊气归心,淫精于脉,脉气流经,经气归于肺,肺朝百脉,输精于皮毛;毛脉合精,行气于府,府精神明,留于四脏,气归于权衡,权衡以平,气口成寸,以决死生。——(《素问·经脉别论》)

1. 注释

(1)食气:指谷食,因食物中含有精微之气,所以称食气。

(2)淫气:淫,这里作滋养解释;气,即谷食之精气。

(3)浊气归心:浊气,指谷气中的浓稠部分的精微之气;因水谷精微之气,随脉气输布归于心,故曰浊气归心。

(4)淫精于脉:心主血脉,淫精于脉,就是将精微物质的一部分,输送到血脉中去。

(5)肺朝百脉:肺主气,气行则血行。百脉的经气,总归于手太阴肺经。所以百脉之气,皆朝会于肺,再输送到全身百脉。

(6)输精于皮毛:皮毛为肺之合,精微之气的一部分由经脉输送到皮毛。

(7)毛脉合精:肺主皮毛,心主脉。肺藏气,心藏血。毛脉合精,即气血相合。

(8)行气于府:府,指大的经脉。《素问·脉要精微论》说:"夫脉者,血之府也"。行气于府,即精气行于血脉之中的意思。

(9)府精神明:府精,指经脉中的精气。神明,是运动变化正常不乱的意思。府精神明,即经脉中气血充盛,运行正常不乱。

(10)留于四脏,气归于权衡:四脏指肝、心、脾、肾。权衡,平也,即匀调之义;意谓气血通过肺的作用周流于四脏,使气血运行平衡。

(11)气口成寸,以决死生:气口,即手太阴肺经的寸口;肺主气,朝百脉。百脉之气会于手太阴肺寸口部的太渊穴。所以切诊寸口部的脉象,能查知病变的情况,判断病人的死生,谓之以决死生。

2. 按语　本段原文论述了谷食入胃后所化生的精气,通过经脉输布的过程,其过程主要有以下两点。

(1)散精于肝:经肝气的疏泄,滋养周身的筋脉。这就阐明了肝和筋的内在联系,为"肝主筋"的论点提出了依据。

(2)浊气归心:注之于血脉,再通过肺气的宣发,敷布周身内外,这是人体谷食精微输布的概要过程。

饮入于胃,游溢精气,上输于脾,脾气散精,上归于肺,通调水道,下输膀胱。水精四布,五经并行,合于四时五脏阴阳,揆度以为常也。——(《素问·经脉别论》)

---

1. 注释

(1)饮:指水饮。

(2)游溢:是精气满溢的形容词,游,古同遊。

(3)上输于脾,脾气散精,上归于肺:散,布散的意思。意谓水饮进入胃,通过脾气散精的作用,上输到肺脏。

(4)通调水道,下输膀胱:肺主宣降为水之上源,肺气肃降能通调水道,把水液下输到膀胱。

(5)水精四布,五经并行:五经,五脏的经脉。意谓水饮之精通过气化,随经脉运行于周身上下,皮毛腠理,通灌五脏的经脉。

(6)合于四时五脏阴阳,揆度以为常也:揆度,度量的意思。意谓正常经脉气血的运行要与四时五脏的阴阳变化相协调。

2.按语　本段原文论述了水液的输布是饮入于胃以后,水精上输于脾,再经过肺气宣降作用,将清者四布周身,浊者下输膀胱,这就是后世所说"肺为水之上源"理论的导源。近代临床用开肺气以行水气的方法,来治疗某些水液潴留的病症,就是在这一理论指导下产生的。

五味所入:酸入肝,辛入肺,苦入心,咸入肾,甘入脾,是谓五入。——《素问·宣明五气篇》

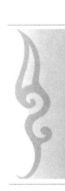

1.注释　五味入胃以后,各先作用于所合的脏器;肝属木,其味酸,故酸先入肝,以养肝气;肺属金而味辛,辛先入肺,以养肺气;心属火而味苦,苦先入心,以养心气;肾属水而味咸,咸先入肾,以养肾气;脾属土而味甘,甘先入脾,以养脾气。这就是五味分别入五脏的一般规律。吴鹤皋注:"五味所入,各以类从,而所谓同气相求也。"

2.按语　此段原文论述了由于脏腑各具有不同的生理特性和功能,从而对饮食五味具有不同的选择性。而饮食五味又都具有不同的性味,同样对脏腑具有不同的亲和作用,所以这里提出不同的味入不同的脏。后世医学正是在五味各归其所喜的理论基础上,更进一步创造了药物归经的学说,以指导临床的处方用药。从现代观点来看,饮食的"味"不同,与其所含的化学成分有关,如酸味多含鞣质、有机酸等;味苦的多含有生物碱、苷类或苦味质等;味甘的多含糖类,味辛的多含有挥发油等。由此可见,前人根据食物不同的性味对人体脏腑的特殊作用,来矫正脏腑之气的盛衰,从而达到治疗疾病的目的。

黄帝曰:"人饮酒,酒亦入胃,谷未熟而小便独先下,何也?"岐伯答曰:"酒者,熟谷之液也。其气悍以清,故后谷而入,先谷而液出焉。"——《灵枢·营卫生会》

1.注释
(1)谷未熟:指水谷尚未经过胃的腐熟。
(2)熟谷之液也:酒是水谷发酵以后酿成的液体。
(3)悍以清:悍,即剽悍,指酒之性;清,清而不浊,指酒之质。

2.按语　本节原文,指出酒虽为"熟谷之液",但其如水可行舟亦可覆舟。如《饮膳正要》云:"酒味苦甘辛,大热有毒……少饮为佳。多饮伤形损寿,易人本性,其毒甚也。醉饮过度,丧生之源。"《吕氏春秋》亦云:"肥肉厚酒,务以相强,命归烂肠之食"。故勿以"熟谷之液"而醉酒无度。

以上原文仅是《内经》中关于饮食养生的一部分,我们就不一一列举了。但仅就上述原文,我们就不难看出,《内经》中已奠定了中医学饮食养生的基础理论,为后世中医饮食养生的发展奠定了基础,很值得我们认真地整理、发掘和进一步提高,从而为中华民族和世界人民的繁衍昌盛服务。

二、食养基础理论

传统饮食养生的基础理论主要是指中医学的理论,即以阴阳五行学说为指导,脏象学说为核心,同时与中医经络学说、治则学说密切相关。

(一)以阴阳五行学说为指导

阴阳学说,是我国古代的哲学理论,具有朴素的唯物论和自发的辩证法思想,它贯穿于中医学理论体系的各个方面,同时也在饮食养生中得到广泛应用。

1. 饮食分阴阳　　长期生活经验的积累使人们认识到:凡是能够减轻或消除热证的食物都属于寒性或凉性食物。如平素经常吃到的肉类中的猪肉、鸭肉;菜类中的菠菜、黄瓜以及水果类的西瓜和梨等都属于寒性食物。寒性食物、凉性食物皆属于阴,因为阴代表着向下、主静、黑暗、寒冷、内向的一方。属阴的食物可以治疗热证,如苦瓜可以治疗暑热证、梨可以滋阴润燥等。与其相反的是,凡能够减轻或消除寒证的食物则属于温性或热性食物,如牛肉、鸡肉、羊肉、狗肉、胡萝卜、丁香、生姜、饴糖等。温性食物、热性食物皆属于阳,因为阳代表着向上、主动、光明、炎热、外向的一方。一般地说,属阳的食物可以治疗寒证,如羊肉可以治疗怕冷、手足冰凉等。

中医学认为,任何疾病无论多么复杂,都可以用阴阳来分类,即有的属阴,有的则属阳。阳证,就是急速、进行性、功能亢进性的疾病,在临床上表现为高热、烦躁、口渴、喜冷饮、大便秘结、小便涩痛;而阴证,则是慢性、退行性、功能衰退性疾病,在临床上表现为畏冷、手足厥逆、下利清谷、小便失禁、健忘等。在进行饮食治疗时,一定要分清疾病的属阴、属阳,然后在此基础上选择相应的食物。若不明白食物的阴阳属性,就不会运用饮食来治疗或康复疾病。

2. 饮食治疗的标准——以平为期　　用饮食治疗疾病、康复疾病,最后的目的应是什么呢?《内经》里明确指出:"谨察阴阳所在而调之,以平为期",这里的"以平为期"即是应用饮食治疗达到的目的。这是因为,人体生理活动的正常状态依阴阳变化之动态相对平衡来维持,人体的病理变化的核心是阴阳失调,故饮食治疗的目的是调整不平衡的阴阳,从而使其变化趋于动态平衡。

同样,运用饮食治疗、饮食补养,也要以五行学说为指导。五行,即是木、火、土、金、水五种物质,我国古代人民在长期的生活和生产实践中,认识到木、火、土、金、水是不可缺少的最基本物质,故五行最初称为"五材"。在五行学说中,把具有生长、开发、条达、舒畅等作用或性质的食物,均归属于木,而归属于木的食物主要有山楂、乌梅、杧果、枣仁、枸杞子、香橼、佛手、木瓜、青蒿、番茄、马齿苋、猫肉、醋、枇杷、香椿、李子、虾、淡菜、荷叶等;把具有温热、升腾作用的食物,均归属于火,而归属于火的食物主要有百合、莲子、小麦、荷叶、桃仁、酒、龙眼肉、甜瓜、柿子、绿豆、猪皮、陈仓米、辣椒、山慈姑等;把具有清洁、肃降、收敛等作用的食物,均归属于金,而归属于金的食物主要有白萝卜、冬瓜子、洋葱、猪肺、白果、羊乳、燕窝、杏仁、茭白、花椒、梨、落花生、猪皮等;把具有寒凉、滋润、向下运行的食物,均属于水,而归属于水的食物主要有栗子、海蜇、黑芝麻、桑葚、薏苡仁、李子、葡萄、鳝鱼、淡菜、韭菜、蚕豆、核桃仁等;把具有生化、承载、受纳等作用的食物,均归属于土,而归属于土的食物主要有扁豆、黄豆、大枣、高粱、藕节、莲子、大蒜、大酱、香菜、茄子等。

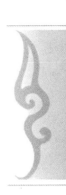

以上所述,是指不同的食物可以用五行学说来归属。此外,由于食物的味道不同,而又有不同的作用,如《内经》里云:"辛散、酸收、甘缓、苦坚、咸软",此即在五行学说指导下的五味理论。

辛:有发散、行气、行血的作用,多用于治疗外感表证、瘀血气滞、痰湿不化等,如生姜,其味辛,有发汗解表、温中止呕的功效。

甘:有补益、和中、缓急等作用,用于治疗虚性病证,如饴糖有补脾、益气、缓急、止痛之功,可用于解除劳倦伤脾、纳食减少等症。

酸:有收敛、固涩的作用,多用于虚汗、久泻、遗精等精不内藏的病证,如乌梅酸收固涩以涩肠止泻;山楂有开胃消食、化滞消积、活血化瘀等功效。

苦:有泻下、泻火、降逆、燥湿以及坚阴的作用,多用于热性体质或热性病证,如苦瓜用于壅塞气逆的病证,如桔梗用于湿性病证。

咸:有软坚、散结、泻下的作用,多用于治疗热结便秘和消除皮肤肿块等,如海蜇、淡盐水可用于大便秘结。

以上所讲的食物的五味理论,亦是在五行学说指导下的具体运用。此外,《内经》所说的"五谷、五菜、五果、五肉"等亦与五行学说有密切关系。

(二)以脏象学说为核心

"脏象"二字,首见于《内经》。脏,同藏,是指藏于体内的内脏;象是指表现于外的生理、病理现象。脏象学说的主要特点是以五脏为中心的整体观。五脏与形体诸窍联结成一个整体,这是脏象学说的具体体现。从生理功能上来说,人体的各个脏腑器官都是互相协调活动的,任何一个脏腑、器官、组织的活动都是整体功能活动不可分割的一部分。每个器官、组织在这个整体中既分工不同,又密切配合。在病理状态时,人体的脏腑组织之间的整体联系关系失调,引起了疾病,也是人体内外环境不协调的结果。且局部病变与整体相关,如任何一经发病,常涉及另一经;任何一脏腑发病,常涉及另一脏腑。局部病变虽有相对的独立性,但可以促成整体病变的发生与发展。

不难看出,五脏是人体的核心,人体是以五脏为中心组成的统一体。饮食养生的关键就在于使机体的内环境保持统一,使机体处在一个活动的相互影响,彼此协调、和谐的整体之中。正如《内经》里所说:"五味入口,藏于胃,以养五脏气",这里的五脏气就是指五脏的功能活动,它依赖于饮食五味的滋养。《素问·生气通天论》又明确指出:"阴之所生,本在五味;阴之五宫,伤在五味"。这里的五宫,即指五脏。人体的五脏既依赖于饮食五味的滋养,但若五味太过,又可反过来伤害五脏。

对于饮食与五脏的关系,传统的饮食养生学提出了味形气精五脏相关学说,这是饮食与人体的生理病理的最基本观点。早在两千多年以前,中医养生家就把食物看成是组成人体成分的物质,《内经》提出"形食味""味归形"的概念,就充分反映了这种观点。这里的味为饮食五味,形即人体的形体。饮食五味进入人体内,化生为有形成分,使形体不断充盛强壮。对此,唐代大医家孙思邈也指出:"形受味以成也;若食味不调则损形也。"说明饮食五味不当也会损伤形体,不利于身体的发育。《灵枢·五味篇》亦云:"五味各走其所喜,谷味酸,先走肝;谷味苦,先走心;谷味甘,先走脾;谷味辛,先走肺;谷味咸,先走肾。"说明了饮食五味对五脏及其所属组织器官各产生不同作用。倘若五味过食积久增气,又容易损伤五脏之气。《素问·生气通天论》说:"味过于酸,肝气以津,脾气乃绝;味过于咸,大骨气劳,短肌而心气抑;味过于甘,心气喘满色黑,肾气不衡;味过于苦,脾气乃厚;味过于辛,筋脉沮弛,精神乃央",上面所说的"脾气乃绝""心气抑""肾气不衡""脾气乃厚""筋脉沮弛"均是五味太过所导致的五脏受损。又由于"肝主筋""肺主皮毛""心主脉""脾主肌肉""肾主骨",所以在五脏受损后,又可影响五脏所主的五体,如《素问·五脏生成篇》里说:"是故多食咸,则脉凝泣而变色;多食苦,则皮槁而毛拔;多食辛,则筋急而爪枯;多食酸,则肉胝皱而唇揭;多食甘,则骨痛而发落,此五味之所伤也"。上面所说的"脉凝泣而变色""皮槁而毛拔""筋急而爪枯""骨痛而发落""肉胝皱而唇揭",均是五体受损所致病变。由此可见,饮食对人体的作用是以五脏为中心,并通过五脏影响全身组织器官。

(三)以经络学说为基础

经络是经脉和络脉的总称。经有"径"的含义,比如路径,经脉贯通上下、沟通内外,是经络系统的主干;络有"网"之义,比如网络,是经脉别出的分支,纵横交错,遍布全身,为经络系统中比径细小的分支。经络上下贯穿,内外沟通,内连五脏六腑,外系四肢百骸,将人体所有的内脏、器官、皮毛、孔窍、筋骨等构成了一个完整、有机的统一整体,并借以行气血、营阴阳,使人体各部的功能活动得以保持协调和相对的平衡,以进行正常的生命活动。

这里的"行气血、营阴阳",就是经络的主要功能,但气血来源于饮食。那么,胃所受纳的饮食物又是怎样变为气血、运行于周身的呢?关于这一点,《内经》里有清

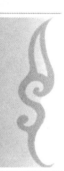

楚的描述,《素问·经脉别论》说:"食气入胃,散精于肝,淫气于筋;食气入胃,浊气归心,淫精于脉,脉气流经,经气归于肺。肺朝百脉,输精于皮毛,毛脉合精,行气于腑,腑精神明,留于四脏,气归于权衡,权衡以平,气口成寸,以决死生。""饮入于胃,游溢精气,上输于脾,脾气散精,上归于肺,通调水道,下输膀胱。水精四布,五经并行,合于四时,五脏阴阳,揆度以为常也。"以上经文再清楚不过地说明了饮食与经络的密切关系,即经络是饮食经过胃肠消化吸收后的运行通道,人体营养物质运行的大通道。上述原文可用图 1-1 表示。

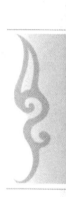

饮食入胃(味)—脾(气)散(精)
　　　上归于肺(精)〔通调水道,下输膀胱
　　　　　　　　　　输(精)皮毛,朝会百脉
　　　—浊(气)归心—淫(精)于脉
　　　散(精)于肺—淫(气)于筋

毛脉合(精)行(气)于腑〔水精四布
　　　　　　　　　　　五经并行
　　　　　　　　　　　(形体充盛)

★ 图1-1　经络是营养物质通道

上图的主要意思是说:当饮食物经脾胃消化,其精微物质运送到心、肺、肝乃至肾,其糟粕经大小肠进一步消化后排出体外。肺主气,通过气化作用将水谷精微和水液敷布于脏腑经络乃至皮毛,其多余的水液运至膀胱排出体外。

(四)以治则学说为运用

治则,即治疗法则,如辨证论治,正治反治,标本缓急,汗、吐、温、清、和、下、消、补法等,这些均为治疗法则,上述法则虽为治病所用,但同样适用于用食物治病。因为,食物治病与药物治病一样,各种食物均有自己的性能作用,在运用时,必须遵循一定的原则。

1. 辨证论治　证,亦叫证候,是机体在疾病发展过程中的某一阶段的病理概括。由于它包括了病变部位、原因、性质以及邪正关系,反映出疾病发展过程中某一阶段病理变化的本质;因而,它比症状更全面、更深刻、更正确地揭示了疾病的本质。

所谓辨证论治,即是根据中医学望、闻、问、切的诊断方法,对病人复杂的症状,进行综合分析,判断为某种性质的证候,这就是辨证。进而根据一定的治疗原则,确定治疗方法,这就是论治。辨证论治不同于一般的"对症治疗",也不同于现代医学的"辨病治疗",而是以证为基础的普遍应用的一种诊治方法。运用食物治疗疾病,一定要遵循辨证论治的原则,亦可叫辨证施食。

辨证施食是传统医药学理论的辨证施治在食疗中的具体应用。当疾病的证候诊断明确以后,则确定治疗法则,选择相应的药膳食品,给予针对性的治疗。需要注意的是,在辨证施治原则指导下,可以出现"同病异膳"或"异病同膳"的现象。所谓"同病异膳",是指同一种疾病,由于发病的时间、地区及病人机体的反应性不同,或处于不同的发展阶段,所以表现的证候不同,因而食疗膳食组成也不一样。所谓"异病同膳",是说不同的疾病也可以在不同的发展过程中出现相同的证候,只要证候相同,因而也可采用同一种食疗膳食,这就是"异病同膳"。如脱肛、子宫下垂虽是不同的病,但由于都是中气下陷证,故可采用同一膳食方法进行治疗。由上可知,传统饮食保健中的食疗并不是着眼于"病",而是着眼于"证","证同治同、证异治异"。膳食随证而施,是传统饮食保健的特点和原则。

2. 正治反治

(1)所谓正治,又称逆治法,是最常用之法,如寒者温之、热者凉之、虚者补之、实者泻之,均属此逆治法。如外感风热、头痛、咽痛、轻咳、脉浮数,可"热者寒之",采用驱散风热之凉药,如桑叶、菊花、罗汉果、薄荷,上述药物与食物均为正治法。

(2)所谓反治,又称从治法,为在特殊情况下采用,如塞因塞用,由于脾气虚引起的腹胀,仍用补药,如山药、莲肉、芡实等煮粥吃。

3. 标本缓急　标,是指疾病表现于临床的现象所出现的证候;本,为疾病的本质、根本。上述证候出现后,中医学按"急则治其标,缓则治其本"来对待。如一些慢性病,多从治本着手,以阴虚燥咳为例,燥咳为标、阴虚为本,在无咯血等严重证候时,当养阴润肺以止咳,阴虚之本得治,则燥咳之标自除,可用生地黄、生梨同煮,调以蜂蜜常食,补肺养阴而咳止;相反,病情较急,且又较重时,则当以治标为先,如臌胀病,腹水很多,可先不顾原因,而先以消胀逐水为主,采用黑白丑、玉米须、车前子等利水,候水去病缓,再针对臌胀产生的原因进行治疗。

4. 汗、吐、下、和、温、清、消、补八法　此为传统饮食治疗采用的具体治疗方法,具体运用如下。

(1)汗法:是指采用能够发汗的饮食以解除风、寒、暑、湿等外邪的治疗方法,一般多用于外感疾病。常用的食物有大葱、生姜、大蒜、芥菜、芫荽、豆豉、杨桃等。

(2)下法:是指运用能够通泻大便的饮食以祛除病邪的治疗方法,常用的食物有菠菜、竹笋、番茄、香蕉、蜂蜜等。

(3)和法:是指运用能够调整人体功能的食物以解除病邪的一种治疗方法,如妇女更年期时常有乍寒、乍热、汗出时有时无及情绪易于波动等自主神经紊乱的证候,中医学认为是营卫不和,可用生姜、甘草、淮小麦等调和营卫。

(4)温法:是指运用温热食品来振奋阳气、祛散里寒的一种治法,常用的食物有辣椒、胡椒、花椒、八角茴香、小茴香、丁香、干姜、蒜、葱、韭菜、刀豆、桂花、羊肉、鸡肉。此种治疗方法多用于脏腑里寒或体质偏寒的人。

(5)清法:指用寒凉的食品来清除内热、消除毒火的一种治法,常用的食物有茭白、蕨菜、苦菜、苦瓜、松花蛋、百合、西瓜、茶叶、绿豆、赤小豆、橄榄、鸡蛋白。此种治疗方法多用于脏腑内热或体质偏热之人。

（6）消法：是用药物或食物来消除体内有害物质的一种治法。常用的食物有麦芽、山楂、神曲、鸡内金、海带、紫菜、萝卜、薄荷叶、海藻。此种治疗方法常用于体内有食积、痰积、肿块等。

（7）补法：是用有补益作用的食物以补养气血、强壮功能的一种治法，常用的食物有粳米、糯米、小米、黄米、大麦、山药、莜麦、籼米、马铃薯、大枣、胡萝卜、香菇、桑葚、猪肉、羊肉、海参、平鱼、甲鱼、黑木耳、丁香、鹿肉、海虾、牛奶、鸡蛋黄、猪皮。此种治疗方法应用于阴阳气血不足、体质虚弱之人。

三、食物的性味与应用

食物是指各种可供人们食用的物品。有关资料表明可供人们食用的食物多达数千种。这是由于长期以来，在与自然的拼搏中，人们不断地食入食物以求得生存。因此，食谱的范围大得出奇，上天入地登山下海的一并吃到，鸟兽虫鱼，山珍海味，种类之多能使任何国家的美食家为之惊叹不已。因为食物大多为动物和植物，组成十分复杂，其中不仅含有维持人体生命活动、增强人体抗病能力的各种营养物质，同时还含有许多具有治疗作用的化学成分，这些组成成分的多样性和复杂性就构成了食物养生和食物疗病的物质基础。食疗与通常药物治疗相比，具有许多独到之处：食疗的原料多是常见的食物，从五谷杂粮、荤素菜肴，到瓜果糕点，汤浆酒茶都是平和之品，其中还不乏美味。烹调适宜，不仅色、香、味俱全增进食欲，也易于消化吸收，使"物尽其用"。

（一）食物的性味

所谓食物的性味，是指食物的性质和功能，包括食物的四气、五味、升降沉浮、归经、以脏补脏等。

1. 食物的四气　四气，又称四性，是指食物所具有的寒、热、温、凉四种不同的性质。其中，温和热为同一性质，寒和凉为同一性质，它们只是程度上的不同，即温次于热；凉次于寒。寇宗奭在《本草衍义》中指出："凡称气者，即是香臭之气，其寒热温凉则是四性。"此外，还有介乎寒和热、温和凉之间，既不寒也不热，既不温也不凉的平性食物。寒凉性食物常有清热、泻火、解毒等作用，而温热性食物常具有温阳、救逆、散寒等作用。平性食物介于两者之间，常具有健脾、开胃、补肾、补益身体等作用。

2. 食物的五味　《内经》曰："谷有五味……各有所走……以溉五脏"，所谓五味是指食物因不同的味道而具有不同的作用。如《本草备要》里说："凡酸者能涩能收，苦者能泻能燥能坚，甘者能补能缓，辛者能散能横行，咸者能下能软坚，淡者能利窍能渗泄，此五味之用也"。除上述五味外，还有淡味和涩味，其中淡味食物具有渗湿、利尿的作用,涩味食物具有收敛固涩的作用。

食物的味最早是以口感味觉确定的,随着对食性认识的不断深入,已由最初的口感发展成抽象的概念,即以食物的性质和作用来确定食物性能理论中的味。对于五味的实质,目前有三种看法:一是由口尝而得,它是药食物真实味道的反映;二是主要由口尝而定,也有以医疗效果而定的,它不仅是药食物真实味道的反映,也是药食物作用的概括;三是从药食物作用中推断的,它不代表药食物的真实味道,它是药食物疗效的归纳和概括。上述三种看法,专家认为第三种看法较为正确,原因是在历史上最初对药物的了解是通过口尝而得的,从部分药物味道与作用关系中获得的非规律性的,偶合的现象作为规律来解释,归纳药物的复杂作用,从而把五味作为认识药物的理论根据。

在日常生活中,甘味食物最多,咸味和酸味次之,辛味食物再次之,苦味食物最少。五味之外,尚有芳香味。芳香性食物大多具有醒脾、开胃、行气、化湿、化浊、爽神等作用。

3. 食物的升降浮沉　此指食物在人体内作用的四种趋向。升,上升之意;浮,发散之意。两者同属阳,因其共同点是向上向外;有升阳、发表、散寒、催吐等作用。降,下降;沉,泻利。两者同属阴,因其共同点有潜阳、降逆、泻下、利尿之作用。此外,还有少数食物具有双向作用,如生姜既能发汗以解表,又能降逆以止呕。

在正常情况下,人体的功能活动有升有降,有浮有沉,升与降,浮与沉的相互平衡就构成了机体的生理过程;反之,升与降、浮与沉相互失调和不平衡又导致了机体的病理变化。若机体出现了上述病理变化,则可利用食物或药物的升降浮沉的作用来治疗。如久泻脱肛、子宫下垂,当用能够上浮的食物或药物升阳举陷;若肝阳上亢、头痛眩晕,当用沉降药或平肝潜阳的食物。

需要说明的是,食物的升降浮沉与炮制和烹调有关,如醋炒后则收敛、姜汁炒则散、酒炒则升、盐多则下行等。

4. 食物的归经　此种理论主要显示食物对人体某些脏腑、经络等部位的突出作用。它表明了食物的重点选择性,如同属寒性的食物虽都具有清热的作用,但其作用范围不同,有的偏于清肺热,有的偏于清肝热,有的偏于清心火等。食物的归经理论是前人在长期的医疗保健实践中,根据食物作用于机体脏腑经络的反应而总结出来的。

还需说明的是:食物的归经与"味"有一定的联系,如辣味食物归肺经,甘味食物归脾经,酸味食物归肝经,苦味食物归心经,咸味食物归肾经。

食物归经理论的运用,主要在于可根据各经所表现的症状,选择相应的药食物治疗。

5. 以脏补脏　传统饮食治疗学早就认识到动物的脏器与人体的脏器在形态、组织、功能上十分相似,当人体内脏功能发生病变时,用相应的动物脏器来治疗,或单独使用,或配伍使用,或作为治病,或作为补益,往往都收到很好的疗效。如猪心含有丰富的蛋白质和钙、磷、铁、维生素等,能加强心肌营养,增加心肌收缩力,有补心安神的功效。动物的肝脏含有丰富的蛋白质、微量元素、维生素等,其中含量甚多的维生素 A 具有补肝、养血明目的功效。羊、猪、兔肝补血最好,可用于治疗肝血不足、痿弱、眩晕、夜盲症、目翳、目痛等症。上述理论又称以形治形、以形补形、以脏治脏、脏器疗法等。各种动物脏器虽对人体相应脏腑器官具有作用,但各有其偏重点,有的偏于补血,有的偏于补气,有的偏于补阴,有的偏于补阳。

(二)食物的应用

1. 食物的配伍　食物经过配伍以后,可以满足饮食养生的多种要求,也可以适应复杂的病情,扩大食疗范围,提高食疗效果,还可消除或减轻某些食物的不良反应。具体地说,食物与食物之间的配伍关系主要有相须、相使、相畏、相恶、相反等。

(1)相须:此指性能作用相似的两种食物配合应用,可以起到协同作用,增强其效用。

(2)相使:此指两种食物配合使用时,以一种食物为主,另一种食物为辅,以提高主要食物的作用。

(3)相畏:此指两种食物配伍使用时,一种食物能减轻或消除另一种食物的不良反应。

(4)相恶:此指两种食物配伍使用时,一种食物能降低另一种食物的作用,甚至相互抵消。如人参恶萝卜,因萝卜耗气,能降低人参补气作用。

(5)相反:此指两种食物配伍使用时,能产生毒性反应或不良反应。如鸡肉忌芥末;雀肉忌白术、李子;羊肉反半夏、石菖蒲;猪血禁地黄、何首乌;猪肉反乌梅、桔梗、黄连、苍术、百合;狗肉反商陆,畏杏仁、恶蒜;鸭蛋忌白术、李子。

在以上配伍关系中,相恶、相反属于配伍禁忌;相须、相使、相畏则可加以利用。

2. 食物的配方原则　配方原则一般按主料、辅助料、佐助料的要求进行。各种养生或食疗膳食配方,不是简单的几种食物相加,而是按照一定的原则进行配方的。所谓主料,是根据养生或食疗的需要,主要针对主病、主证起主要作用。因为,病证的表现是很复杂的,所以必须选择起主要作用的食物或药物以解决主要矛盾。所谓辅助料,是指配合主料加强疗效起协同作用的食物或药物。主料和辅料的配伍关系也多选用相须或相使的配伍方法来组成。所谓佐助料,是协助主料治疗兼症或缓解、消除主料的毒性或不良反应。

食物配方虽有一定原则,但也不是一成不变的,在具体运用时,还要根据阴阳偏性、病性变化、体质强弱、年龄大小以及风土习惯的不同,灵活地予以加减运用。同时,还应适当兼顾膳食的色、香、味、形,做到养生或食疗与色、香、味、形的统一。

3. 食物的采集　在长期的医疗保健实践中,我国人民对食物的适时采集积累了丰富的经验。如俗话说:"春采茵陈夏采蒿,秋天上山挖桔梗,及时采收质量高。"这里的"及时采收质量高",是说食物在收割或采集时,应在有效成分含量最多的时候进行,同时兼顾到食物本身的风味质量。因此,形成了时令性或季节性食物,否则过时则废。如"三月茵陈四月蒿,五月六月当柴烧"。

一般地说,根和根茎类食物的采集,以二月、八月为佳。因为,春初"津润始萌,未充枝叶,势力淳浓";"至秋枝叶干枯,津液归流于下。"

果实和种子类食物的采集,通常在成熟时采收,但青皮、乌梅等少数有特殊用途的食物要在果实未成熟时采收。

花类食物的采集,要在花正开的时候,但也有些花要求在含苞欲放时采摘花蕾。若花过迟采集,则香味走失,并易致花瓣脱落和变色,影响质量。

叶类食物的采集,通常应在花蕾将开或盛开的时候,但也有食物需在嫩芽或未完全成熟时采收。

全株选用时,多数在植株充分生长或开花的时候采集,但有的则须用嫩苗。

总之,各种食物都有一定的采集时间与季节性,只有及时采集才能确保质量。

4. 食物的炮制　根据养生和食疗的要求,在食物烹调前对食物进行的各种专门加工处理技术,称为炮制。

(1)炮制食物的主要作用

一是矫臭矫味,增强食品的鲜味,如羊肉的膻味、紫河车的血腥臭味、鲜竹笋的苦涩味等。在经炮制处理后就能消除其不良气味;也有的食物,如肉类经沸水焯去血水后,再进行烹调,则气味更加鲜美。

二是除去杂质和异物,以保证食品纯净,如不少食物往往都带有一定量的泥沙杂质或皮筋等非食用部分。因此,在烹调前需要通过严格的分离、清洗,达到一定的净度。

三是提高食物的效用,如去皮的雪梨,用白矾水浸后,不仅能防止变色,还能增加祛痰的作用。

四是转变食物的效能,使之有选择地发挥作用,如花生生者性平,炒熟后则性温。

(2)常用的炮制方法

①净选:即选取食物的应用部分,除去杂质和非食用部分。具体操作是:筛去或拣除食物中的泥沙、杂质、虫蛀、霉变品等。刮去表面的粗皮和附生的杂物,如鱼刮去鱼鳞等。将食物在火焰上短时烧燎,使食物表面绒毛迅速受热焦化,再刮除焦化的绒毛或须根,如鸡鸭禽体烧掉细毛等。临用时砸破去壳,如白果、核桃、板栗、花生等去壳取仁,诃子、乌梅去核取肉,动物去蹄壳爪掌等。将干燥食物可碾成粗粒或细粉,如刺蒺藜炒碾去刺,淮山药研成细粉等。

②浸润:此为食物炮制最常用的水制法。由于许多有效成分大都能溶于水,若

处理不当,很容易造成食物有效成分的损失。常用的水制法有洗、泡、润、漂、燀五种。

洗:用清水除去食物表面附着的泥土或其他不洁物。

泡:将质地较坚硬的食物在水中浸泡一定时间,使其吸入适量水分,达到软化目的。一般质坚体粗大者宜久泡,体细小者宜少泡。但泡的时间切忌太长,避免食物在泡的过程中,使有效成分流失而降低效能。

润:此指对不宜用水浸泡的药物、食物采用水润使之软化的一种方法。

漂:对某些异味食物采用水漂,使食物在水中停留较长的时间。

燀:将食物置沸水中微煮,以能搓去种皮为度,如杏仁、扁豆去皮等;用葱叶、料酒、生姜同食物煮沸 10～15 分钟,除去腥、膻臭味,如牛鞭、鹿筋等。

③切制:将净选软化后的食物根据其质地不同、食用要求等情况,切制成一定规格的片、块、丁、节、丝等。

④炮炙:按照加热的温度和辅料的不同,又可分为炒制、煮制、蒸制、炙制。

炒制:将食物放入锅内加热,不断翻动,炒至制作各种饮食所需的火候程度。

煮制:按照食物的不同性质和炮制要求,将其与辅料于锅中加水共煮,煮至水尽透心。

蒸制:将食物置于适当容器中,蒸至透心或规定的要求。

炙制:将食物和液体辅料共同加热,使辅料进入食物内部。在具体制作时又有蜜炙法、酒炙法、盐炙法、油炙法、药汁炙、醋炙等。

第二讲 《黄帝内经》论食养

"食养尽之,无使过之",这是《内经》关于食养的总原则。它一方面说明了人们的生命健康需要饮食物的滋养作用。只要活着,就要吃,如《饮膳正要》里说:"饮膳为养生之首务"。俗话说:"人是铁,饭是钢,一天不吃饿得慌";但另一方面,人们又要注意,食养不可过量,如《本草纲目》里说:"饮食不节,杀人顷刻",《儒门事亲》里又说:"五味贵和,不可偏胜"。

一、食养的基本知识

(一)天人相应整体营养观

中医学认为,人处在天地之间,生活于自然环境之中,是自然界的一部分。因此,人和自然具有相通相应的关系,共同受阴阳法则的制约,并遵循同样的运动变化规律。这种人和自然息息相关的关系也体现在饮食营养方面。

1. 谨和五味饮食观 早在两千年前,古代医者就认识到饮食的性质对机体的生理和病理方面的影响。例如,《素问·宣明五气篇》所载的"五味所入"(酸入肝,辛入肺,苦入心,咸入肾,甘入脾)和《素问·阴阳应象大论》所指出的"五味所生"(酸生肝,苦生心,甘生脾,辛生肺,咸生肾)等皆说明作为自然界产物的"味"对机体脏腑的特定联系和选择作用,也就是食物对某些脏腑的"所喜""所入"的特性。除此,食物对脏腑尚有"所克""所制""所化"等作用。例如,《素问·脏气法时论》曰:"肝苦急,急食甘以缓之……心苦缓,急食酸以收之……脾苦湿,急食苦以燥之……肺苦气上逆,急食苦以泄之……肾苦燥,急食辛以润之……"医者可据"味"与"形"天人相应的特性来达到补泻的目的。正如《素问·脏气法时论》所说:"五谷为养,五果为助,五畜为益,五菜为充,气味合而服之,以补益精气。此五者,有辛、酸、甘、苦、咸,各有所利,或散、或收、或缓、或急、或坚、或软,四时五脏,病随五味所宜也"。另外,中医学也常据天人合一的整体营养观来制订四时饮食养生和体质饮食养生等法则,以及病期饮食禁忌等法则。

自古以来,以养生益寿,防治疾病为目标的古代道、佛、儒、医、武各家学说,无不用人体内部,以及人与自然界的协调统一的理论来阐述人体的生老病死规律,同时也无不应用天人相应的法则来制订各种休逸劳作、饮食起居措施,对须臾不可离的饮食内容,以及进食方式方法提倡既要注意全面膳食"合而服之",同时又主张因时、因地、因人、因病之不同,饮食内容也应有所不同的"辨证用膳"精神,以达到"食饮有节""谨和五味"的目的。

2. 调理阴阳营养观 分析历代食养与食疗著作不难看出,掌握阴阳变化规律,围绕调理阴阳进行食事活动,使机体保持"阴平阳秘",乃是传统营养学理论核心所在。正如《素问·至真要大论》所说:"谨察阴阳之所在,以平为期"。

中医学理论认为,机体失健或罹患疾病,究其原因,无一不是阴阳失调之故。如阴阳之偏盛,阴阳之偏虚,或阴阳之偏亢。因此,饮食养生,治疗与康复手段,和药物疗法、针灸、气功、按摩、导引等一样,无一不是在调理阴阳这一基本原则指导下确立的。《素问·骨空论》说:"调其阴阳,不足则补,有余则泻"。传统饮食养生与治疗食物与食品分类可概括为补虚与泻实两个方面。例如益气、养血、滋阴、助阳、填精、生津诸方面可视为补虚;而解表、清热、利水、泻下、温里、祛风湿等方面则可视为泻实。

对饮食的宜与忌,中医学也是从阴阳平衡方面作为出发点的,有利于阴平阳秘则为宜,反之为忌。以体质而言,痰湿体质应忌食油腻,木火体质应忌食辛辣;老年人阳常有余,阴常不足,则应忌食温燥峻补肾阳之品;儿童为纯阳之体,也应忌食温补气阳之品。对病人,如哮喘患者忌食鱼虾蟹类海产发物,胃寒患者忌食生冷食物等。其实质均从防止造成"实其实""虚其虚"而导致阴阳失调的弊病。总之,在平人或病人饮食调理方面要体现"虚则补之""实则泻之""寒者热之""热者寒之"原则。做到如《素问·上古天真论》所说的:"其知道者,法于阴阳,和于术数,食饮有节"。

另外,在饮食调剂制备方面,中医学也是注重调和阴阳的,使所用膳食无偏寒、偏热、偏升、偏降等缺陷。例如烹调鱼虾蟹水族寒性食物时总要佐以姜葱酒醋类温性的调料,以防止本菜肴性偏寒凉,食后消化不食或脘腹不舒之弊。又如食用韭菜助阳类菜肴也常配以蛋类滋阴之品,以达到阴阳互补之目的。

3. 食药一体营养观 中医学历史表明,食物与药物同一来源。两者皆属于天然产品。食物与药物的性能相通,具有同一的形、色、气、味、质等物性。因此,中医学单纯使用食物或药物,或食物与药物相结合来进行营养保健,或治疗康复的情况是极其普遍的。中医对食物的养生治疗与康复作用,评价很高,医学史中素有"药食同源"之说。战国前成书的《山海经》中记载了126种有保健医疗作用的食物与药物,如"何罗之鱼,食之已痈""葶荙食之已心痛"等,可谓开创了古本草的先河。再如《内经》仅载的十三个方剂中,就有一半以上是为食物成分。这也是最早的"药膳"方。如"四乌贼一芦茹方""半夏秫米汤方"等。《五十二病方》中有1/4为食物成分方剂。《伤寒论》112方中应用桂、姜、葱、椒、茴、山药、薏苡仁、甘草、扁豆、酒、醋乃至动物胶膏等食物是极为普遍的。《周礼·天官》所说:"五味、五谷、五药养其病"和《素问·脏气法时论》所说的:"药以调之,食必随之"是有根据的。

食与药同用,除基于两者系同一来源原因外,主要基于食物和药物的应用皆基于同一理论指导,也就是食药同理。正如金代《寿亲养老书》所说:"水陆之物为饮食者不管千百品,其五气五味冷热补泻之性,亦皆禀于阴阳五行,与药无殊……人若知其食性,调而用之,则倍胜于药也……善治药者不如善治食。"

中医学认为,机体衰弱失健或疾病的发生发展过程,都意味着阴阳两方面的互相消长,而表现为机体功能失调所反映出来的各种病理状态,如阴阳偏胜、偏亢、偏衰等。如何调整这种阴阳失调现象?张景岳说过:"人之为病,病在阴阳偏胜耳。欲救其偏,则惟气味之偏者能之。"食物与药物一样,皆属气味之偏者。食物所以具有防治疾病作用,其基本点不外是去除病邪,消除病因,或补虚扶弱,调整重建脏腑气机功能,以消除阴阳偏胜、偏衰、偏亢的病理状态,在最大限度上恢复机体的正常状态。古人曾对饥饿现象也看成机体阴阳失调的一种现象,也应采取治疗措施,因而称进食为"疗饥"。如《诗经》说:"泌之洋洋,可以疗饥",《礼记》注解"疗"字说:"止病曰疗"。这是有一定道理的。

(二)寿命长与短的关键在饮食

人的寿命长短与饮食有着密切关系。科学家研究证明,正确的饮食能增寿,错误的饮食会减寿。

近代生物学家巴风根据人类寿命与某些哺乳动物的寿命有着共同发展规律的理论,提出了节食与运动可使人的生命延长至 $100-175$ 岁的观点,它与现代营养学的原理完全相符。美国阿·罗伊教授经试验指出,人类如果采纳"节食"措施,能使自身的寿命延长 $20\sim30$ 年。有关专家指出,靠"精神调节"和"合理饮食"能使人的老化延迟 $5\sim10$ 年。美国针对营养过剩现象,采取了各种营养指导措施,使许多食源性疾病的发病病死率大幅度下降,如心脏病下降 25%,呼吸道感染下降 26%,肿瘤下降 20%,糖尿病下降 50%。

美国著名医学家认为,每天吃超过 2.2 碟菜的人,得癌症的机会要比吃少于 0.7 碟菜的人低 70%,有位科学家在对比调查中发现,在 488 个经常吃胡萝卜的人中,仅有 2 人患了肺癌;另有 488 个极少吃胡萝卜的人中,就有 14 人患了肺癌,为前者的 7 倍。美国和我国科学家的调查发现,每天吃 85 克大蒜、洋葱、大葱的人,发生胃癌的危险性比每天只吃 28 克葱类菜的人低 60%。这是由于葱类菜的汁液可抑制肿瘤的形成、生长和扩散。

常吃蜂蜜、芝麻、杏干和酸奶往往长寿。有人调查了 100 多位百岁老人,其中 80% 以上的老人经常吃蜂蜜。芝麻富含维生素E,经常吃芝麻的人,寿命可延长 $15\%\sim75\%$。喜马拉雅山中一个山村的老人平均寿命 $90-100$ 岁,他们以小米、荞麦为主食,并常吃杏干。保加利亚百岁老人很多,那里的人们普遍喜喝酸牛奶。

美国一所大学对 700 人进行研究,结果发现习惯不吃早餐的人,其死亡率比按时吃早餐的人高 4 倍。同时,还发现 80—90 岁的老人中长寿的一个共同点,是每天吃一顿丰富的早餐。

美国的摩门教徒奉行吃素食,他们肺癌、大肠癌、膀胱癌的发病率比其他居民低 35%～60%,人均寿命比一般居民高 10 岁左右。

另一方面,有些食物过量食用则减寿。日本岛根医学家森幸男教授发现尿中的含盐量与人的平均寿命有极密切的关系。他分析了 100 名成年男女一天的尿液后认为,日摄盐每增加 1 克,人的平均寿命便缩短半年。

美国研究人员认为,若将正常饮食人群的平均寿命按 70 岁计算,那么长期吃高糖食物的人,寿命可能只有 51 岁。营养学家认为,一个人在膳食中如果每天超过 110 克糖的话,发生心肌梗死的机会要比每天吃糖不足 60 克的人多 5 倍以上。另外,营养学家认为,吃脂肪太多减寿,吃脂肪太多的肥胖者,比正常体重的人患癌症的概率高出 5～7 倍。

饮酒过量也促人短命。酗酒者的寿命比不喝酒人平均要少活 15 年。苏联医学家调查后认为,嗜酒者衰老比正常人早 3～7 年。世界卫生组织的资料证实,一贯酗酒的人寿命要比不经常喝酒的人平均短 20 年,其中嗜酒成癖的人,寿命在 30—50 岁。常由于冠状动脉血液循环障碍或动脉血压下降突然死亡。瑞典医学家指出,在 1 周内酒精摄入量超过 250 毫升的人相对死亡率比适量喝酒的人高 3 倍。流行病学研究证明,喝酒很凶而又大量吸烟的人中,患食管癌的要比喝酒、吸烟适量的人高出 44 倍。

(三)吃水果的学问

众所周知,经常吃些水果有益于身体健康,正如《内经》里所说:"五果为助",这里的五果不仅单指五种水果,是指众多的水果而言。但吃水果也要掌握科学的方法,如下所述。

1. 注意水果的最佳可食期　水果的确有"最佳可食期"。因为不同类型和不同品种的水果其生长时间与季节长短以及成熟早晚也不同,所以,它们也就各有其"最佳可食时期"。如樱桃、杏、桃、草莓等水果随采随吃会更新鲜。苹果、梨从生长成熟度到食用成熟度之间有一"后熟阶段",只有完全后熟后方是最好吃的。但不同的品种,其后熟阶段的长短又不一样。苹果中的早熟品种如黄魁、伏花皮和国光等,后熟期短,最好在采收后 10 天内吃完。红香蕉、红星等品种,在一般储藏条件下,最佳可食期大多在采下 1 个月以后。青香蕉的最佳可食期在采后 1～2 个月内。晚熟品种的国光、富士后熟期较长,即使储藏到次年的二三月份,食用仍然品质良好。

梨的品种中,莱阳梨的最佳可食期在采收后 1 个月以内。黄县长把梨和晚三吉梨,后熟期较长,直到次年的三四月份食用依然是脆嫩汁丰,爽口怡人。

2. 生吃水果要消毒　水果生吃,不仅口感好,而且能摄取更多的营养物质。但是,俗话说:"病从口入",生吃水果又极容易传染疾病。人吃了未经消毒的水果,就容易感染上痢疾、伤寒、肝炎等肠道传染病及蛔虫病、钩虫病等寄生虫疾病。因此,生吃水果应注意消毒。下面介绍几种常见的消毒方法。

(1)开水烫泡:将苹果、梨等瓜果先用自来水冲洗干净,然后放入开水中烫泡二三分钟,或放入80℃以上的热水里烫泡七八分钟,即可杀灭痢疾杆菌等肠道病菌。

(2)高锰酸钾消毒:将水果用自来水洗干净后,再放入现配制的 0.1%～0.2% 高锰酸钾溶液中浸泡 5～10 分钟,可杀灭痢疾杆菌、伤寒杆菌、金黄色葡萄球菌等,浸泡后再用冷水冲洗一下即可。

(3)洗涤灵消毒:在 1 升清水中滴入几滴洗涤灵溶液,将水果泡入消毒几分钟,然后用冷开水冲净即可食用。

(4)漂白精片消毒:将水果洗净,放入漂白精溶液中浸泡 5～10 分钟,可杀灭一般肠道病菌,然后取出用冷开水冲洗即可。1 升清水放 1～2 片漂白精片。也可用苯扎溴铵(新洁尔灭)消毒,方法同上,一般配成 1:(1000～2000)溶液。

3. 吃水果不能代替蔬菜　有的人认为水果和蔬菜差不多,因此在缺少蔬菜的季节,就用吃水果来代替吃蔬菜。也有的孩子不爱吃蔬菜,家长就让孩子多吃水果代替吃蔬菜。实际上这样做是不科学的,水果不能代替蔬菜。当然,水果和蔬菜确实有不少相似之处。如都含有比较丰富的维生素、纤维素和有机盐。在生活中,有些水果常作为蔬菜出现在餐桌上,如拔丝苹果,也有些蔬菜常作为水果吃,如西红柿、黄瓜、萝卜等。因而在人们的头脑中就产生了瓜果蔬菜不分家的认识。但是认真分析起来,水果和蔬菜毕竟是两种不同的食物,有的地方差异还很大。

首先,水果和蔬菜虽然都含有糖类,但水果所含的多是葡萄糖、蔗糖和果糖等一类化学上称为半糖和双糖的糖类。而蔬菜所含的糖类则多是淀粉一类的多糖。前者进食后,胃和小肠可以不加消化或稍加消化,便很快进入血液,如果食用过多,会使血液中血糖急剧上升,进而刺激胰腺分泌大量的胰岛素,使精神不稳定,出现头晕脑涨、疲劳乏力等症状。而且葡萄糖、果糖大量进入肝脏后,很容易转化为脂肪,使人发胖。而后者多是淀粉,需要各种消化酶消化溶解之后才被逐渐吸收,因而使体内血糖稳定,有利于身体健康。

其次,虽然水果和蔬菜中都含有维生素,但水果中维生素C的含量除鲜枣、山楂、柑橘外,其余的都比不上蔬菜,所以只吃水果很难满足人体对各种维生素的需要。

4. 注意不宜空腹吃的水果

(1)香蕉:含有大量的镁元素,如果空腹时大量吃香蕉,会使血液中含镁量骤然升高,造成体内血液中镁、钙比例失调,对心血管产生抑制作用,有损身体健康。

(2)橘子:含有大量糖分和有机酸,空腹时吃橘子,会刺激胃黏膜,使脾胃满闷、

嗝酸。

(3)山楂:味酸,能行气消食,空腹食用,不仅耗气,而且会增加饥饿感,并加重胃痛。

(4)柿子:含有果胶、柿胶酚、鞣酸、鞣红素等物质,具有很强的收敛作用。空腹时吃柿子,容易与胃酸结合凝固成难以溶解的硬块,引起"胃柿结石症"。

(5)荔枝、甘蔗:空腹时吃过量,会因体内突然渗入过高糖分而发生"高渗性昏迷"。

5.要注意有些水果不宜与其他食物同吃

(1)胡萝卜与山楂:两者分别含有丰富的维生素 A 和维生素 C,但胡萝卜同时还含有维生素 C 分解酶,会加速维生素 C 的氧化,破坏维生素 C 的生理活性,使山楂的营养价值降低。

(2)核桃与白酒:核桃含有丰富的蛋白质、脂肪和矿物质,但核桃性热,多食易出现燥火。白酒甘辛火热,两者同食易致血热,严重者可导致咯血、鼻血。

(3)橘子与萝卜:萝卜含较多的酶类及硫化物,食后体内可产生一种抗甲状腺物质,抑制甲状腺素的形成,阻碍甲状腺对碘的摄取。橘子含的黄酮类物质在体内可转化成羟基苯甲酸及阿魏酸,能加强对甲状腺的抑制作用,从而诱发或导致甲状腺肿大。

(4)橘子与牛奶:一般情况下,在喝牛奶前后的 1 个小时内,不宜吃橘子,这是因为牛奶中的蛋白质一旦遇到橘子中的果子酸,便会发生凝固,从而影响消化与吸收。

(5)牛奶与果汁:牛奶含丰富的蛋白质,其中 80% 为酪蛋白;牛奶的酸碱度在4.6 以下时,大量酪蛋白便发生凝集、沉淀,不利于消化吸收,严重者可致消化不良或腹泻。故在喝牛奶或冲调奶粉时不宜添加果汁等酸性饮料,在饮用牛奶乳制品后,也不宜立即进食水果等酸性食物。

(6)水果与海味食品:海味中的鱼、虾等都含有丰富的蛋白质和钙等营养成分,若与含鞣酸较多的柿子、葡萄、石榴、山楂、青果、杏、酸梅等水果同食,不仅降低海味食品的营养价值,而且会因海味中的钙与鞣酸结合生成的不易消化物刺激胃肠道,造成腹痛、恶心、呕吐等症状。

(7)水生甲壳类食物与富含维生素 C 食物:水生甲壳类食物,含有浓度很高的"五价砷化合物",该物质对人体无毒害,但若在服用维生素 C 片剂或大量进食辣椒、番茄、苦瓜、柑橘、柠檬等富含维生素 C 的食物后,会使无毒的"五价砷"转为"三价砷"。即剧毒的"砒霜"。所以,在服用维生素 C 或大量进食富含维生素的食物期间,别吃河虾、蟹等甲壳类食物。

6.要注意水果的四气五味 中医学认为,水果同药物一样,也有性味、功效和宜忌的不同。大枣甘温,具有补脾健胃、润肺安神等功效,但多食则生痰、助热、损齿、食积、哮喘、高血压等病人不宜多吃。梨子甘凉,有润肺止咳、清热化痰、止渴、通肠等多种功效,但多食则损伤脾胃,体弱、消化不良、慢性腹泻的人不宜吃。桃子甘温,多食生热,还可引起痤疮等病症。李子甘凉,多食则助湿生痰、诱发疟疾、痢疾,脾胃虚弱者不宜食用。酸梅酸温,多食伤齿,也生痰助热,痰饮病症如咳嗽、胀满及女子停经者均不宜食用。西瓜是盛夏的佳品,有解暑除烦、止渴醒酒之功,能治咽喉肿痛、口舌生疮等症症,但其性甘寒,产后、病后及腹泻之人均不宜吃。就是健康人也不能多吃,反之则积寒、助湿而发病。

山慈姑是肿瘤患者的良药,有破血、通淋、滑胎、利窍的作用,但其性甘苦寒,对孕妇、痈疮及失血等病人均不宜食。健康人多食也会动血、生风、损齿。

7. **某些疾病服食水果的宜忌**　糖尿病患者宜吃菠萝、梨、樱桃、话梅等,忌吃柿子。肝炎患者宜吃香蕉、西瓜、柠檬、大枣等,忌多吃苹果。肾炎患者宜吃多种果汁、果浆、黑皮西瓜、大枣等,忌吃香蕉。胆固醇高的人宜多吃苹果。肠道病患者宜吃石榴、红果、荔枝、苹果等,忌吃生枣。高血压患者宜吃香蕉、苹果等。哮喘患者宜吃梨和荔枝等。患有口腔疾病者宜吃西瓜,忌食橘子和荔枝等。

8. **吃水果要适量**　进食过多水果,会加重消化器官的负担,从而导致消化和吸收功能障碍。有一种叫"水果尿"的疾病,就是由于吃大量水果后,水果中的大量糖分不被吸收利用,而从肾排出,引起尿液变化,出现"水果尿"后,如仍吃过多的水果,还可引起肾脏的病理性改变。另外从水果的特性上看,有些水果更不宜多吃。如橘子吃多了,由于橘子中的糖不能转化成脂肪贮存体内,容易"上火";梨吃多了会伤脾胃;柿子吃多了,大便会干燥;荔枝吃多了,会出现四肢冰冷、无力、多汗、腹痛、腹泻。有些水果中含有较多的酸类或发酵糖类,对牙齿有腐蚀性,易造成龋齿。

9. **酸性水果不能与海鲜同吃**　海鲜、水果都是人们喜欢吃的食物。但在品尝海味的同时,如果吃葡萄、山楂、石榴、柿子等酸性水果就会出现呕吐、腹泻、腹痛、腹胀等食物中毒现象。这是因为酸性水果含有单宁酸,遇到水产蛋白质会沉淀凝固成不容易消化的物质。单宁酸还有收敛作用,能抑制消化液的分泌,使凝固物质长时间滞留在肠道内。所以如果吃海鲜后想吃酸性水果,应间隔4小时以上。

10. **入秋不宜多吃水果**　入秋以后,梨、葡萄、柿、山楂、苹果等水果相继上市,这些水果不但含有丰富的维生素及其他营养物质,各具独特的可口风味;而且还有一定的药用价值。然而,如果食之不当或者吃得过多,将会带来一些弊病甚至影响健康。

梨,有润肺止咳、清热化痰等功效。但属生冷、寒凉果品,吃得过多会伤脾胃,能引起胃病、腹泻。尤其是产妇以及患有脾虚胃寒、大便溏泄、腹部冷痛等症的人,更应注意慎食。

葡萄,有解表透疹、利尿、安神等功效。但糖尿病、重度结核病、肥胖病、胃肠溃疡及慢性腹泻患者不宜吃,因葡萄含多量的枸橼酸、苹果酸、酒石酸等,如果一次吃得过多会伤脾生内热。便秘的人也不宜多吃，又因含大量糖分，如一次吃得太多会影响人的正常食欲。

(四)食用蔬菜要科学

1. 新鲜蔬菜宜多洗　　原因是，蔬菜越新鲜，残留的有害物质越浓，对人体的危害就越大。因此，家庭主妇在清洗这些蔬菜时必须要认真多洗。

对于营养成分与存放时间的关系，一些专家在研究后发现，西红柿、马铃薯和菜花经过 1 周的存放，其维生素 C 的含量有所下降；而甘蓝、青椒和菠菜存放 1 周后，其维生素 C 的含量几乎没变。经过冷藏保存的蔬菜其营养素的损失微乎其微。所以，蔬菜放上几天并不会影响其营养价值，而残留蔬菜上的有害物质却会逐渐分解衰减。此时再经过认真清洗，就能做到既营养丰富又卫生安全。

2. 蔬菜的营养与其颜色有关　　蔬菜的颜色有黄、红、白、绿、紫、黑等，营养学家通过分析，发现蔬菜的营养价值遵循着一个由深色到浅色的递减规律，就是说颜色越深的菜，所含维生素和胡萝卜素越多，而浅色蔬菜所含营养素相对较少。按照蔬菜的 4 种主要颜色，我们分别举例说明。

(1)白色蔬菜，如竹笋、菜花、马铃薯、茭白等，它们的成分以糖和水为主，营养素较少。

(2)黄色蔬菜，如南瓜、笋瓜等，营养价值比白色蔬菜高。黄色蔬菜中的化学物质在一定程度上能预防心脏病和老年失明。

(3)红色蔬菜，如西红柿、红辣椒、胡萝卜等，营养价值高于黄色和白色蔬菜。其中的 β-胡萝卜素与红色素能增加人体中细胞的活动，提高人体抵抗感冒的能力。

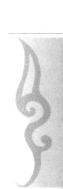

(4)绿色蔬菜，如青菜、菠菜、韭菜、油菜、空心菜、芹菜等，含有丰富的维生素，还含有胡萝卜素和各种微量元素，营养价值高于红色蔬菜。

蔬菜颜色对营养价值的影响，甚至反映到同种蔬菜中。如红薯的营养价值比白薯高得多，黑木耳中各种维生素含量高于白木耳(银耳)。再者，即使同一种蔬菜中，各部分颜色的不同，营养价值相差也相当大。如大葱的绿叶部分的各种维生素的含量要比葱白部分高 4～10 倍，芹菜的绿叶中胡萝卜素比茎中所含的高 6 倍。

为了满足人体对各种维生素及营养成分的需求，吃的蔬菜的颜色应以绿、红为主，并力求多样化。营养专家建议应开展蔬菜及食品的"四色运动"，把各色食物搭配起来吃，这不仅可增加食欲，也可避免因偏食而造成的营养不良。

3. 要注意蔬菜的寒与热　　蔬菜不仅含有常量元素、微量元素、维生素和纤维素，而且有寒热之分和食用宜忌。

蔬菜中偏于寒性的较多，可以清热去火。如常吃的黄瓜能清热利尿。茄子能活血利尿、清热消肿。西红柿能清热解暑、生津止渴、凉血活血。冬瓜能清热去毒、利尿消肿、化痰止渴。白萝卜能清热行气化痰，但胃痛者及服用人参、鹿茸补药的同时应忌食。芹菜能清热利尿、凉血、清肝热、降血压，但血虚者不宜食用。莴苣能清热明目,并可通乳下奶,对生奶疮的妇女尤为适宜。竹笋能清热利尿、化痰开胃,但发疮毒、痈疽者应忌食。

蔬菜中也有一些辛温偏热的,有助于升热散寒。如常吃的小葱能发散风寒、通鼻窍,可治疗风寒感冒。大蒜能温胃行气、解毒杀虫,可增进血液循环,使手足发热、面部发红。洋葱的功能与大蒜相似,但多食会腹胀。香菜能内通心脾,外达四肢,祛风寒,但阴虚、皮肤瘙痒者应忌食。芥菜能温胃散寒,但多吃可积热生火,发痔疮者应忌食。韭菜能行气活血补阳,但阳亢者和孕妇不宜食用。辣椒能温中散寒,可增进食欲、促进消化,用于治疗风湿、冻疮,但热盛火旺者应忌食。

4. 蔬菜的选择 蔬菜有旺季、淡季之分。一般在旺季,黄瓜、西红柿、茄子、辣椒、扁豆、豇豆、冬瓜等蔬菜,不仅数量多、质量好,且价格低,而且营养也很丰富。这时应多吃新鲜蔬菜,将其烹制成各种风味独特的佳肴,如蓑衣黄瓜、糖醋黄瓜、扒瓜条、木樨柿子、糖拌柿子、烧芸豆、烧茄子、蒜茄子、炸茄盒、清炒扁豆、炝拌豇豆等。

到了蔬菜的淡季,新鲜蔬菜产量少、价格贵,价格一般是旺季的 8～10 倍。因此,有些人不能顿顿食用鲜菜。这时可食用一些豆制品、豆芽、海带、海白菜等。这些菜不仅价格适宜,而且营养丰富,含有丰富的蛋白质、脂肪、无机盐和维生素,且可制作成多种菜肴,如熘豆腐、麻辣豆腐、家常豆腐、葱拌豆腐、炒绿豆芽、尖椒炒豆腐干、拌海带丝、拌海白菜、拌干豆腐丝等。这样安排淡、旺季的吃菜,既保证了营养,又经济实惠。

(五)合理搭配食物

我国传统的"以粮为主、粗细搭配、荤素搭配、三餐合理"的膳食结构,是当今世界公认的最佳膳食模式——东方膳食模式。这种膳食结构具有深刻的养生防病内涵。其中的"粗细搭配、荤素搭配"就是利用营养互补作用的最好形式。经过搭配的膳食,由于各种食物各自蛋白质中所缺的氨基酸得到互补,其营养价值就比单吃一种食物提高很多。如粮谷类食物蛋白质含赖氨酸较少,而豆类和动物性食物含赖氨酸较多,两者同时吃时,后者能有效地弥补前者的缺陷。同时,粮谷类蛋白质含亮氨酸较多,又能弥补肉禽鱼类蛋白质中亮氨酸较少的缺陷。

由上可知,为了达到食物蛋白质的互补最佳效果,食物种类应该多一些,食物的种属应该远一些。还要注意用时混食,这也就解释了"粗细搭配、荤素搭配"的合理性。那么,什么样的食谱能达到营养互补的最佳效果?理论上讲,应该把 8 种必需氨基酸的数量和比例都配合适当。但在实际生活中,国际上通行的是在赖氨酸、色氨酸、蛋氨酸 3 种之中先取一种作为配合依据。因为这 3 种氨基酸在很多国家的膳食中较易缺少。例如我国膳食中比重最大的是粮食和蔬菜,这两类食物都缺少赖氨酸,所以食物搭配就应以弥补赖氨酸不足为主。

(六)还是传统的"米麦相扶、干稀两便"好

"米麦相扶,干稀两便"这是我们祖先世代留传的有关饮食的格言。尽管我们每天都按这格言去做、去吃,但却听不到任何人讲了。年青的一代早已不知有这么一说,真可惜啊!

"米麦相扶"已是数千年来饮食经验之积累,形成习惯,变成传统。原因在于这样吃,适体养身,吃得舒服,这不仅仅是若干营养成分的调剂作用,还有许多体现为寒凉、温热的成分在起作用。

众所周知,南米北面,是中国主食的特征,以前北方视米为杂粮,南方将面作为杂粮。南方人日日吃米,不时地要吃些面制品;北方人日日吃面,不时地要吃些米粥。从中国饮食养生的传统观念来看,米类有籼、粳、糯和早、中、晚之别,其温凉虽有不同,总体是偏于寒凉的。小麦面亦有不同种类,总体偏于温热。"米麦相扶",一个寒凉,一个温热,才不至于使体内脏腑之气偏亢。若总食寒凉,由于寒冷伤阳,使人机体功能低下;若总食温热,由于温热助阳,使人机体功能偏亢,产生火,产生热。只有米麦相扶,才能使机体阴阳平衡,身体健康。

"干稀两便"。西餐无主食、副食之分,故而重汤;中餐分为主食、副食,主食比例大,在于汤之外,还讲究吃些稀的主食。其稀,南方是米粥,北方则为小米粥或面汤。农村对此更明显。平日两干一稀,或两稀一干;农忙全干,冬闲全稀。人们随着季节变化与实际需要而调剂,遂得健康生息。

(七)"按时择茶"好

所谓"按时择茶",是说按春夏秋冬时令的更迭,选择品种,它符合中医学所说的"顺四时而适寒暑"。

1. 春天多饮花茶 花茶甘凉而兼芳香辛散之气,有利于助发春阳。中医学认为,"春天宜养阳气",故可借花茶之花升发阳气,令人心旷神怡,使精神、情志、气血亦如春阳萌发升发,精神振奋,心情舒畅,大脑清醒,"春困"自消,从而达到春天养生要"以使志生"之目的。

2. 夏天宜饮绿茶 炎热的夏天,人们挥汗如雨,体力大量消耗,精神不振,此时宜多饮绿茶,因其性寒,"寒可清热",且滋味甘香,能生津止渴,又有较强收敛性,也能止汗,还富含氨基酸、维生素、矿物质,在消暑降温的前提下,又能增添营养,一举两得,相得益彰。

3. 秋天润燥宜饮青茶 青茶又称乌龙茶,此茶辛凉甘润,既有绿茶醇和甘爽、红茶浓醇鲜甜滋味,又具花茶芬芳幽香、清心怡志的香韵,故能润肺生津,克服秋燥给人带来的损伤。

4. 冬天多饮红茶 红茶甘温,可养人阳气,且汤色红艳,能给人以温暖感觉;红茶汤中,还可以加糖和奶、添芝麻、调蜜糖,既能生热暖腹,又可增添营养,更可加香槟或各式美酒,调成别具风味的茶酒饮料,茶味醇香,故冬天喝红茶能温暖人体阳气、祛寒,可多喝之。

(八)怎样认识"辟谷"

辟谷是我国从古代流传下来的一种特殊饮食养生法,最早的辟谷者可能是春秋时代的单豹,如《淮南子》中说:他居深山,住岩洞,喝溪水,"不衣丝麻,不食五谷,行年七十,犹有童子之色。"其后,"辟谷"之事古代屡有记述,著名的有汉楚名将张良,北魏道士寇谦之,宋代文学家苏轼等。

辟谷,就是"避谷",亦即不吃东西。这种饮食养生法于人究竟是好还是坏,是否值得提倡呢?

对于辟谷,历来就有争议。对于"辟谷"能延年益寿,能成仙、成神,自古以来就是受批判的,如炼丹家葛洪说:"断谷人只可息肴粮之费,不能独令人长生也"。著名学者王充亦说:"人之生也,以食为气,犹草木生以土为气矣……闭人之口,使之不食,则饿而不寿矣。"但对此,亦有不同认识,如道家认为:"欲得长生,肠中当清;欲得不死,肠中无渣"。意思是只有辟谷食气才能使腹内无渣浊。只有腹内无渣浊的人才能成仙。儒、道、释三足鼎立是中国古代思想文化界的基础,三者之中都有主张坐禅的宗派,又都涌现出一些善坐长禅者,辟谷食气而度荒或享高寿者。

一般认为,通过辟谷可以消除体内多余的储存物和毒物,减少身心负担,保持身心洁净,提高机体的采摄吸收功能,以利于健康。辟谷在某些方面与西医使用的"饥饿疗法"和"饮食疗法"相似。一些现代研究认为,辟谷者之所以能够维持较长的时间,一是与身体里的"库存"营养有关,二是与身体的新陈代谢水平有关。辟谷者,心理和生理都会放松,能量的消耗也就相对减少,加之身体通常必定越来越软弱无力,"能源"消耗自然会减少到最低限度。

但辟谷者不能断水,因为完全断水的人,往往要不了几天就会死亡。

既然辟谷有一定的作用,但如何辟谷呢?辟谷法有"一日辟谷""三日辟谷""七日辟谷""九日辟谷"等多种方法,宜循序渐进,间隔时日亦应多一些。

实施辟谷者,宜在医生指导下进行,在辟谷期间宜经常称量体重。若断食5天而体重减轻10%时,应考虑中断辟谷。

在辟谷前一天为预备断食,只可吃粥。断食当天宜服几次菜汁和果汁,可随时喝水,以后只喝水。在不辟谷时,起初只宜喝米汤,逐渐由吃极少量粥到一天天增多,大约1周后即可完全恢复往日的正常饮食了。

(九)饮食养生不宜忽视了发物

所谓发物,是指特别容易诱发某些疾病(尤其是旧病宿疾)或加重已发疾病的食物。发物禁忌在饮食养生和饮食治疗中都具有重要意义。在通常情况下,发物也是食物,适量食用对大多数人不会产生副作用或引起不适,只是对某些特殊体质及与其相关的某些疾病才会诱使发病。

发物的范围很广,在我们的日常生活中,属于发物类的食物按其来源可分为以下几类。

1.食用菌类　主要有蘑菇、香菇等;这类食物多为高蛋白食品,过食易致动风升阳,触发肝阳头痛、肝风眩晕等宿疾。此外,还易诱发或加重皮肤疮疡肿毒。

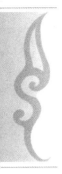

2. 海腥类　主要有带鱼、黄鱼、鲳鱼、蚌肉、虾、螃蟹等水产品;这类食品大多咸寒而腥,对于体质过敏者,易诱发过敏性疾病发作,如哮喘、荨麻疹等;同时,也易催发疮疡肿毒等皮肤疾病。

3. 蔬菜类　主要有竹笋、芥菜、南瓜、菠菜等;这类食物易诱发皮肤疮疡肿毒。

4. 果品类　主要有桃子、杏等;前人曾指出,桃多食生热、发痈、疮、痢、虫疳诸患;杏多食生痈疖,伤筋骨。

5. 禽畜类　主要有公鸡、鸡头、猪头肉、鹅肉、鸡翅、鸡爪等;这类食物主动而性升浮,食之易动风升阳,触发肝阳头痛、肝风眩晕等宿疾,此外,还易诱发或加重皮肤疮疡肿毒。鸡蛋虽不属发物,但也不宜多吃,一般一天不宜超过 2 个,尤其是肝炎、过敏、高血脂、高热、腹泻病人。原因是鸡蛋内含大量蛋白,但它们属于异性蛋白,有相当一部分人吃了异性蛋白后出现病态反应。

此外,属于发物的还有獐肉、腐乳、酒酿及葱、椒、韭等。现代临床研究还证实,忌食发物在外科手术后减少创口感染和促进创口愈合上也具有重要意义。

发物能诱发或加重某些疾病,但另一方面,由于发物具有的催发或诱发作用,食疗上还用于治疗某些疾病,如麻疹初期,疹透不畅,食用蘑菇、竹笋等发物,可起到助其透发、缩短病程的作用。又如多食海腥发物以催发牛痘等,都是利用了发物具有的透发作用。

(十)中药泡茶常服有害

由于喝茶的好处很多,人们都喜欢喝茶,这是无可非议的。随着保健意识的增强,不少人常常在茶中放一些中药,以增强喝茶的疗效,如有人嗓子痛,就在茶中放点胖大海,以清热利咽;如有人血压、血脂高,常喝用决明子泡的茶;又有人心脏不大好,就常喝银杏叶茶,至于枸杞子由于色红、又有补血滋阴的作用,喝枸杞子茶的人就更多了,除了上面提到的一些中药外,人参、甘草、西洋参、杜仲等中药亦常常使用,像这样长年累月地用中药泡茶是否有不宜之处或者说有害呢?答案当然是肯定的,即不宜常服中药泡茶。

1. 是药三分毒　药物是用来治病的,任何中药都有一定的毒性,应该点到为止,千万不可长期服用,正如《黄帝内经》所说:"久而服之,夭之由也",意思是说,如果长久地服用一些中药,可使此药所入之脏偏胜,其脏气偏胜,就会影响另一脏的功能,时间长了,人就会短命,也就是说,尽管你服的中药是针对你的病证而选用的,亦不可长久服用,病差不多了,即应停药。

2. 喝中药茶宜辨证　中医学治疗疾病最大的特点是"辨证论治",对症下药,但很多人喝药茶不是在医生指导下选择适合自己病情、体质的药茶,而是只要这个药茶好就喝,如有的人气本不虚,却常喝人参茶,要不了多久,就会上火、咽干。有的人血本不虚,却常喝枸杞茶。"虚者补之,实者泻之",这是中医看病保健最基本的一条原则。气虚补气、血虚补血、阴虚补阴、阳虚补阳,即必须选择适合自己病情的药物,而不是这个药好即吃、即喝。

3.中药泡茶要因人、因时、因地而异　选用中药泡茶进行保健养生,必须因人、因时、因地,绝对不能随意喝之。因人是指人们因年龄、性别、职业、体质不同,所选择的药茶亦不同,如干重体力活的,可喝点西洋参茶,因为干重活耗气伤津,易造成气阴两伤,而西洋参既补气又养阴;如脑力劳动者,因经常挖空心思、绞尽脑汁,常致使心血不足,就应喝点枸杞茶、莲子茶。因地,是指因地区不同,地理环境差异很大,人们所喝的药茶亦不同。因时,是指春夏秋冬季节不同,所喝药茶也要有讲究,如春季宜喝点花茶,可清除内热或消除春温之气的侵袭;如冬季就应喝点红茶,暖暖胃。

总之,运用药茶保健,必须讲究科学,最好在医生指导下进行,千万注意不要长久地饮服一种药茶。

(十一)喝酒真能御寒吗

时至冬日,天气严寒,不少人为了御寒取暖,常常采取喝酒的方法,少则二三两,多则半斤。若高兴起来,甚至有喝到一斤酒的。而且所喝的酒一般是白酒,且度数较高,常常是四五十度以上。尤其是一些从事野外作业的,喝酒御寒几乎成了他们的家常便饭。那么,喝酒果真能御寒吗?

医学研究证明,由于酒精成分能使体表的血管扩张,血流量增加,以致充血。这时的皮肤温度就会升高,可使人产生温暖的感觉。但是,这种温暖的感觉是不能持久的。因为体表的血管越是扩张、松弛,体热的散发就越快,体温就会急剧下降,人就会产生强烈的寒冷感觉。喝了酒反而比不喝酒更容易寒战,受凉或感冒。由上可知,喝酒御寒的说法是不对的。但人们喝的若是药酒,如现在人们冬季常喝的人参酒、鹿茸酒等,却能起到一定的御寒功效。

药酒是以白酒或黄酒为溶媒,与不同的中药混合浸制而成的,但并不是所有的药酒在冬季喝了都会起到御寒的作用。中医学认为,必须使用能够补阴、壮阳的中药加入白酒或黄酒中才行。因为补阴、壮阳的中药皆可补充人体阳气的不足或者振奋人体的阳气。所谓阳气,就是人体的新陈代谢,即老百姓所说的"火力"。正如俗话所说:"傻小子睡凉炕全凭火力壮",这里的火力即指阳气。那么,又有哪些中药有补阴、壮阳的作用呢?如人参、鹿茸、杜仲、肉苁蓉、锁阳、淫羊藿等。用这些药泡酒喝,皆可起到御寒的作用。

但值得提醒大家的是,并非人人皆可喝这些药酒。其最好的适应证是经常感到手足不温、冰凉或常常怕冷者使用;或虽然手足不凉,但要到冰天雪地里干活,可适量饮用御寒。若在温度20℃多的房间里,手足又不凉者,即使在冬季,最好也不宜喝这些药酒。

药酒的配制方法较多,家庭中可采用冷浸法,即把中药研成粉末,密封浸泡在50度以上的好白酒内,每日摇荡一次,一般10～30天后就可饮服,药量与酒量的比例可掌握在1:8左右。第一次药酒服完后,还可酌加白酒再浸一次,然后滤去渣饮用。

(十二)与酒相克的食物

"无酒不成席"这句话恐怕在中国已家喻户晓,可是您知道喝酒时不应再吃什么食物吗?

1. 酒后不宜再吃芥与辛辣的食物 李时珍《本草纲目》中说:"酒后食芥及辣物,缓人筋骨"。意思是说,若酒后再吃芥与辣的食物,可使人疲惫痿软。此为何原因呢?酒本为大辛大热,而芥与辣物,亦属大热,刺激性很强,两者同食,火上加油,致人生火动血。若是素体阴虚阳盛,害处更大,此外,辛辣动火之物,皆能刺激神经扩张血管,更助长酒精的麻醉作用。

2. 喝酒不宜再吃糖 每逢婚庆喜宴,酒与糖是必不可少的两样东西。婚姻是人生中的最大一件事,哪有不喝喜酒吃喜糖的?但《本草纲目》引述陈藏器话说:"凡酒忌诸甜物",这又是为什么呢?

中医学认为,糖类味皆甘,而甘生酸,酸生火,特别是饴糖、红糖尤其。而酒类甘辛大热,故酒与糖不宜相配,久则生热动火,损害身体。

现代营养学认为,酒精能影响糖的代谢,原因是酒精氧化形成过剩的还原辅酶Ⅰ,从而使三羧酸循环受到抑制,这时被外周利用的葡萄糖数量因而降低,导致血糖上升,吃糖时饮酒,影响糖的吸收,格外容易产生糖尿。

此外,酒与茶亦有相克之处,如《本草纲目》中说:"酒后饮茶伤肾脏,腰脚重坠,膀胱冷痛,兼患痰饮水肿,消渴挛痛之疾。"意思是说,嗜酒又好饮浓茶的人,久而久之,造成肾脏的损害,出现膀胱冷痛、水肿消渴等肾功能不全的症状。中医营养学认为,米酒味甘微寒,能补虚润肠清热解毒,白酒甘辛大热能散冷气,通血脉,除风下气,性味功能皆相左。

(十三)与鸡蛋相克的食物

所谓相克,是指食物之间的"拮抗作用",若食物相克,则降低食物的营养素的利用率或引起中毒反应。鸡蛋是人们常吃的食物,由于鸡蛋含有人体所必需的8种氨基酸,其蛋白质的生物价接近100,利用率最高,营养价值最好,故鸡蛋几乎人人皆吃,爱吃,但对于与鸡蛋相克的食物却鲜为人知。

1. 鸡蛋不宜与白糖同煮 糖水荷包蛋被人们视为一种营养价值很高的食物,用鸡蛋与白糖同煮,会使蛋白质中的氨基酸形成果糖基赖氨酸的结合物,这种物质不容易被人体吸收,而且还会对人体产生不良影响。

2. 鸡蛋与豆浆不宜同吃 豆浆性味甘平,含植物蛋白、脂肪、糖类、维生素、矿物质,又含皂苷、胰蛋白酶等,这些成分与鸡蛋中的部分生物活性物质相遇,则发生反应,如蛋清中的卵黏蛋白与豆浆胰蛋白酶结合后,则失去营养成分,降低了营养价值。

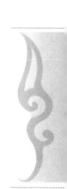

3. 鸡蛋与兔肉同食亦不妥　李时珍《本草纲目》说："鸡蛋同兔肉食成泻痢"。究其原因,兔肉性味甘寒酸冷,鸡蛋甘平微寒,两者各有一些生物活性物质,若同炒共食,则易产生刺激胃肠道的物质而引起腹泻,故不宜同食。

(十四)吃牛肉必须注意的问题

牛肉是我国人民日常生活中普遍食用的三大肉食之一。牛肉蛋白质中所含人体必需氨基酸甚多,故营养价值高,老年人、儿童、身体虚弱及病后恢复期的人吃牛肉非常适宜。但牛肉是一种发物,凡患有疮毒、湿疹、瘙痒等症者应忌食;肝炎、肾炎患者亦应慎食,以免病情复发或加重。研究人员发现,吃牛肉过多的人患大肠癌的可能性较大,这是因为牛肉中含有丙醛。不新鲜的牛肉或变质牛肉,丙醛含量会增多。丙醛是一种致癌物,因此吃牛肉要适量,以新鲜为好,即使放入冰箱内储存,时间也不能过长,取出食用时应放在冰箱下层慢慢解冻,以免丙醛量增多。

食用死牛肉容易发生沙门菌引起的食物中毒,因为7%的牛体内含有这种细菌。人们吃了被沙门菌污染的牛肉会引起肠道反应和中毒症状,多有畏寒、发热、头昏、头痛、恶心、呕吐、腹痛、腹泻等,严重时会出现抽搐、昏迷,甚至死亡。因此,死牛肉不宜食用。

牛脑、牛肝、牛肾等胆固醇含量偏高,凡患有高血压、冠心病、慢性肾炎、脂肪肝、肥胖病等症的人均不宜食用。

(十五)喝足水最重要

除了空气之外,水对于人类的生存来说,是最重要的。一个正常的成年人,机体成分中的60%～70%是水。没有水,我们最多只能活几天。然而许多人对于水的重要性却认识不够,他们并不知道每日到底应当喝多少水。事实上,有相当一部分人长期处于一种缺水状态。

没有水,人体很快会因中毒而死,毒物正是人体自身的代谢产物。肾脏排泄掉的尿酸和尿碱必须要溶解在水中,随尿液排出体外,而如果没有足量的水,这些代谢产物就不能够被有效地清除,可能会形成肾结石。水对于人体消化和代谢过程中所必需的化学变化来说,也是必不可少的。水可以通过血液将氧气和各种营养物质带到机体细胞中,并且有助于通过呼吸控制体温。水还可以润滑全身各部位的关节。

我们的每一次呼吸甚至都需要水的参与。因为肺必须在一定的湿度环境下,才能吸入氧气,呼出二氧化碳。你也许不会相信,我们每天通过呼吸大约要消耗掉500毫升水。

水,还可以称做天然的良药,因为很多的调查和研究都表明,每天大量饮水,可增强机体的抵抗力,预防疾病的发生。所以,如果你每日的饮水量不足,可能会损伤身体的多种生理功能。来自美国著名的加利福尼亚大学的肥胖症研究专家霍华德·弗雷克斯博士指出:"由于饮水量不足,许多人出现肥胖、肌肉萎缩、消化系统等方面的功能障碍。另一方面,体内毒性蓄积,出现关节和肌肉酸痛以及水潴留。"

何谓水潴留?你也许会感到奇怪。这就是说,如果你饮水不足,机体会自动地储存体内的水分,以致各种有毒物质不能及时排出体外,最终造成机体中毒。

美国西南部地区一家营养研究中心的主任唐纳德·罗伯森博士说:"适量的饮水是控制体重的重要因素。尤其是对于那些正在减肥的人来说,如果饮水量不足,将会影响脂肪的代谢。另外,若出现水潴留,便会使体重进一步增加"。

那么,每天我们到底应当饮用多少升的水呢?

一个健康的成年人,每日至少应饮水 8～10 杯(1 杯水约 200 毫升)。如果活动量较大或气候干热,还应适量增加。对于比较肥胖的人来说,每超过标准体重 10 千克,应增加一杯的饮水量。

美国国际运动医学研究所的专家,对人的每日饮水量运用下列公式进行计算,在活动量一般的情况下,每千克体重饮水量等于 30 毫升(按此推算,体重 70 千克的人饮水量应是 200 毫升的水杯 10 杯)。

也许你会为此感到困惑:如果喝这么多的水,排尿的次数会不会大大增多? 是的。但是,几个星期以后,你的膀胱便自动地调整和适应,你的排尿次数将会相应减少,而每次排尿量相应增多。

总之,每日饮用足够量的水,会促进你的健康,预防疾病,同时也能维持你的标准体重。

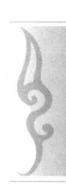

(十六)清晨起来最好喝杯水

清晨空腹喝杯水,对健康、延年益寿可有以下好处。

1. 利尿作用 清晨空腹饮水 15～30 分钟就有利尿作用,一小时可达高峰,清晨空腹饮水利尿作用表现最快速而明显。

2. 排毒作用 我国大多数人都习惯在晚上这顿吃得好一些,因此脂肪、蛋白质及盐分进入体内也相对较多。脂肪、蛋白质在体内经过代谢分解都产生一定的毒性物质,这些毒性物质必须尽快从尿中排出,而我们一些人晚上都不愿多饮水,怕影响睡眠,以致早上第一次尿液很浓、颜色很深。所以早上起床后有必要饮水促进排尿。事实证明,一个人 3～5 天不排大便关系不大,但若 2～3 天不排小便,毒性物质就会在体内蓄积,继而进入脑内刺激脑组织,引起神志上的改变。

3. 可防治高血压、动脉硬化的发生 目前认为高血压、动脉硬化的发生与食盐中钠离子在血管壁上沉积有关。若在早上起床后马上喝杯温开水,可以把头天晚餐吃进体内的氯化钠(即食盐)很快排出体外。平时多饮水,爱喝茶水的人,高血压、动脉硬化的发病率就较低;反之早餐吃干食,平时又无喝水习惯的人,到老年时发病率就会相对增高。

4. 通便作用 清晨饮水可预防习惯性便秘,人到一定年纪很容易发生习惯性便秘,有的继发痔疮。一个人排便的时间最好在起床后半小时,这样可以把一天一夜积在肠道内的毒性物质排出体外。大便前若能先饮一杯水,可以起到刺激肠蠕动的作用,使您在排便时感觉轻松省力。若能坚持每天起床先饮水后排便,这样经过几个月就能治疗好习惯性便秘。

5. 防治泌尿系结石及感染　泌尿系结石与尿液过浓以及尿酸盐、草酸钙等盐类沉积有关。早上饮水能马上起到利尿、稀释尿液作用,使尿酸盐结晶不易沉积。有细菌感染时,大量饮水,细菌又可随尿液排出体外,缓解症状。

6. 防治胆囊炎、胆石症　胆囊炎、胆石症与胆固醇结晶沉积有关。饮水特别是空腹饮水有稀释胆汁的作用,使细菌及胆固醇结晶不易沉积下来。胆囊炎胆石症大多是 40 岁以上的女性为多,有人分析这很可能与女同志比男同志平时饮水少,无喝茶水习惯有一定的关系。

7. 预防溃疡病及慢性胃炎　大部分胃、十二指肠溃疡都是胃分泌液(胃酸等)过量,胃酸刺激引起局部疼痛,部分胃炎是由于胆汁或肠液反流(尤其是清晨空腹)入胃所引起,即所谓反流性胃炎。清晨起床喝杯水可冲淡稀释胃酸及防止胆汁反流入胃。已反流入胃的肠液胆汁也可因进水而稀释,减轻对胃的刺激。

8. 可减少药物的副作用　许多抗生素类药物及大部分人工合成的化学药物对人体都有一定的毒性。磺胺类在泌尿系可形成结晶,需一定的尿量才能溶解冲走。因此,无论是吃药或打针都要每天保持一定的尿量,清晨饮水就显得特别重要。

早晨饮水量按每个人具体情况而定,一般在 200～400 毫升,过多饮水对胃不利,也影响早餐进食。至于喝什么样的水,以温白开水为好。

(十七)多咽几口唾沫有益健康

不少人常常有吐口水的习惯,究其原因是他们认为口水对人没有什么益处,不如吐掉可使咽喉干净利索,殊不知这是大错特错的。

唾液,俗称口水,为津液所化。中医学认为,它是一种与生命密切相关的天然补品,所以古人给予"玉泉""琼浆""金津玉液""甘露""华池之水"等美称。漱津咽唾,古称"胎食",是古代非常倡导的一种强身方法。

1. 唾液的保健作用　《素问·宣明五气篇》说:"脾为涎,肾为唾",唾液由脾肾所主。脾肾乃先天、后天之本,与健康长寿密切相关,因此,唾液在摄生保健中具有特殊价值。李时珍说:"人舌下有四窍,两窍通心气,两窍通肾气。心气流于舌下为灵液。道家语之金浆玉醴,溢为醴泉,聚为华池,散为津液,降为甘露,所以灌溉脏腑,润泽肢体。故修养家咽津纳气,谓之清水灌灵根。"《红炉点雪》中指出:"津既咽下,在心化血,在肝明目,在脾养神,在肺助气,在肾生精,自然百骸调畅,诸病不生。"可见唾液的作用是多方面的。

吞津咽液能益寿延年的道理已被现代科学所证实。唾液中包含了血浆中的各类成分,含有 10 多种酶,近 10 种维生素、多种矿物质、有机酸和激素等,如分泌型免疫球蛋白、氨基酸、涎腺激素等,其中涎腺激素能促进细胞的生长和分裂,加速细胞内脱氧核糖核酸、核糖核酸和蛋白质的完成,延缓人体功能衰老。经常保持唾液分泌旺盛,直接参与机体的新陈代谢过程,从而改善毛发、肌肉、筋骨、血液、脏腑的功能,增强免疫功能,预防疾病,达到祛病延年的目的。

2. 咽唾养生　坐、卧、站姿势均可,平心静气,以舌舐上,或将舌伸到上牙齿外侧,上下搅动,然后伸向里侧,再上下左右搅动,古人称其为"赤龙搅天池",待到唾液满口时,再分 3 次把津液咽下,并以意念送到丹田。或者与叩齿配合进行,先叩齿,后漱津咽唾。每次三度九咽,时间以早、晚为好。若有时间,亦可多做几次。

二、食养的基本原则

所谓食养的原则,是指在日常的膳食生活中要注意科学的方法,使膳食能真正起到补养身体的作用而不致发生弊端。这正如我国现存最早的医学经典著作《内经》里所说:"谷肉果菜,食养尽之,无使过之"。一些人吃东西,总爱随心所欲,想吃什么,就吃什么;什么好吃,就吃什么。比如明明已经大腹便便,却还要每餐吃个十成饱;明明已经骨瘦如柴、大便秘结、小便黄,还要常吃易生火的食物,如生姜、葱、蒜之类。总之,人们吃东西,必须要遵循一定的原则,否则会严重损害身体健康。

(一)饮食有节

早在《内经》中就明确指出:"上古之人,其知道者,法于阴阳,和于术数,食饮有节……故能形与神俱,而尽终其天年,度百岁乃去",由此看来,人们能否活到自己应该活到的岁数——天年,关键的问题之一是要"饮食有节"。

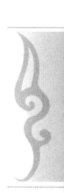

所谓饮食有节,是指人们对饮食要有严格的节制,要适量,起居生活要有规律,不能见到好吃的,就拼命地吃;不好吃的,就只吃一点点。大养生家葛洪说:"善养生者,食不过饱,饮不过多。"《内经》亦云"饮食自倍,肠胃乃伤""卒然多食饮,则肠满""人饮食劳倦即伤脾"。唐代药王孙思邈更明确指出:"饮食过多则积聚,渴饮过多则成痰。"龚廷贤在《寿世保元》一书中对饮食厚味过度之危害说得更透彻:"善养身者养内,不善养身者养外,养内者以恬脏腑、调顺血脉,使一身流行冲和、百病不作;养外者恣口腹之欲,极滋味之美,穷饮食之乐,虽肌体充腴,容色悦泽,而酷烈之气,内蚀脏腑,精神虚矣。安能保令太和,以臻遐龄……人之可畏者,任席饮食之间;而不知之为戒,过者。"

古人的上述精辟见解,现在越来越得到证实。澳大利亚科学家文佛里指出:"人们普遍认为'吃得多是福'和'吃得多可以长寿'。其实正好相反,吃得多会短寿,吃得多使人提前衰老。如果人们将食物大大减少,就可能活到 120 岁,但很少有人活那么久,其主要原因是生病"。他们用动物做过实验,发现大大减少它们的食物,其寿命就大大延长。如果食物减半,动物的寿命就延长 70%。他接着指出:

"今天,我们给儿童的食物过多,这不是爱护儿童,而是使他们短寿。完全是'好心办坏事',动机良好,效果糟糕。"

据近几年国内外调查资料介绍,百岁以上老人中有 70% 以上都有节制饮食的习惯。科学研究发现,让老年人胃肠经常保持在微饥状态,对大脑、自主神经、内分泌和免疫系统的功能都能产生良好的刺激作用。不久前,设在美国亚利桑那沙漠的"生物圈 2 号"的人体试验结果亦显示,节食对健康有益。有的学者通过试验认为,生命早期过度进食会促进发育早熟,而成熟后过度进食又可增加某些退行性疾病的发生,如脂肪肝、肝硬化等,从而缩短寿命。因此,适当地节制饮食,是长寿的秘诀。

要做到饮食有节,关键在于控制饮食的量和遵守进食时间。

1. 定量 此指人们吃东西不要太多,亦不要太少,而要恰到好处。人体对饮食的消化、吸收、输布、储存,主要靠脾胃来完成。若饮食过度,超过了脾胃的正常运化食物量,就会产生许多疾病。南北朝时著名道家、医药学家陶弘景曾写过这样一首诗:"何必餐霞服大药,妄意延年等龟鹤"。在饮食嗜欲中,改掉那些最突出的毛病,就会给你带来安乐。

那么,哪些是饮食嗜欲中的"甚者"呢?饮食过饱就是一甚。饮食过量,系指在短时间内突进大量食物,加重胃肠负担,使食物滞留于肠胃,不能及时消化,影响营养的吸收和输布。脾胃功能也因承受过重而受到损伤,其结果是难以供给人体生命所需要的足够营养。《东谷赘言》中曾明确指出多食对人的具体危害:"多食之人有五患:一者大便数,二者小便数,三者扰睡眠,四者身重不堪修养,五者多患食不消化。"

人一生中接触最多的便是饮食,饮食无度岂能壮身。平时饮食应注意"五戒""四不"。五戒为:饥戒暴饮、累戒即饮、喜戒狂饮、愁戒不饮、暮戒饱饮;"四不"为:不饮空心茶、不饮无量酒、不贪喜食之物,不吃相克之食。归结一点,人生在世应忌避一个贪字。贪,是人之弱处,就饮食而言,贪食者多病,只有饮食有节度,才能体健寿长。

此外,饮食亦不可过少,有些人片面认为吃得越少越好,强迫自己挨饿,其结果身体得不到足够的营养,反而虚弱不堪。正确的方法是"量腹节所受",即根据自己平时的饭量来决定每餐该吃多少。

阿拉伯民族有一句谚语:"老头子最毒辣的敌人,莫过于手艺高明的厨子",这话是颇有些道理的。因为"手艺高明的厨子",必然是烹调手艺超乎一般,制作出来的菜肴、点心,也必然是风味特佳、诱人馋涎。不光是老头子,就是一般的人,在这美馔佳肴之前,也怦然心动,不禁放开肚量饱吃一顿,失去控制。因此,要保证进食量正常,必须控制自己。著名文学家郭沫若先生学过医,他分析了杜甫之死,祸端在于莱阳聂县令送给他的一坛酒和一些牛肉,不无道理。

2. 定时 "不时,不食",这是孔子给自己定下的一个饮食习惯,即不到该吃饭的时候,就不吃东西。其实,关于饮食的摄入宜定时的问题,早在《尚书》里就有论述:"食哉惟时"。一日三餐,食之有时,脾胃适应了这种进食规律,到时候便会做好消化食物的准备。而且有规律的进食,可以保证消化、吸收功能有节奏地进行活动,脾胃则可协调配合,有张有弛。此外,人大脑消化中枢的工作节律,决定人的用餐一定要定时,否则就会产生饥饿感或饱食感,并会引起食欲消退、胃纳不佳等。长期如此,还会导致消化系统或其他方面的疾病。有人不按时用餐而用吃零食来弥补,这其实是帮倒忙,因为吃零食会加剧消化系统工作节律的紊乱。一日三餐,是人们几千年来所形成的生活习惯,有的人早餐不吃,午餐大吃大喝;有些双职工,白天没时间,下班后全家团聚,晚餐大吃一顿,这些都不正确。

(1)不吃早餐弊害多:因为,不吃早餐不但易使人饥肠辘辘,而且还会给人体健康带来意想不到的弊害。

第一,长期不吃早餐易患胆结石。据国外专家调查,发现胆结石患者中有97%以上的人不吃早餐。不吃早餐的人,胆囊中胆固醇含量比吃早餐的人高33%。而众所周知,胆汁中胆固醇含量增高,很容易在胆囊中形成胆结石,空腹则会加速胆结石形成。

第二,不吃早餐可增加上午突发心脏病危险。一些研究证实,早晨的某些生理学变化(如血压升高、心率加快)可能是危险因素。但有的研究认为,人刚起床,血小板聚集或黏附性增加,使已因粥样硬化斑块而狭窄的动脉内血流减慢。心脏病学家 Cifkova 在华盛顿召开的美国全国胆固醇和高血压控制会议上指出,不吃早餐可能显著增加血小板黏附性,健康志愿者血清标记蛋白 β-凝血球蛋白(β-TG)的平均浓度一般为 30ng/ml,而未吃早餐者清晨(β-TG)浓度则增高 7 倍。

第三,不吃早餐易诱发胃炎。如不进早餐,胃则收缩得很小,中午饱餐一顿,来个"早餐损失中餐补",势必会造成胃急剧膨胀,而损伤甚至使胃黏膜撕裂,引起疼痛。日复一日,长此以往,便会导致胃炎。

第四,不吃早餐易致肥胖。这是因为人体内的新陈代谢活动在一天的各个时间内是不相同的。一般来说,从早晨 6 点起人体新陈代谢开始旺盛,8～12 点达到最高峰。所以说早晨吃得多、吃得好,不会发胖;相反,如果不吃早餐,中餐、晚餐必然多吃一些,就容易导致肥胖。为了防止肥胖,不仅天天要吃早餐,而且要吃得好一点,多一些,晚饭则要吃得少一些。有人观察,每天早餐进食一天总热量的50%,对体重影响不大,如果集中在晚餐一顿摄入,体重就明显增加。

(2)晚餐四不宜

第一,晚餐不宜过迟。因为,晚饭后不久就上床睡觉,不但会因胃肠的紧张蠕动而难以入睡,还会使人多做梦,影响大脑休息。此外,晚餐过迟,易患尿路结石,其原因是:尿路结石的主要成分是钙,而食物中的钙除一部分由肠壁吸收利用外,多余的钙全部从尿液中排出。而人体排尿高峰是在饭后 4～5 小时,而晚餐太迟,人们不再活动,而多余的钙存于尿液中不能及时排出,久之即可形成结石。

第二,晚餐不宜暴食。晚餐进食过多,会使胃机械性胀大,发生打嗝、消化不良等以及胃痛等现象。患有胃病或十二指肠溃疡的人,晚餐过量,会引起胃穿孔,甚至危及生命。

第三,晚餐不宜厚味。晚餐食入蛋、肉、鱼等,在饭后活动量减少和血流速度放慢的情况下,胰岛素能使血脂转化为脂肪,积存在皮下、心膜和血管壁上,使人逐渐肥胖起来,容易导致心血管系统疾病。

第四,晚餐不宜饮酒。酒的主要成分是乙醇,酒后能加速血液循环,令人兴奋,影响睡眠。晚餐经常饮酒,还会使血糖水平下降,引发"神经性低血糖症"。

那么,一日三餐又怎样吃才好呢?中医学认为,一日之中,机体阴阳有盛衰之变,白天阳气旺,活动量大,故食量可稍多;而夜幕降临,阳衰阴盛,即待寝息,以少食为宜。因此,古人有"早餐好,午餐饱,晚餐少"的名训。如清代的马齐,在《陆址仙经》中提到:"早饭淡而早,午饭厚而饱,晚饭须要少,若能常如此,无病直到老。"无怪乎一位学者诙谐地说:"早餐自己吃、中餐分给朋友一半吃、晚餐分给敌人一半吃"。

3. 控制食欲　要做到饮食有节,这里的关键是要控制自己的食欲。当强烈的食欲出现时,人们几乎难以控制,这主要是一想到可以大饱口福,全身便处于亢奋状态。体内准备消化食物的各种现象纷纷心搏加快、口水外流、胃酸分泌。同时胰腺释放出胰岛素,使血糖降低,饥饿感出现。

专家们从心理学和生物化学方面研究产生食欲问题的同时,还为控制这种欲望提出了以下建议。

(1)找出诱因、搞清缘由:如果你知道何时何地你可能产生食欲,就便于对付了。假如你要去参加一个很紧张的会议,那么最好携带些低热量食物,以免会后匆匆去买薯片或糖果解馋。

(2)把进食同其他活动分开:有些人总喜欢边看书或电视边吃东西,甚至边开车边吃。如果把这些活动同吃东西彻底分开,那么在这种情况下就不再会有吃东西的欲望了。

(3)经常锻炼:如骑车、跑步和快走等。这样大脑会释放出使人舒畅的化学物质,其作用同食物所起作用完全相同。所以,经常运动的人喜爱选择低脂肪食品。

(4)按需进食:即想吃时就吃一点,不想多吃就少吃一点。如像加夜班的人,在第二天早餐时,往往不想吃东西,希望赶快睡上一个好觉;心情不好的人,在吃饭时往往没有食欲;午睡过久的人,常常在晚餐时间不想吃东西;正全神贯注、忙于工作或比赛的人,自然不想停下来吃东西。对于上述情况,可等有了食欲再吃,会更好一些。对于这一点,大养生学家陶弘景早就指出:"不渴强饮则胃胀,不饥强食则脾劳。"意思是,人若不渴而勉强饮水,饮后可使胃部胀满;若不饿时而勉强进食,则会影响脾胃的消化吸收,使脾胃功能受损。

"按需进食",是适应生理、心理和环境的变化而采取的一种饮食方式,但它不是绝对的"随心所欲"。"按需进时"与一日三餐,按时吃饭的饮食习惯是相辅相成的,互为补充的。它们可以适合人们在不同的环境中的饮食需要,其目的都是为了人们的饮食活动变得更科学,对健康更有益。

(5)上夜班要吃夜餐:这是因为人体的基础代谢和从事各种活动,都需要消耗热量。成年人一日三餐饮食所能提供的热量一般为 12 552 千焦(3000 千卡)左右,即每餐饮食所提供的热量大体为 4184 千焦(1000 千卡)左右。从晚餐至第二天早餐人体基础代谢需消耗热能 2929～3350 千焦(700～800 千卡),晚餐后的活动加上晚间工作若在 6 小时以上,以从事轻度劳动计算,也需消耗热量 2510～2929 千焦(600～700 千卡),人体基础代谢加上夜间工作共需消耗热量 5440～6280 千焦(1300～1500 千卡)。因此,仅靠晚餐提供的热量是不够的,必须增加夜餐,才能维持人体的正常需要;否则体内的血糖就会偏低,影响工作效率;同时也会影响睡眠和胃肠的正常蠕动,不利于健康。如果夜餐质量太差,也不能满足人体对各种营养物质的需要,同样不利于工作和健康。因此,凡工作超过夜间 12 点的人应该吃好夜餐。

若夜餐后还要继续工作的人,其夜餐的营养应不低于白天正餐的标准。为增强夜间工作人员的适应能力,膳食中的维生素 A 和胡萝卜素的供应量要充足,要适当吃一些含维生素 A 丰富的动物肝脏、鱼卵、禽蛋和含胡萝卜素丰富的蔬菜。对于夜餐后就寝休息的人员,应以易于消化的流质饮食为好,也不可吃得过多过饱;否则,也会影响健康。

(二)合理调配

据营养学家们的分析,人体从饮食中摄取的必需营养成分很多,如果仅食某一种或某一类食物,无论如何也不能满足人体需要。因为,人是杂食动物,必须食用各种食物,通过营养成分的互补作用,才能维持人体的生长发育和脏腑组织的功能活动。我国人民早就认识到这一点,在《内经》中就有"五谷为养,五果为助,五畜为益,五菜为充,气味合而服之,以补精益气"的记载。在这里古人全面概述了粮谷、肉类、蔬菜、果品等几个方面是饮食的主要内容,并且指出了它们在体内有补益精气的主要作用。但补益精气的前提是"合",即为了维持人体的健康,就必须把不同的食物搭配起来食用。因为,在自然界中,没有任何一种食物能含有人体所需的各种营养素。美国提出的 4 类基本食物是:水果和蔬菜、粮食(谷类和豆类)、肉及其他动物食品、乳和乳制品。他们将蔬菜水果并为一类,另增加了乳类。这是因为蔬菜与水果所提供的营养素近似,所不同的是水果一般生食,不会因烹调而损失维生素 C。乳类是一类较特殊的食品,虽然它含有 80% 的水分,但它确实含有较丰富的钙、B族维生素、维生素 A 和维生素 D,并且它的蛋白质也较好,这是其他类食物所难以比拟的。

随着人们生活水平的提高,人们对一日三餐饮食的选择越来越讲究了。以主食而言,优质大米和优质面粉备受青睐,而五谷杂粮则几乎销声匿迹了。再如在副食上,人们过分追求肉、鱼、虾等,而粗菜、豆类制品则受到冷落。其实,这并非是明智的选择,因为从营养学的角度看,粗米、粗面、五谷杂粮的营养价值并不亚于精制的米面,甚至营养价值更高。如以米为例,米的营养成分,多集中于胚芽周围和米的表皮部分,加工过于精细会使米的胚芽和表皮刮去,营养成分降低。而糙米中的纤维素多,可以增进胃肠蠕动,促使肠内有害物质排出体外,防止胆结石症、胃癌的发生。此外,糙米中含有植酸盐,能与有毒的汞、铅、镉等金属结合,阻止人体吸收这些有毒物质。再如精白面,其营养价值亦不如全颗粒面粉。科学分析表明,全颗粒面粉同精白面粉相比,蛋白质高 16%、氨基酸高 10%~25%、维生素高 75%。其他各项营养指数全面,呈前者高后者低的趋势,这就是说,全颗粒面粉才是人类的理想食品。

此外,吃荤与吃素,亦是人们长期争论不休的一个问题。现在有的人常常莫名其妙地出现精神萎靡、乏力倦怠、头昏、头痛、思维及判断能力降低等症状,然而又查不出原因,其实这既不是过度疲劳,也不是器质性疾病所致,而是过量食用肉类、鱼虾等水产品及糖类、核桃等酸性食物所引起的。吃素长寿,几乎是人人皆知的一条“真理”。最有代表性的事例莫过于清心寡欲、粗茶淡饭、素不食荤的出家人。人们往往认为仙风道骨、鹤发童颜的寿星大多出自山门。最近,安徽医学院的一项调查报告对上述见解提出了挑战。他们对九华山里一些寺庙中的 90 多名僧人做了大量营养调查,结果表明,他们中的大多数人患有不同程度的营养不良。其原因主要是饮食中摄入的蛋白质、脂肪不足,鸡、鸭、鱼、肉缺乏。人体在生长发育和代谢过程中,每天都需要大量的优质蛋白和脂肪酸。素食中除了豆类含有丰富的蛋白质外,其他食物中含量较少,而且营养价值较低,不易于被人体消化吸收和利用。鱼、肉中,尤其是鱼类含有丰富的优质蛋白和能够降低血脂的不饱和脂肪酸以及人体容易缺乏的维生素和微量元素。

由上可知,在日常的饮食中要注意荤素搭配、比例适当,使吃变得既可口又有营养。进入人体的食物酸性和碱性物质要相对平衡。因猪肉、鱼肉在体内代谢会产生酸性物质,故宜配以含钙、钾、钠等碱性较高的蔬菜,如芹菜、白菜、萝卜等青菜,可达到食物的酸碱平衡。

中国营养学会曾向我国人民推荐过目前几年间的膳食构成标准,按平均每人每月计算,应摄取如下食品:粮食类 14.2 千克、薯类 3.0 千克、干豆类 1.0 千克、乳类 2.0 千克、蛋类 0.5 千克、鱼虾类 0.5 千克、蔬菜类 12 千克、水果类 0.8 千克、肉类 1.5 千克、植物油 250 克。以上说明,饮食的种类多种多样,所含营养成分各不相同,只有做到使各种食物合理搭配,才能使人体得到各种不同的营养,以满足生命活动的需要。

(三)五味调和

食物之五味,即酸、甘、苦、辣、咸,它们分别补养心、肝、脾、肺、肾五脏,综合而补养气血。饮食中若调剂适当,对人体健康具有独特的保健作用,但若调配不当则不利于健康。

甜味(即甘味)由糖类产生,有和缓及补养作用,能养阴和中。甜食能补气血、解除肌肉紧张,还有解毒作用。但甜食过量,会导致血糖升高、胆固醇增加,使身体发胖、影响青少年发育。

酸味由醋酸、枸橼酸、苹果酸等有机酸产生,有收敛固涩的作用。酸食可加强肝脏的功能,防止某些疾病的发生,并可健脾胃。但食酸过多,会引起消化功能紊乱,使人易疲劳,尤其是胃酸过多或患关节炎及肾功能不佳者忌酸食。

苦味由有机碱产生,有燥湿和泻下作用,尤其是夏季吃苦食可除燥热、清心利尿,但脾虚和便结的人应少吃,食苦过多会引起恶心、呕吐或发生其他疾病。

辣味由多种不同的特殊化学成分引起,有发散和行气活血的作用。辣食可消除体内气滞血瘀等病症,并可开胃健脾、增强食欲。但辣味有较强的刺激性,多食会使肺气过盛,使口舌生疮、肛门灼热,故咽喉炎、痔疮、便秘及胃、十二指肠患者不宜食。

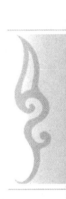

咸味来自食盐中的氯化钠,主要作用是调节细胞间的渗透平衡及正常的水盐代谢,兼有软坚润下散结的功能,咸味是人体血汗中不可缺少的成分,可增进食品滋味,维持体内水、电解质平衡。

由上可知,五味作用不同,在选择食物时,必须五味调和,这样才利于健康。若五味过偏,会引起疾病的发生。如《内经》里说:"多食咸,则脉凝泣而变色;多食苦,则皮槁而毛拔;多食辛,则筋急而爪枯;多食酸,则肉胝皱而唇揭;多食甘,则骨痛而发落,此五味之所伤也",这段原文又再次强调了五味必须调和。那么,五味又怎样才能调和呢?

第一,要浓淡适宜,即所谓可口,这是指饮食的浓淡程度。近年来已有许多调查数据证实,食盐摄取过量与高血压发病有密切的关系。吃盐少的人群,高血压发病率低;吃盐多的人群,高血压发病率高。北极地区的因纽特人每日吃 4 克盐,几乎没有患高血压的,也没有随年龄血压相应升高的现象。日本北方居民每日吃盐约 26 克,高血压发病率高达 39％。据我国 1982 年的调查结果,高血压发病率北京为 9.5％,天津为 8％,上海为 4％,广州为 2％,这与北方人喜吃咸,而盐的摄入量过多有关。

第二,各种味道的搭配,即酸、苦、甘、辛、咸的辅佐,配伍得宜,则饮食具有各种不同特色。一是味道不同,二是营养作用不同。辛甘者发散、酸甘者化阴,均由五味相伍而成。

第三,在进食时,味不可偏亢,偏亢太过,容易伤及五脏,于健康不利。如《内经》里说:"味过于酸,肝气以津,脾气乃绝;味过于咸,大骨气劳、短肌而心气抑;味过于甘,心气喘满色黑,肾气不衡;味过于苦,脾气乃厚;味过于辛,筋脉沮弛,精神乃央。"可见,五味是入五脏的,五味调节适当则能滋养五脏;反之则有损于五脏。

(四)春夏养阳,秋冬养阴

这是《内经》中最重要的一条养生原则,同样也是饮食保健必须遵循的根本法则。原文出自《素问·四气调神大论》。正如原文所说:"夫四时阴阳者,万物之根本也,所以圣人春夏养阳,秋冬养阴,以从其根……"

"春夏养阳,秋冬养阴",是顺应四时养生的基本原则。对此诸家有争论,其基本看法是,春夏养生气、养长气,以适应自然界阳气渐生而旺的规律,即所谓养阳,从而为"阳气潜藏、阴气盛"打基础,而不应宜泄太过或内寒太甚,而伤阳气;秋冬养收气、养藏气,以适应自然界阴气渐生而旺的规律,即所谓养阴,从而为来年阳气生发打基础,而不应耗精而伤阴气。但若是阴阳偏盛偏衰之体则应分别对待。如素体阳虚,则要"冬病夏养"。于春夏之时注意调养阳气,给予培补,切不可食冷贪凉,较于冬季病发再用热药效果好。素体阴虚,则要"夏病冬养",于秋冬时即以滋补肝肾,多可减轻春夏发病程度。但若属阳旺或阴盛体质,则春夏宜寒凉。或秋冬宜温热,即王冰所谓"春食凉、夏食寒,以养于阳;秋食温,冬食热,以养于阴""全阴则阳气不极,全阳则阴气不穷"。

《内经》在谈到人如何才能长寿时,明确指出:"智者之养生……必顺四时而适寒暑"。意思是聪明的人有一条重要养生原则是必须顺从春夏秋冬阴阳消长的规律,适应寒热温凉气候的变化,也只有这样,人才能够长寿。其原因是天有三阴三阳、六气和五行即金、木、水、火、土的变化。人体也有三阴三阳六气和五行的运动。而自然气候的变化关系于阴阳六气和五行的运动;人体的生理活动和病理变化,取决于六经和五脏之气的协调。因此,认为人体的生命活动与自然变化是同一道理;同时又认为自然界阴阳五行的运动与人体五脏六经之气的运动是相互收受适应的,这就是"天人一理""人身一小天地",以及"天人相应"和"人与天地相参"的"天人一体"观。正如《内经》里所说:"人与天地相参也,与日月相应也"。这里的日月,是指日月的运行,也就是天体的运动、气候的变化。

由上可知,人体的生理病理变化一定要适应自然界的气候环境。那么,不同季节的生理变化、病理变化,就需要相应的饮食原则和方法。

春季食养

春天,是指从立春之日起,到立夏之日止,包括了立春、雨水、惊蛰、春分、清明、谷雨6个节气。对于春季的气候特征,《内经》里曾高度概括说:"春三月,此谓发陈,天地俱生,万物以荣",意思是当春回大地之时,冰雪已经消融,自然界的阳气开始升发,万物复苏,柳丝吐绿,世界上的万事万物都出现欣欣向荣的景象。

春天的气候特征是以风气为主令,虽然风邪一年四季皆有,但主要以春季为主。风既是绿色的信使,也是落叶的祸首,历来它就以温顺和蔼、狂暴凶残两张脸谱对人类施以福祸。在早春,主要是风寒邪气致病,在晚春是以风温邪气致病,但贯穿于整个春天的是风邪致病。《内经》里说:"风者,百病之始也",意思是许多疾病的发生,常与风邪相关联。但当风和日丽时,万物便生机萌动,对于人体来说,其生理变化主要是:一是气血活动加强,新陈代谢开始旺盛。二是人体肝脏与春季相应,肝的功能在春季比较旺盛,具体表现为肝主疏血、肝主疏泄的功能逐渐加强。由于气候温和,人们的户外活动逐步多起来,因此,肝所藏之血流向四肢;肝又主疏泄,恶抑郁。

中医学认为应该"以使志生"。志,即精神活动;生,即生发。春天随着气候的转暖和户外活动的增多,人们的精神活动开始活跃起来,这些生理上的变化,都给春天的饮食带来了新的要求,其具体要求如下。

1. 春天饮食要养阳 阳,是指人体阳气,泛指人体的功能。中医学认为"阳气者,卫外而为固",意思是说,阳气对人体起着保卫作用,可以使人体坚固,免受自然界六淫之气的侵袭。所谓春季饮食要养阳,即要吃一些能够起到温补人体阳气之食物,以使人体阳气充实,只有这样才能增强人体抵抗力,抗御以风邪为主的邪气对人体的侵袭。著名医学家李时珍在《本草纲目》里引《风土记》里主张"以葱、蒜、韭、蒿、芥等辛辣之菜,杂和而食。"除了蓼、蒿等野菜现已较少食用外,葱、蒜、韭可谓是养阳的佳蔬良药。

由于肾藏元阳,为一身阳气之根。因此,在饮食上养阳,还包含有养肾阳的意思。关于这一点,《素问·集论》里说:"春夏之时,阳盛于外,而虚于内;秋冬之时,阴盛于外,而虚于内,故圣人春夏养阳、秋冬养阴,以从其根而培养之"。这里的"从其根",即是养肾阳的意思,因为肾阳为一身阳气之根。春天、夏天,人体阳气充实于体表,而体内阳气却显得不足,故在饮食上要吃点补肾阳的东西。

那么,又有哪些饮食符合上面要求呢?

(1)韭菜:尽管四季常青,终年供人食用,但以春天吃最好,正如俗话里所说:"韭菜春食则香,夏食则臭"。春天气候冷暖不一,需要保养阳气,而韭菜性温,最宜人体阳气。正如《本草拾遗》里所说:"在菜中,此物最温而益人,宜常食之";李时珍亦云:"韭叶热根温,功用相同,生则辛而散血,熟则甘而补中,乃肝之菜也。"

所谓"肝之菜",是说吃韭菜对肝的功能有益。中医学认为,春季与人体五脏之一的肝脏相应。春天,人体肝气易偏旺,而影响到脾胃的消化吸收功能,但春天多吃些韭菜,可增强人体脾胃之气,从这个角度来说,也宜多食韭菜。由于韭菜不易消化,一次不要吃得太多。

(2)大蒜:春天多吃大蒜,不仅因为其性温,也可补充人体之阳,而且它还具有很强的杀菌力,对由细菌引起的感冒、扁桃体炎、腮腺炎还有明显疗效。因此,春天应多吃些大蒜。此外,大蒜还有促进新陈代谢、增进食欲、预防动脉硬化和高血压的效能。

(3)葱:有大葱、小葱、冬葱之分,是人们制作菜肴的一种常用调味品。春天多吃些葱,不仅可以补阳散寒,也因其含有葱蒜辣素而有较强的杀菌作用。在春季呼吸道传染病流行时,吃些生葱有预防作用。科学家发现,多吃小葱能诱导血细胞产生干扰素,增强人体的免疫功能,提高抗病能力。食用生葱后口腔中会留下葱味,可用浓茶漱口或咀嚼几片茶叶即可除去。

最近,日本医学家研究认为,要使人体健壮、抵御严寒,最好多食用连根带皮的蔬菜。其原因是蔬菜的根可以吸收土壤中的矿物质和营养素。因此,蔬菜根皮部的各种矿物质和营养素含量相对会多些,而矿物质又与人体健康、御寒能力密切相关。所以,在早春气候较冷时,人们可以适当地多食牛蒡、藕根、胡萝卜、山芋、薯类和青菜等,但要洗净,不要削皮,放在锅里慢慢煮,连汤一同食用。

总之,春天能温补阳气的食物还有不少,这里就不一一列举了。但对于阴虚有火之人,则不宜食用上述食物。

2. 宜多食甜而少食酸　唐代大养生学家孙思邈说:"春日宜省酸,增甘,以养脾气",意思是当春天来临之时,人们要少吃点酸味的食品,而要多吃些甜味的饮食,这样做的好处是能补益人体的脾胃之气。

中医学认为,脾胃是后天之本,人体气血生化之源,脾胃之气健壮,人可延年益寿。但春为肝气当令,肝的功能偏亢,根据中医学五行理论,肝属木,脾属土,木土相克,即肝旺伤及脾,影响脾的消化吸收功能。

中医学又认为,五味入五脏,如酸味入肝,甘味入脾,咸味入肾等。若是多吃酸味食品,能加强肝的功能,使本来就偏亢的肝气更旺,这样就能大大伤害脾胃之气。有鉴于此,春天在饮食上的另一条重要原则,是要少吃点酸味的食物,以防肝气过于偏亢、肝气偏亢后,就要损害脾胃功能;同时,甜味的食物入脾,能补益脾气,故应多吃一点。根据上述原则宜选择的食物如下。

(1)大枣:性味甘平,尤宜于春季食用。我国人民一向把枣当作补气佳品。《本草纲目》中说:"大枣气味甘平、安中、养脾气、平胃气、通七窍、助十二经、补少气、少津液,身中不足、大惊四肢重、和百药、久服轻身延年。"在春天之时,不妨多吃些枣,既可做枣粥,亦可做枣糕,当然生吃亦很好。对于身体较虚弱、胃口又不好的人,平时可多吃点枣米饭,即以大米为主,配上点大枣,色泽鲜艳,爽口润甜。

(2)锅巴:是煮米饭时锅底所结之物,经低温烘烤而成,略黄不焦,既香又脆。中医学认为,焙烤成锅巴的粳米有补脾、养胃、强壮、滋养的功效,最宜病后调理。据现代科学分析,焙锅巴所用的粳米,含有淀粉、蛋白质、脂肪、维生素 B_1、维生素 A、维生素 E、纤维素和钙、磷、铁等矿物质,营养价值较高。在干嚼锅巴时,必须细嚼慢咽,分泌大量的唾液酶可帮助消化吸收,促使胃肠蠕动,增强其功能;再则微炭化后的锅巴,能吸附肠腔里的气体、水分和细菌的毒素,以达到收敛止泻的效果。据清朝太医院脉案记载,慈禧素食膏粱厚味,除山珍海味、美馔佳肴外,最喜食北京鸭。此物油腻脂重,以致长食伤及脾胃,中年即泄泻频作。为此,宫中众多的太医名手煞费心机,投入各种调理脾胃的名方贵药。然而,泄泻依然时愈时作,缠绵不已。无奈之际想起了粳米锅巴,于是只好几乎天天吃锅巴,有时吃锅巴片,有时配料做成菜吃,也有时研成粉末吃。

(3)山药:既可食用,又可药用,尤以春天食之最佳。山药因含有较多的淀粉,煮熟后可代替粮食食用。其入馔多做甜菜,如拔丝山药、一品山药、水晶山药球、扒山药等。同时,它又是烹制炸猪排、素香肠、素排骨等菜的重要原料。现在民间流传有许多山药治病的灵验便方,其中应用最广的是山药粥,即用大米煮成粥,加入白糖和蒸熟捣烂的山药泥搅匀。本粥可健脾补肺、强身健体,非常适合体弱多病者和中老年人食用。

3. 多食蔬菜 因为人们经过冬季之后,较普遍地会出现多种维生素、无机盐及微量元素摄取严重不足的情况,如春季常见人们发生口腔炎、口角炎、舌炎、夜盲症和某些皮肤病等,这些都是因为新鲜蔬菜吃得少所造成的营养失调所致。因此,在春季一定要多吃些新鲜蔬菜,下列蔬菜可供选择。

(1)菠菜:是春天蔬菜的主要品种之一,又叫波斯菜,是从尼泊尔传入我国。菠菜柔嫩味美,营养丰富,蔬药兼优。若每天食用50克菠菜,其维生素A就可满足人体正常需要,其维生素C的含量比西红柿高1倍多。此外,它可促进胰腺分泌,帮助消化。

(2)荠菜:茎叶鲜嫩,含有丰富的氨基酸、蛋白质、多种维生素、糖类、无机盐类及钙、磷、钾、铁、锰等多种有益成分,且吃起来清香可口,鲜而不俗,别有一番风味。中医学认为,荠菜味甘淡,性微寒,可清肝明目、清热利尿,对月经过多、泌尿系统感染、高血压等有一定疗效。

(3)莴笋:以春季质量最佳,含有多种维生素和无机盐,其中铁的含量较为丰富。莴笋中的烟酸是人体内一些重要酶类的成分,可激活胰岛素,促进糖的代谢,对患糖尿病的老人非常有益。但吃莴笋时,一定不要把莴笋叶扔掉,否则是一种很大浪费。因为莴笋叶的营养成分高于莴笋,其中胡萝卜素高100多倍,维生素C高15倍。

除以上蔬菜外,春季可供食用的时令蔬菜还有芹菜、油菜、香椿芽等,也要尽可能多吃一些。若是初春,新鲜蔬菜少,可以充分利用冷藏、干制、腌渍、罐藏、酱渍等多种方法加工贮藏蔬菜,如腌制的萝卜、姜、葱头、白菜、大芥菜、榨菜、辣椒等,营养都较丰富。

4. 适当吃些能清除里热的食物 所谓里热,即指体内有郁热或者痰热。热郁于内,到了春季,被外来风气所鼓动,就会向外发散,轻则导致头昏、身体烦闷、胸满、咳嗽、痰多、四肢重滞;重则形成温病,甚至侵害内脏。

人体内郁热的形成是由于在漫长的冬季,人们为了躲避严寒的侵袭,往往喜欢穿起厚厚的棉衣或皮裘,拥坐在旺旺的炉火旁边。喜欢吃些热腾腾的饭菜,喝灼口的热粥、热汤,一些上了年纪的人还经常喝点酒,这些在冬季看来是必要的,但是却使体内积蓄了较多的郁热。

尽管清除郁热的方法很多,但还是以多吃点能清除里热的食物较好,最好是选用一些药膳,常用的食物和药膳如下。

(1)啤酒:具有解热利尿及强心镇静作用。1972年在墨西哥召开的世界营养食品会议上,啤酒被各国医学家宣布为"营养食品"。其原料中的淀粉,大部分转化为可直接为人体吸收的葡萄糖和麦芽糖,小部分转化为乙醇和二氧化碳,这又使它具有兴奋神经、益气活血和增进消化的功能。对于春天体内有郁热之人,可适当喝些啤酒清清里热。

(2)荸荠:性凉,功能开胃下食,除胸中实热,疗膈气,消宿食;作粉食之,明耳目,消黄疸,厚人肠胃,能解毒,所以李时珍总结道:"生吃煮食皆良"。若风火赤眼,用鲜荸荠洗净去皮、捣烂,用纱布绞汁点眼;若预防流脑,用鲜荸荠不拘量、生石膏适量,煮汤代茶饮;若咽喉肿痛,用荸荠绞汁漱服。

常用的清内热药膳方是"鲜芦根汤":将鲜芦根洗净,鲜藕去节,梨去皮,荸荠去皮及麦冬或甘蔗各适量,切碎,捣汁,冷服,不拘量。

"葱油黄瓜卷":将黄瓜400克横片切成寸段,用少许盐腌一会儿,滗出水分,再用旋刀法将每段黄瓜旋成整片,去除瓜瓤,成黄瓜卷,再用白糖、盐腌渍1小时左右;葱切末,再用香油煸炒,使葱味进入香油,滤出葱留油;在腌好的黄瓜上淋葱油即可食用。本药膳清热解渴、通利水道。

5.要吃些能补充津液的食物　这是因为春天风为主令,风为阳邪,其性开泄,可使人腠理疏松,迫使津液外出,造成口干、舌燥、皮肤粗糙、干咳、咽痛等病症。因此,在饮食上宜多吃些能补充人体津液的食物,常用的有梨、蜂蜜、山楂等。但是,切记不可过量,因为不少能生津液的食品是酸性的,吃多了易使肝气亢进,其补充标准以不感口渴为度。

6.切忌黏硬、生冷、肥甘厚味等食物　原因是春天肝气亢伤脾,损害了脾胃的吸收消化功能。上述食物本来就不易消化,再加上脾胃功能不佳,既可生痰、生湿,又进一步加重和损害了脾胃功能。

7.清明节令要忌发物　清明是二十四节气之一。《札记·月令》言此时的气候特点:"生气方盛,阳气发泄,句者毕出,萌者尽达,事可以内。"在这节气中,应早卧早起,以养肝气。孙思邈谓:"肾气以(同已)息,心气渐临,木气正旺,宜减甘增辛,补精益气,慎避西风,懒散形骸,便宜安泰,以顺天时。"此时气候乍暖还寒,容易使人受凉感冒而发生扁桃体炎、支气管炎、肺炎,同时也是呼吸道传染病,如白喉、猩红热、百日咳、麻疹、水痘、流脑等疾病的多发季节。清明前后还易使许多疾病复发,如关节炎、精神病等。故患有慢性病的人,在这段时间内要切忌服用"发物",如海虾、蟹、竹笋、香菇、羊肉、狗肉、公鸡肉及辛辣食物等,否则极易旧病复发。

8. 扬沙天吃些血豆腐　在扬沙天里,最值得推崇的食物是血豆腐。血中的血浆蛋白经胃酸分解后,会产生一种消除毒素及滑肠的物质,能与侵入人体内的粉尘及有害金属微粒产生化学反应,然后通过排泄渠道将这些有害物质排出体外。所以在春燥沙大的日子里,应多吃一些用血豆腐制作的菜肴,如烩血豆腐、鸭血汤、毛肚血汤等。

春天的饮食原则,主要是以上 8 点,但具体运用时,还要根据人们的体质、年龄、职业、地区、疾病等而定。如糖尿病患者即使在春天,也不要吃甜食。阳盛体质之人,大可不必补充阳气,因为阳气本来就偏亢,再吃补阳气之品,阳气不是更亢了吗? 总之,在使用时因人制宜、因地制宜、因病制宜,这样才有益于身体健康。

夏季食养

夏天应重视饮食调养,这是因为当人在炎热的环境中劳动时,体温调节、水盐代谢以及循环、消化、神经、内分泌和泌尿系统发生了显著的变化,而这些变化,最终导致人体代谢增强,营养素消耗增加。另一方面,天热大量出汗,又导致了许多营养素从汗液流失。此外,夏天人们的食欲减低和消化吸收不良又限制了营养素的正常摄取,所有这些均有可能导致机体营养素代谢紊乱,甚至引起相应的营养缺乏症或其他疾病。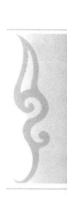

由上可知,夏天的饮食营养极为重要,具体方法如下。

1. 应注意补充营养素

(1)要补充足够的蛋白质:这是因为高温条件下,人体组织蛋白分解增加,尿中肌酐和汗氮排出增多,从而引起负氮平衡。因此,蛋白质的摄取量应在平常的基础上增加 10%～15%,每天的供给量须达 100 克左右,并注意补充赖氨酸。蛋白质以鱼、肉、蛋、奶和豆类中的蛋白质为好。

(2)要补充维生素:这是因为热环境下维生素代谢增加,汗液排出水溶性维生素增多,尤其是维生素 C。有人测定,每毫升汗液中维生素 C 可达 10 毫克。此外,汗液中还含有维生素 B_1 及维生素 B_2。因此,在夏天人体维生素需要量比平时要高 1 倍或 1 倍以上。大剂量维生素 B_1、维生素 B_2、维生素 C 乃至维生素 A、维生素 E 等,对提高耐热能力和体力有一定的作用。新鲜蔬菜及夏熟水果,如西红柿、西瓜、杨梅、甜瓜、桃、李子等含维生素 C 尤为丰富;B 族维生素在粮谷类、豆类、动物肝脏、瘦肉、蛋类中含量较多。

(3)要补充水和无机盐:因为当机体大量出汗或体温过高时,不但体内水分不足,而且还会流失大量的钠、钾,而缺钠可引起严重缺水,所以要补充水分和无机盐。水分的补充最好是少量、多次,这样可使机体排汗减慢,减少人体水分蒸发量。钠的补充,要视出汗多少而定,如果一个人工作 8 小时,出汗量不超过 4 升,则每天从食物中摄取 18 克食盐就可以了。出汗量若超过 6 升,则另需从饮料中补充,但饮料中氯化钾浓度不宜超过 0.2%。钾盐的补充为每日 2 片钾片,每片钾片含钾 25 毫克当量。另外,可食用含钾高的食物,如水果、蔬菜、豆类或豆制品及海带、蛋类等。

汗液中除含钠、钾外,还含有钙、镁、铁、铜、锌、硫、磷、锰、铬等,若不及时补充,同样能引起机体水盐代谢和酸碱平衡的紊乱,影响耐热能力,极易诱发中暑。所以,夏天一定不要忘了补充水和无机盐。

2. 多吃些能清热利湿的食物　夏季饮食调养,除了要注意补充一些营养外,还必须多吃一些能够清热、利湿的食物。其中清热的食物宜在盛夏时吃;而利湿的食物,应在长夏时吃,因为中医学认为"长夏多湿"。那么,又有哪些食物具有上述作用呢?

(1)西瓜:炎夏盛暑,吃上几块西瓜,不但能清热解暑、除烦止渴,而且能利尿,帮助消化。因此,夏天人们一定要吃些西瓜,特别是从事露天作业或在室内高温环境下工作者。近年来,医学研究发现,西瓜所含的糖类、无机盐类、蛋白酶,能降低血压、软化血管、抗坏血病、治肾炎水肿等。但因"春夏养阳",故夏季不宜吃冰镇时间过长的西瓜,以免伤脾胃,引起各种疾病。一般地说,冰镇时间不要超过 3 小时。

(2)苦瓜:因味苦得名,历代名医皆认为苦瓜有清暑涤热、明目解毒的功效。如李时珍说:"苦瓜气味苦、寒、无毒,具有除邪热、解劳乏、清心明目、益气壮阳"的功效。夏天,人易中暑,加之多雨、湿热,有利于细菌的生长繁殖,食物易腐烂变质,致使肠炎、痢疾等胃肠道疾病多有发生。所以,夏季常食苦瓜对身体极为有利。若烦热、口渴,用鲜苦瓜 1 个,剖开去瓤,切碎,水煎服;用苦瓜做成凉茶,夏季饮用,消火消暑。

(3)乌梅:盛夏之际,为保全家身体健康,最好多喝些乌梅汁、酸梅汤。乌梅性平、味酸,具有解热、除烦、止泻等功效。据现代医学考证,乌梅内含苹果酸、琥珀酸、枸橼酸、谷甾醇蜡样物质等。盛夏多食乌梅,首先可以增加抗病力,因乌梅对痢疾杆菌、大肠埃希菌、伤寒、结核、铜绿假单胞菌及各种皮肤真菌有抑制作用。同时,乌梅还能有效地分解肌肉组织中的乳酸、丙酮酸,使人消除疲劳、恢复体力。

(4)草莓:具有清暑、解热、助消化等功效,是夏季的理想保健品。其吃法很多,除鲜食外,还可制成果酱、果汁、果酒、果脯等。

(5)西红柿:尽管一年四季皆能见到,还是以夏季最多,其营养丰富,其中维生素 P 的含量是蔬果中的第一。中医学认为,本品味酸甘、性平,有清热解毒、解暑止渴的作用,适用于中暑、胃热口苦、发热、烦渴等。

(6)绿豆:热天,工作和劳动之余喝一碗绿豆汤,自有神清气爽、烦渴尽去、暑热全消、心旷神怡之感,这是由于绿豆具有清热解暑、止渴利尿的功效。绿豆汤可冷饮也可热食,可甜服也可以淡喝,能适应不同人的口味,方法简便,效果满意。

(7)黄瓜:《本草求真》中说:"黄瓜气味甘寒,服此能清热利水"。因此,炎热的夏天多吃些黄瓜是有好处的。但生吃黄瓜应特别注意卫生,洗净后用开水烫一下更好,在凉拌时加上大蒜和醋,不但好吃,还可杀菌、防止肠道疾病。

3. 宜省苦增辛 夏季饮食调养,除了要着眼于清热消暑外,还要注意不要损伤了脾肺之气,《千金要方》里说:"夏七十二日,省苦增辛,以养肺气";《养生论》里说:"夏气热,宜食菽以寒之,不可热也",意思是,夏天尽管天气热,但人们不可食苦味的食物太多,一定要多吃点辛味的食物,这样可避免心气偏亢(中医学认为苦味入心),有助于补益肺气(心属火、肺属金、火克金,心火不亢,肺气平和)。

此外,夏天一定要少吃太热的食物,如羊肉、狗肉等。现代医学认为,夏季炎热的刺激,使神经中枢处于紧张状态,内分泌腺的活动水平也有改变,引起消化能力减低、胃口不开、不思饮食。因此,夏季最好吃些清淡少油、易消化的食物,如果吃含脂肪多的食物,易使胃液分泌减少,胃排空减慢。

4. 饮食以温为宜 《养生论》中指出:"夏之一季,是人脱精神之时,此时心旺肾衰,液化为水,不问老少,皆宜食暖物,独宿调养。"此处"心旺肾衰",是指阳气旺而阴气弱,食暖物,是为了助阳气,符合"春夏养阳"的原则。又如何食暖物呢?养生家们认为,在早晚餐时喝点粥是大有好处的,这样既能生津止渴,清凉解暑,又能补养身体。如赤豆粥有补肾消水肿、治脚气的功能,肾功能较差的人最好多食用;蚕豆粥能辅助治疗水肿和慢性肾炎;荷叶粥能解暑热、清胃润肠、止渴解毒,可治嗓子痛;莲子粥能健脾和胃、益气强志,对腹泻、失眠、遗精、白带多等均有一定的疗效;百合粥能润肺止咳、养心安神,最适合肺阴不足的老年人食用;冬瓜粥有利水消肿、止渴生津的功能,并有降低血压的作用;银耳粥有生津润肺、滋阴养肺的功能,可以治疗高血压和慢性支气管炎;黄芪粥则可治脾虚所致的水肿;豆浆粥和皮蛋淡菜粥则可治疗血管硬化、高血压和冠心病。

5. 谈谈喝冷饮 随着人们生活水平的提高,饮料走进了千家万户,尤其是在炎热的夏天,五颜六色的饮料,几乎成了人们爱不释手的饮品。一般地说,夏季气候炎热,常致腠理开泄,出汗很多,人们时时感到口渴,所以喝点冷饮,能帮助体内散发热量,补充体内水分、无机盐类、维生素,可起到生津止渴、清热解暑的作用。但中医学认为,夏季人体阳气在外,阴气内伏,胃液分泌相对减少,消化功能低下,故切忌因贪凉而暴饮。如果过量,会损伤人体脾胃的阳气,使人胃胀难受,以致腹痛、腹泻,所以民间谚语说:"天时虽热,不可贪凉,瓜果虽美,不可多食",这是人们长期生活经验的总结。

目前,夏季饮料品种繁多,除了传统的中药保健冷饮外,还有汤汁饮料、固体饮料、果汁饮料、强化饮料、醇类饮料等,如山楂晶、菠萝晶、酸梅粉、橘粉等,皆有消暑止渴之功,饮用方便,可根据自己的爱好选择使用。醇类饮料如啤酒、小香槟、汽酒,含有少量乙醇,有消暑止渴、舒筋活血、开胃醒脑之功,适量饮用,可兴奋中枢神经系统、减轻疲劳。果汁饮料,如草莓汁、刺梨汁、猕猴桃汁等,味甘酸、寒凉,营养丰富,不仅酸甜适度,而且清香可口,有健胃消食,滋补强壮的作用,可选择饮用。

有条件的,根据自己的体质、年龄、职业、病情,亦可有针对性地自制一些饮料。现简介如下。

三鲜饮:用鲜竹叶、鲜荷叶、鲜薄荷各 30 克,加水煎煮约 10 分钟取汁,再加入适量蜂蜜代茶饮用,可起生津止渴、清热解毒的功效。

香薷饮:洁净的香薷 10 克,厚朴 5 克,用剪刀剪碎;白扁豆 5 克炒黄捣碎,放入保温杯中,以沸水冲泡,盖严温浸 1 小时,代茶频饮,每日 2 次,对于夏季感冒,以发热、头沉、倦怠、吐泻为主病症者,效果较好。

三仙饮:用金银花 10 克,土茯苓 20 克,生蚕豆 30 克,加水煎煮,以蚕豆煮熟为度,饮汁食豆,有消暑健身、清热解毒的作用,尤宜于伏天好生痱子、疮疖者。

五豆汤饮料:取绿豆、赤小豆、白小豆、黑豆、白扁豆各适量,生甘草 10 克,煮沸凉后代茶饮。本汤营养丰富,味道甜美,既可补充盐分,又能清暑解渴。

三花饮:野菊花、荷花各 10 克,茉莉花 3 克,洗净后以沸水冲泡,加盖稍冷后当茶饮,有清暑解热、芳香开窍、去心胸烦热的作用。

冷饮尽管喝着舒服,也有一定的解暑效果,但总的来说,解暑还是茶水好,温热的茶水是夏季较理想的饮料。研究人员曾对炎热天喝温茶水和喝饮料的两组人皮温测定表明,温茶能降低皮肤温度1～2℃,而冷饮仅能使口腔周围变冷。喝茶水者感觉清凉舒适、渴感全消,而喝冷饮者周身不畅、渴感未消。这是因为与体温相近的温茶,水分子能较快排列整齐地进入肠壁,能很快起到解渴功效。

6. 夏不食心　提起"夏不食心",人们并不像"春不食肝"那样熟悉。其实,这都出自我国汉代伟大的医学家张仲景的《金匮要略》。我国民间历来有以动物、家禽的五脏补人体五脏的习俗,经过长期观察研究,这种习俗被吸收进中医理论中。经升华后的以脏补脏理论远较民间习俗为高。例如,虽可以动物、家禽之心补人之心,但并非一年四季皆可食之以补,故有"夏不食心"之论。何谓"夏不食心"? 从张仲景解释"春不食肝"的论述中("春不食肝者,为肝气旺,脾气败,若食肝,则又补肝,脾气败尤甚,不可救……余脏准此")可知,人体心脏属火,当旺于夏季,而肺气相对虚弱,若再食心,必致心火更旺而乘灼肺金,故嘱"夏不食心"。

7. 夏季吃出体香　炎炎夏日,不雅的体味让人难以忍受,即使擦上香水也无济于事,反而会让气味更复杂。实际上,体味是在代谢过程中产生的,和代谢出的物质有关。而代谢物又是饮食结构的结果,因此体味与饮食成分有着密切关系。想要保持清新的体味,除做好个人清洁,在饮食上也要格外注意。偏重肉食者体质会呈酸性,代谢过程中产生的乳酸、尿酸等酸性物质含量相应增加,这些物质随汗液来到皮肤表面产生异味,特别是高脂肪食品的过量摄入,激发了皮脂腺和大汗腺的活性,使汗液中脂肪酸含量增加,发出带有臭味的汗液就更加不可避免。海鲜、大蒜、洋葱、韭菜、芫荽、咖喱等蔬菜中含有挥发性物质,由于汗腺分泌细胞膜对其有很高的通透性,因此,此类食物挥发性的气味就可以通过汗液排泄出去。调整食谱,可以吃出体香。多吃属于碱性食物的蔬菜水果,能中和肉类产品的酸性,维持体内酸碱平衡,调整汗腺功能,减少脂肪酸产生,从而改善体味。

8. 防夏打盹要补钾 "夏打盹"在医学上也称之为"夏季倦怠症",是由于夏季炎热,温度过高,使人体大量排汗,而钾元素随汗液大量排出,又得不到及时补充,导致人们倦怠疲劳、精神不振。

钾是人体不可缺少的元素,其作用主要是维持神经、肌肉的正常功能。人体一旦缺钾,不仅精力和体力下降,而且耐热能力也会降低,最突出的表现就是四肢酸软无力,出现程度不同的神经肌肉系统的松弛软瘫,尤以下肢最为明显,称为缺钾软瘫。因此,夏季要注意补充钾元素和多吃些含钾较高的食物。

秋季食养

秋天是从立秋之日起,到立冬之日止,其间经过处暑、白露、秋分、寒露、霜降6个节气。并以中秋(农历八月十五日)作为气候转化的分界。

《管子》指出:"秋者阴气始下,故万物收。"这里的阴气始下,是说在秋天由于阳光渐收,而阴气逐渐生长起来;万物收,是指万物成熟,到了收获之时。从秋季的气候特点来看,由热转寒,是"阳消阴长"的过渡阶段。人体的生理活动,随"夏长"到"秋收",而相应改变。因此,秋季养生皆不能离开"收养"这一原则。也就是说,秋天养生一定要把保养体内的阴气作为首要任务,正如《内经》里所说:"秋冬养阴。"所谓秋冬养阴,是指在秋冬养收气、养藏气,以适应自然界阴气渐生而旺的规律,从而为来年阳气生发打基础,不应耗精而伤阴气。

秋季从饮食方面来说,又如何保养体内的阴气呢?

1. 要多吃些能滋阴润燥的饮食 中医学认为,燥为秋季的主气,称为"秋燥",其气清肃、其性干燥,每值久晴未雨、气候干燥之际,常易发生燥邪为患。燥邪伤人,易伤人体津液。所谓"燥胜则干",津液既耗,必现一派燥象,常见口干、唇干、鼻干、咽干、舌干少津、大便干结、皮肤干甚至皲裂等病症。为防止燥邪伤人,在饮食方面,一定要多吃能够滋阴润燥的食物,具体地说,下列饮食及药膳可供选择。

(1)银耳:又称白木耳,具有补胃、润肺生津、提神、养胃、健脑、益气等功效,秋天常吃,可防燥邪伤肺。

(2)甘蔗:味甘、涩,性平,有滋阴润燥、和胃止呕、清热解毒之功,适用于津液不足所致的口干便秘、咳嗽痰少及胃津不足之干呕、热邪伤津所致的口渴心烦。

(3)燕窝:属珍贵补品,其蛋白质含量特别高,有养阴润燥、益气补中、延年益寿之功效。秋季常吃,可防燥邪伤肺。

(4)梨:性寒、味甘,有润肺、消痰、止咳、降火、清心等功效,适用于秋燥或热病伤阴所致的干咳、口渴、便秘以及内热所致的烦渴、咳喘、痰黄等。

(5)芝麻:性味甘平,有养阴润燥、止咳平喘之功效,适用于阴液不足所致的肠燥便秘、皮肤干燥及肝肾精血不足所致的眩晕、头发早白、腰膝酸软;此外,对产后血虚乳汁不足亦有效。

(6)乌骨鸡:本鸡被视为妇科圣药。用作秋冬之际药膳,很有功效。其功能为滋阴清热、补肝益肾,对于阴虚之五心烦热、潮热盗汗、消瘦、咽干、咳嗽效果很好。

(7)猪肺:味甘,性微寒,其功能为补肺。中医学认为肺与秋令相应,故猪肺在秋季多食之,"以脏补脏"。

(8)豆浆:性味甘平,功能补虚润燥、清肺化痰,常用于身体虚弱及产后血气不足、久病肺虚咳嗽及痰火哮喘。

(9)饴糖:味甘,有补虚、润肺、止咳、止痛的作用。可用于体虚者及小儿、产妇的滋养品。对于肺虚、肺燥痰多、乏力咳嗽亦有疗效。

(10)蜂蜜:既是滋补佳品,又是治疗多种疾病的良药。蜂蜜含果糖39%、葡萄糖34%,这两种单糖均能直接供给热量,补充体液,营养全身,对于津液不足诸证、脾胃阴亏或气虚所致的胃脘疼痛等均有一定疗效。

以上所举食物和药膳,只是对正常人及血虚、阴虚体质的人而言。若是脾胃功能低下、时常脘腹胀满、大便泄泻者,最好不要吃上述食品和药膳,因为它们性属偏凉,应该首先调理脾胃功能,在脾胃功能恢复后,再少吃一点滋阴食品和药膳。

2.要少辛增酸　所谓少辛,就是要少吃一些辛味的食物。这是因为肺属金,其气通于秋,肺气盛于秋。少吃辛味,以防肺气太盛。中医学认为,金克木,即肺气太盛可损伤肝的功能。故在秋天要"增酸",以增加肝脏的功能,抵御过盛肺气之侵入。

根据上述原则,在秋天一定要少吃一些辛味的葱、姜、韭、椒等辛味之品,而要多吃一些酸味的水果和蔬菜。下述食物可供选择。

(1)苹果:中医学认为,苹果具有生津、润肺、除烦、开胃、醒酒等功效。因苹果中含鞣酸、有机酸、果胶和丰富的纤维素等,故现代医学认为苹果尚有止泻、通便的作用。其原因是酸类物质有收敛作用;果胶、纤维素有吸附细菌和毒素的作用,所以能止泻。同时,有机酸也有刺激肠道作用;纤维素可促进肠道蠕动,通大便、治疗便秘。

(2)石榴:性味甘、酸、涩、温,含苹果酸和枸橼酸,维生素C含量比梨高出1~2倍。甜者如蜜,含糖量很高;酸者,入口齿根生水,酸中泌甜。若是声嘶、咽干者,用鲜果1~2个,去皮、慢慢嚼服(吐核),每日2~3次。

(3)葡萄:性味甘、酸,鲜食酸甜适口,生津止渴,开胃消食。现代医学认为,葡萄除含有大量葡萄酸、果糖外,还含有氨基酸、枸橼酸、苹果酸、维生素C等对人体健康非常有益的物质。

(4)杨桃:性味甘、酸、平,其果能生津止渴。据古代医书记载:"止渴解烦、除热、利小便,除小儿口烂,治蛇咬伤症。"秋天若患风热咳嗽,用杨桃洗净鲜食;若患咽喉肿痛,将鲜杨桃洗净生食,每日 2～3 次。

(5)柚子:性味酸、寒,其功能理中除胀、健胃消食,其所含的有机酸,大部分为枸橼酸,而枸橼酸具有消除人体疲劳的作用。

(6)柠檬:味极酸、甜,具有生津、止渴、安胎等功效;其是在各种水果中所含枸橼酸最多的一种。

(7)山楂:性味酸、甘、微温,营养极丰富,维生素 C 含量在水果中居第三位。山楂有解毒、化痰、散瘀、增进食欲等功效。

以上仅是以水果为例来说明,秋天常吃酸味的食品大为有益。当然,还有不少蔬菜常吃也大有好处,这里就不一一列举了。总之,在秋天要适当多食些酸的,这样就能增加肺的功能,以防肺气太过而伤肝。

3. 提倡早晨喝粥　中医养生学家还提倡在秋天每天早晨喝粥,如明代李梴认为:"盖晨起食粥,推陈致新,利膈养胃,生津液,令人一日清爽,所补不小。"那么,秋天究竟该喝什么粥较好呢?

(1)甘蔗粥(《养老奉亲书》)用新鲜甘蔗,榨取汁 100～150 毫升,兑水适量,同粳米煮粥。本药粥功能清热生津、养阴润燥,适用于热病恢复期、津液不足所致心烦口渴、肺燥咳嗽、大便燥结等。

(2)黄精粥(《饮食辨录》):选用干净的黄精 10～30 克,煎取浓汁后去渣或用新鲜黄精 30～60 克,洗净后切成片,煎取浓汁,去渣,同粳米煮粥,粥成后加入白糖适量即可。功能为补脾胃、润心肺,适用于脾胃虚弱、体倦乏力、肺虚咳嗽或干咳无痰等。

(3)玉竹粥(《粥谱》):先将新鲜肥玉竹 80 克洗净,去掉根须,切碎煎取浓汁后去渣,或用干玉竹 20 克煎汤去渣,入粳米,再加水适量煮为稀粥,粥成后放入冰糖,稍煮一二沸即可。功能为滋阴润肺、生津止渴,适用于肺阴受伤、肺燥咳嗽、干咳少痰或无痰,或高热病后、烦渴、口干舌燥、阴虚低热不退。

(4)沙参粥(《粥谱》):先取沙参 15～30 克,煎取药汁,去渣,入粳米煮粥,粥熟后加入冰糖同煮为稀薄粥;或用新鲜沙参 30～60 克,洗净后切片,煎取浓汁同粳米、冰糖煮粥服食。功能为养胃、润肺、祛痰、止咳,适用于肺热、肺燥、干咳少痰或肺气不足、肺胃阴虚的久咳无痰、咽干,或热病后津伤口渴。

(5)珠玉二宝粥(《医学衷中参西录》):先把生薏苡仁 60 克煮至烂熟,而后将生山药 60 克捣碎,柿霜 30 克切成小块,同煮成糊粥。功能为补肺、健脾、养胃,适用于阴虚内热、劳嗽干咳、大便泄泻。

(6)生地粥(《饮膳正要》):将生地黄(鲜品)25 克细切后,用适量清水在火上熬

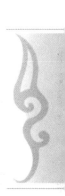

沸约半小时后,滗去汁,再复熬1次,合并药液浓缩至约100毫升备用;将75克粳米淘洗后,煮成白粥,趁热时掺入生地黄汁搅匀。食时可加白糖少许调味。功能为滋阴益胃、凉血生津,可用于阴虚潮热、盗汗、久咳、咯血、食少、消瘦、热证心烦、口渴以及睡起目赤。

冬季食养

冬季是从立冬日开始,经过小雪、大雪、冬至、小寒、大寒,直到立春的前一天为止。冬三月草木凋零,冰冻虫伏,是自然界万物闭藏的季节,人体的阳气也要潜藏于内。因此,冬季养生的基本原则是要顺应体内阳气的潜藏,以敛阴护阳为根本。也就是说,人体的生理活动因冬季气候特点的影响而有所收敛,并将一定能量储存于体内,为来年的"春生夏长"做好准备。与此同时,又要有足够的能量来维持冬季热能的更多支出,提高机体的抗病能力。

热量消耗增高的幅度则常因实际暴寒情况而有较大出入。国外有报道,同一劳动强度的人每日热量需要量在33℃时约为13 000千焦,而在−35℃时则增加到约20 501千焦。有人对我国20世纪80年代南方、中部和北方居民的热量需要量的调查分析表明,除体格因素外,环境温度的影响,北方比中部和南方居民热量需要量分别高约5%和7%~8%。

根据上述研究结果,专家们认为,冬季膳食的营养特点应该是增加热量,保证与其暴寒和劳动强度相适应的充足热量。产热营养素的适宜比例,蛋白质、脂肪和糖类以分别占13%~15%、25%~35%和60%~70%为宜。蛋白质供应量限制在常温下的需要量水平,热量增加部分,应以提高糖类和脂肪的供应量来保证。无机盐供应量应在保持常温下需要量基础上略高一些。维生素的供应,应特别注意增加维生素C的需要量。摄入足够的动物性食品和大豆,以保证优质蛋白质的供应,适当增加油脂,其中植物油最好达到一半以上,保证蔬菜、水果和奶类供给充足。若能达到上述要求,则可抵抗冬季的寒冷,保证身体的健康。目前,在我国农村一些地方,人们的饮食仍然是以淀粉为主的糖类,这样就往往满足不了人体对各种营养素摄入之需要,其结果造成机体衰退和抗病能力低下,致感冒、哮喘、气管炎等旧病复发。

1. 冬季宜多食的食物 依据上述原则,冬季的饮食可做如下安排。

(1)羊肉:冬吃羊肉,是非常合适的。因为,羊肉性温,能给人体带来热量。中医学认为它是助元阳、补精血、疗肺虚、益劳损之妙品。由于羊肉含丰富的钙质、铁质,高于猪、牛肉,所以吃羊肉对肺病、气管炎、哮喘和贫血、产后气血两虚及一切虚寒证最为有益。

(2)狗肉:味甘、咸、酸、性温,其功能为安五脏、暖腰膝、益肾壮阳,若老年体弱、腰痛足冷,可于腊月里取狗肉煮食。冬天里常吃狗肉,可感周身温暖,能够有效地抵御外来寒邪的侵袭。

(3)鹅肉：自古以来流传着"喝鹅汤,吃鹅肉,一年四季不咳嗽"的谚语。《本草纲目》上记载："鹅肉利五脏,解五脏热,止消渴。"也正因为鹅肉能补益五脏,所以常食鹅汤、鹅肉,不会令人咳嗽。中医学认为,鹅肉性味甘平,鲜嫩松软,清香不腻,在深冬食之符合中医养生学"秋冬养阴"的原则。此外,用鹅肉炖萝卜,还可大利肺气、止咳化痰平喘。而深冬感冒较多,经常吃一点鹅肉,对治疗感冒和急慢性气管炎有良效。总之,鹅肉物美价廉,尤适用于冬季食用。

(4)萝卜：谚语"冬吃萝卜夏吃姜,不劳医生开药方""萝卜上了街,药铺不用开"。上述谚语,虽有些夸张,但却很有道理,萝卜功能顺气消食、止咳化痰、除燥生津、散瘀解毒、清凉止渴、利大便。如用白萝卜煎汤,可治伤风感冒;若煤气中毒头晕、恶心,可服白萝卜汁。

(5)鸭肉：冬天除吃一些能补阳的食物外,还要注意养阴。因为,中医养生学认为"秋冬养阴"。鸭肉营养丰富,是滋补妙品。《日用本草》说鸭能"滋五脏之阴"。鸭肉尤适用于体内有热,上火的人食用。尤其是一些低热、虚弱、食少、大便干燥和水肿的人,食鸭肉最有益。但对脾胃虚寒的人,则不宜食用。

(6)核桃：因其产热量为粮食和瘦肉的 2 倍,且含脂肪 40%～50%,含蛋白质15%左右,故冬令常吃核桃,非常有益于健康。凡冬季身体虚弱者,每天早晚吃1～2 个核桃仁,可起到滋补保健及治疗作用。若冬季便秘者,可用核桃仁 60 克、黑芝麻 30 克共捣烂,每早服 1 匙,用温开水送下,功效显著。

(7)栗子：栗性甘温无毒,有养胃健脾、补肾强筋、活血止血功效,极宜于冬季食用。现代医学认为,栗子的营养很丰富,每 100 克含糖及淀粉 34.40 克,蛋白质3.74克,脂肪 1.18 克,热量达3 406.7千焦,还含有一定数量的维生素和胡萝卜素以及脂肪酶、钙、铁、钾等。它兼有大豆和小麦的营养,对人体健康大有益处。

(8)白薯：味美价廉,营养价值很高。李时珍在《本草纲目》中指出："白薯蒸、切、晒、收,充作粮食,称为薯粮,使人长寿少病",在严寒的冬天,适量吃些白薯,能对身体有较好的滋补作用。国内外科学家最近研究结果表明,白薯可为人体提供一种独特的黏液蛋白,这种多糖蛋白质的混合物,不仅对心血管系统有一定的保护作用,且能保持关节腔内的润滑。

以上所述食品只是举例,实际上适宜于冬季食用的食品还有一些。但上述食品在冬季一定不可缺少,只有这样,才能使我们的身体健康度过严寒的冬季。

2. 冬季吃火锅好　现在越来越多的人喜欢冬天吃火锅,这样很好,因为这样最能温补人体阳气,抵御寒冷。

吃火锅的主料有羊、牛、猪、鸡等肉类和海参、大虾、海米等。肉类则以瘦肉为好,精选过的瘦肉块经过冷冻后切成薄薄的肉片,肥肉要肥而不腻。白肉火锅用五花三层的腰条猪肉,先把肉煮熟,冷冻后刨成像刨花一样的薄片。吃火锅特别讲究调味,主要调料有酱油、芝麻酱、卤虾油、香油、韭菜花、腐乳、辣椒油、料酒和醋等。

另外,还可加上香菜末、葱丝、雪里蕻末、糖蒜等,分别装入小碗内。火锅汤可用鸡汤、肉汤或口蘑汤,还需放些作料,如酸菜丝、粉丝、菠菜、冻豆腐、黄花菜等,根据火候随时添入汤内。吃法是先把火锅内添满汤,然后把烧红的木炭放入火膛。待汤滚开以后放入肉片,肉烫熟后成卷状即可夹出,时间过长,肉变老不好吃。调料可根据个人口味随意选择放入碟中,用肉片蘸食。

所谓火锅药膳,是指既具有火锅的特色,又具有滋补营养之功效,此为冬令进补的好方式之一。常用的火锅药膳如下。

(1)振奋强体的丁香火锅

原料:蛤蜊肉 200 克,鱼丸 100 克,鲜墨鱼 2 只,虾仁 100 克,粉丝 1 束,味精适量,芹菜少许,肉汤 4 碗,葱少许,丁香 6 克。

制作:蛤蜊肉、虾仁洗净备用,鱼丸切片,墨鱼除去腹内杂质后洗净在开水内速烫备用,粉丝用热水泡软,芹菜切成丁状,葱切末。再把丁香等材料分次放入火锅内煮熟后,即可食用。若加些黄酒,更是香气扑鼻。本药膳火锅可加强人体活力,抵御外来寒邪袭入。

(2)御寒活血的当归火锅

原料:鱼肉 400 克,冻豆腐 1 大块,白菜适量,冬菇 5 个,鸡汤 5 碗,当归(切成薄片)30 克,盐、味精各少许。

制作:先将鱼肉切成薄片,冻豆腐切成小块,白菜斜切成片,香菇泡软,洗净切丝,再将鸡汤放入火锅内,并将切好的当归片全部放入火锅内。用大火煮开后,再用文火煮 20 分钟,使当归的药效成分煮出来,加适量盐、味精等调味,然后再将鱼片、豆腐、白菜、香菇等下锅,煮开即可食用。功能为活血御寒、温暖身体,可促进生命力旺盛。若常吃还可增进皮肤容颜的健美。

3. 少食咸而多食苦　冬季在饮食调养方面,中医学还认为应少食盐,多吃点苦味的食物。这是因为冬季为肾经旺盛之时,而肾主咸,心主苦。从中医学五行理论来说,咸胜苦,肾水克心火;若咸味吃多了,就会使本来就偏亢的肾水更亢,从而使心阳的力量减弱。所以,应多食些苦味的食物,以助心阳,这样就能抗御过亢的肾水。正如《四时调摄笺》里说:"冬月肾水味咸,恐水克火,故宜养心。"

4. 冬季吃点寒食也好　冬季在抵御寒气的同时,也要注意,散寒助阳的温性食物往往含热量偏高,食用后体内容易积热,常吃会导致肺火旺盛,表现为口干、舌燥等。如何才能压住"燥气"呢?中医学认为,最好选择一些"甘寒"食品,也就是属性偏凉的食物来制约。

在冬天,可选择的"甘寒"食物比较多。比如,可在进补的热性食物中添加点甘草、茯苓等凉性药材来减少热性,避免进补后体质过于燥热。平时的饮食中,也可以选用凉性食物,如龟、鳖、兔肉、鸭肉、鹅肉、鸡肉、鸡蛋、海带、海参、蜂蜜、芝麻、银耳、莲子、百合、白萝卜、大白菜、芹菜、菠菜、冬笋、香蕉、生梨、苹果等。冬季很多人喜欢吃炖牛肉,最好在其中加点萝卜。民间有"冬吃萝卜夏吃姜,不劳医生开药方"的说法。这是因为,萝卜味辛甘、性平,有下气消积化痰的功效,它和牛肉的"温燥"可以调剂平衡,不仅补气,还能消食。

此外,冬季饮食切忌黏硬、生冷食物。因为,此类食物属阴,易使脾胃之阳受损。但有些冷食对某些人亦可食,如脏腑热盛上火或发热时。比如,上焦蕴热上火,症状为舌尖红赤、苔黄,多见于风热型感冒、咽喉炎、扁桃体炎或心火上升等情况,中焦热盛上火,症状为尿黄赤、量少、便秘燥结、喜冷饮、苔黄厚;下焦热盛化火,多见于患有肾盂肾炎、膀胱炎、尿道炎等泌尿系统感染及舌根部质红、苔黄厚。在上述情况下,均可适当进食冷食,但需注意的是,每次吃冷食不宜过多、过量,以防损伤脾胃。

还有,冬季饮食对正常人来说,应当遵循"秋冬养阴""无扰乎阳"的原则,即以食用滋阴潜阳、热量较高的膳食为宜,如藕、木耳、胡麻等物皆是有益的食品。

(五)食养要辨体质而施

人们的体质不同,所采取食养措施、方法亦不同,这是《内经》中重要的一条饮食养生原则。体质形成于胎儿期,定型于生长发育期。在定型以后,便开始了漫长的演化期,直至生命终止。在体质与生理的关系上,《内经》从体质分类、个体差异、体质的可变性三个方面加以论述,指出人们在生长发育的过程中,可以显示出胖瘦、刚柔、强弱、高低、阴阳等功能与形态上十分显著的个体差异。在体质与病因病理的关系上《内经》认为不同体质的人对不同致病因子的易患性和对相同致病因子的耐受性有不同,某种形体的人易患某些病,感邪以后,因体质不同也会"为病各异"。因此,根据不同的体质,采取相应的饮食养生方法,是《内经》中饮食养生的重要原则之一,下面,我们仅就常见的不良体质谈谈具体的饮食养生方法。

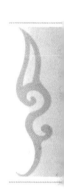

1. 阴虚体质的饮食调理　所谓阴虚体质,是指人体阴精、血液、津液等营养物质不足,多由先天禀赋不足、后天调养不当、久病不复所致。其体质特点是:形体消瘦、面色潮红、口燥咽干、心中时烦、手足心热、少眠、便干、尿黄、不耐春夏、多喜冷饮、脉细数、舌红少苔。饮食调理的原则是保阴潜阳,平素宜多食芝麻、糯米、蜂蜜、乳品、甘蔗、豆腐等有一定滋阴作用的食物,并着意食用沙参粥、百合粥、枸杞粥、桑椹粥、山药粥;条件许可者,可食用燕窝、银耳、海参、淡菜、龟肉、蟹肉、冬虫夏草、老雄鸭等。对于葱、姜、蒜、韭、薤、椒等辛辣燥烈之品则应少吃。常用的药膳如下。

(1)玉竹焖鸭(大众药膳):玉竹50克,沙参50克,老鸭1只,大葱数茎,生姜6克,味精适量,食盐6克。将老鸭宰杀后,除去毛和内脏、洗净,放砂锅或瓷碗内,将沙参、玉竹放入,加水适量;将锅置灶上,先用武火烧沸,再用文火焖煮1小时以上,至鸭肉炖烂为止;食时,去药渣,放入调料,吃肉喝汤。功效:滋养胃阴,对于胃阴不足引起的口干舌燥、津亏肠燥有效。

(2)百合粥(民间验方):百合30克,粳米60克,白糖适量。将粳米淘净入锅,加水适量,再加入百合;先用武火煮沸,再改用文火煨熬,待百合烂时,加入白糖拌匀即成。功效:润肺养心、止咳安神,对于肺阴虚不足所致干咳无痰、虚烦惊悸有效。

2. 阳虚体质的饮食调理 所谓阳虚体质,是指人体阳气不足、卫外功能低下的体质,其主要表现是形体白胖、面色淡白无华、平素怕寒喜暖、四肢倦怠、小便清长、大便时稀、常自汗出、脉沉乏力、舌淡胖。

阳虚体质饮食调理的原则是补阳、壮阳,常用的食物是羊肉、狗肉、鸡肉、麻雀肉、韭菜、核桃仁、虾、冬虫夏草等。常用的药膳如下。

(1)益阳麻雀(仁寿录):麻雀 15 只,小茴香 10 克,大茴香 10 克,生姜 9 克,大蒜 10 克,菜油适量。将麻雀去毛和内脏,在油锅中炸酥;将麻雀(炸后)同药料一起放入锅内,加适量的水,煮沸后,文火煨 1 小时左右;取出麻雀食之。每日吃 3～5 只,半个月后即可见效。功效:益阳补肾,适用于肾阳不足所致之早泄、阳痿、性欲减退等症。

(2)羊肉炖胡萝卜(《从美味中吃出健康》):羊肉 500 克,胡萝卜 250 克,生姜 3 片,黄酒 2 匙,橘皮 1 块,植物油适量,细盐、酱油各少许。先将胡萝卜洗净切片备用;羊肉洗净切片,同生姜共入热油锅中翻炒 5 分钟,加入黄酒、酱油、精盐和少量冷水,焖烧 15 分钟,盛入砂锅内,再加橘皮和冷水 3 大碗,旺火烧开后改小火慢炖 2 小时许,至肉酥烂离火。功效:壮阳补血、暖胃补虚、祛风除寒,适用于阳虚之畏冷、腹痛、手足不温者。

3. 血虚体质的饮食调理 所谓血虚体质,即血不够用。血是营养人体的宝贵物质,"以奉周身,莫贵于此",意思是对于人体来说,没有比血更重要的物质了。血虚体质表现特点是面色苍白、无华或萎黄、唇色淡白、头晕眼花、心悸失眠、手足发麻、舌质淡、脉细无力。血虚体质饮食调养的原则是补血、养血,平素宜常吃一些能够补血、养血的食物,如桑椹、荔枝、松子、黑木耳、菠菜、胡萝卜、猪肝、羊肉、牛肝、羊肝、甲鱼、海参、平鱼等食物。常用的药膳如下。

(1)枸杞羊脊骨方(《养老奉亲书》):生枸杞根 1000 克,白羊脊骨 1 具。将生枸杞根切成细片,放入锅中,加水 5000 毫升,煮取 1500 毫升,去渣;将羊脊骨细锉碎,放入砂锅内,加入熬成的枸杞根液,微火煨炖,浓缩至 500 毫升,入瓶中密封,备用;每日早、晚空腹,用绍兴黄酒兑服浓缩药液 30 毫升。功效:补肝养血、补肾壮骨,适用于肝血亏损、肾精不足所致的头晕耳鸣、胁痛等。

(2)炒羊肝:羊肝 500 克,调料适量。羊肝洗净、切片,用湿淀粉拌匀,油锅烧热爆炒,烹上酱油等调料,炒熟即可。功效:养肝益血、明目,可用治夜盲及视力减弱症。

4. 气虚体质的饮食调理 所谓气虚体质,即是气不够用。造成气虚的原因:一方面是饮食失调,水谷精微不充,以致气的来源不足;另一方面是由于大病或久病后或年老体弱以及劳累过度等,导致脏腑功能减弱,气的化生不足。气虚体质的临床特点是少气懒言、语声低微、疲倦乏力、自汗、舌淡、脉虚无力等,活动劳累时上述症状加剧。

气虚体质饮食调养的原则是补气,平素还宜多食一些能补气养气的食物,如粳米、糯米、小米、黄米、大麦、山药、籼米、莜麦、马铃薯、大枣、胡萝卜、香菇、豆腐、鸡肉、鹅肉、兔肉、鹌鹑、牛肉、狗肉、青鱼、鲢鱼。

人参莲肉汤(经验良方):人参 6 克,莲子 10 枚,冰糖 15 克。将红参或生晒参、湘莲子(去心)放入瓷碗内,加适量的水浸泡,再加入冰糖;将盛药碗置蒸锅中,隔水蒸 1 小时以上。食用时,喝汤,吃莲肉;人参捞出留下次再用。功效:补气健脾,适用于气虚所致短气、懒言、食欲缺乏、精神疲倦、自汗易感冒者。

5. 阳盛体质的饮食调理　所谓阳盛体质,是指体内阳气过亢,即中医学所谓"气有余便是火",可在人体出现一派火热之证候。其体质特点是:形体壮实、面赤时烦、声高气粗、喜凉怕热、口渴喜冷饮、小便热赤、大便熏臭。

阳盛体质饮食调理的基本原则是泻其有余之火。平素宜多吃一些能清火的食物,如香蕉、西瓜、柿子、苦瓜、番茄、莲藕等。应忌辛辣燥烈的食物,如辣椒、姜、葱等,对于牛肉、狗肉、鸡肉、鹿肉等温阳食物宜少食用。酒性辛热上行,阳盛之人切戒酗酒。平素可食以下药膳。

(1)清蒸茶鲫鱼(《中医营养学》):鲫鱼 500 克,绿茶 10 克。将鲫鱼去鳃、肠、内脏,留下鱼鳞,腹内盛满绿茶,放盘中,上蒸锅清蒸熟透即可。功效:清热止渴,适用于阳盛所致身热、口渴、面赤诸症。

(2)糖渍西瓜肉(民间验方):西瓜 500 克,白糖 30 克。将西瓜肉去子,切成条,暴晒至半干,加白糖拌匀腌渍,再暴晒至干,再加白糖少许即可。功效:清热泻火、生津止渴,适用于阳盛所致目赤、口渴、身热、便秘诸症。

6. 血瘀体质的饮食调理　所谓血瘀体质,是指体内血液流动不畅,甚至留滞、瘀结。其体质特点是:面色晦滞、口唇色淡、眼眶暗黑、肌肤甲错、易出血、舌紫暗或有瘀点、脉细涩或结代。血瘀体质者饮食调理的基本原则是活血祛瘀。平素应多食桃仁、油菜、山慈菇、黑大豆等具有活血祛瘀作用的食物。酒可少量常饮,醋可多吃,山楂粥、花生粥亦颇相宜。

猪爪葵梗煎(常见病验方):向日葵梗 9 克,猪爪 250 克。先将猪爪洗净,刮去污垢,用河沙在锅中炒炮,再淘洗干净后放入砂锅内,用文火煨炖至烂熟;猪爪煨烂后,加入向日葵梗,煮几沸熬成浓汁,去渣,饮汁。每日 2～3 次,每次 20～30 毫升。功效:活血行气化瘀,适用于瘀血所致经闭。

7. 痰湿体质的饮食调理　所谓痰湿之体质,此指体内水湿潴留过多、积聚成痰的体质。平素多因嗜食肥甘厚味或脾失健运所致。其体质特点是:形体肥胖、嗜食肥甘、神倦懒动、嗜睡、身重如裹、口中黏腻或便溏、脉濡而滑、舌体胖、苔滑腻。

痰湿体质饮食调理的基本原则是化痰利湿。平素宜多食一些具有健脾利湿、化痰祛湿的食物,如白萝卜、荸荠、紫菜、海蜇、洋葱、枇杷、白果、大枣、扁豆、薏苡仁、红小豆、蚕豆等。宜少食肥甘厚味,酒类也不宜多饮,且勿过饱。下面药膳可常食之。

(1)茼蒿炒萝卜(中医营养学):白萝卜 200 克,茼蒿 100 克,素油 100 克,花椒 20 粒。将素油烧热,放入花椒炸焦,捞去花椒渣;将萝卜丝倒入盛有花椒油的热锅中,煸炒加入鸡汤,至七成熟时再加入茼蒿、味精、食盐,熟透淋入香油,勾稀淀粉汁出锅即可。功效:祛瘀、宽中,对痰湿体质所致之肥胖、便溏、嗜睡有效。

(2)茅根赤豆粥(民间验方):鲜白茅根 200 克(或干白茅根 50 克),大米 200 克。将白茅根洗净,加水适量,煎煮半小时,捞去药渣,再加淘净的大米,继续煮成粥,1 日内分顿食用。功效:清热利湿,适用于痰湿体质所致小便不利、头重身沉。

8.气郁体质的饮食调理　所谓气郁体质,即气不周流运行而留滞之体质。此种人性格内向,神情常处于抑郁状态。其体质特点是:形体消瘦或偏胖,面色苍暗或萎黄,平素性情急躁易怒,易于激动或忧郁寡欢,胸闷不舒,时欲太息,舌淡红、苔白、脉弦。气郁体质饮食调理的基本原则是行气达郁。平素可少量饮酒,以活动血脉,提高情绪;多食一些行气的食物,如佛手、橙子、柑皮、荞麦、韭菜、茴香菜、大蒜、火腿、高粱皮、刀豆、香橼等。常用的药膳如下。

(1)川芎糖茶饮(中医营养学):川芎 6 克,绿茶 6 克,红糖适量。将上述原料装入碗中,清水一碗半煎至一碗时,去渣饮用。功效:行气活血行郁,适用于气郁体质所致之胸闷不舒及头痛、时欲太息。

(2)荔枝香附饮(妇人良方):荔枝核 30 克,黄酒 30 克,香附 30 克。将荔枝核、香附研成细末,混合后装入瓷瓶密封保存。每服 6 克,以黄酒适量调服,每日 3 次。功效:行气解郁,对气郁体质所致月经不调有效。

(3)白梅花茶(民间验方):白梅花 5 克,冲泡代茶饮。功效:理气解郁,可用于气郁体质所致之心烦易怒,时欲叹息。

(六)合理烹调

光谈吃的养生,不谈烹调的养生,肯定是偏颇的。《内经》说:"饮食者,热勿灼灼,寒勿沧沧。"《保养说》则指出"人至中年,肾气日衰……戒一切煎炒炙煿……燥热之物,恐燥血也"。即使于婴幼儿也注意及之。《吴氏儿科》曰:"炙煿煎炒,腥鲜异味,久尝皆足使胎儿……生后多病。"《幼幼集成》曰:"乳母能慎寒暑、恚怒、厚味、炙煿,庶乳汁清和,儿不致疾……"如此等等,岂非是说明我们十分重视烹调法的养生功效。

1.正确掌握烹调的火候　所谓火候,就是指烹饪菜肴时所用的火力大小和时间的长短。因为烹调用的原料,不仅有动物性和植物性的,质地有老、嫩、软、硬之分,而且形状有厚、薄、大、小之别,再加上根据原料又对菜肴的口味有不同的要求;所以只有掌握火候,采用不同的火力和时间,才能烹制出色香味形俱佳的菜肴。

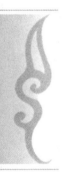

日常生活中,我们做菜一般使用煤气、液化气或煤炉,它们的火力散热面不太大,所以在实际掌握火候时,除炖、焖菜以外,一般火力都可以掌握旺一点。那么,在烹调中掌握好火候的具体方法又是什么呢?

(1)根据不同的烹调方法掌握火候。例如:爆炒肉丝一类的菜,要求肉质嫩、味道鲜,要坐火时间短、成熟快,须用旺火快炒;如果火候不足,肉丝便疲而不熟,缺少鲜香的滋味。清蒸鳊鱼、鲳鱼、河鳗等,除加作料外,上笼后必须用旺火蒸,才能去其腥气,使鱼体内含的蛋白质水解为氨基酸,鲜味呈现。做熏鱼、糖醋鲤鱼,是整块或整条进行烹制,须用旺火经沸油锅氽炸,才能使鱼色泽金黄,外脆里嫩。清炖整鸡、整鸭、猪蹄等,要用小火长时间加热,才能使食物肉酥汁浓;用火过大汤汁容易烧干,失去真味。焖、烩一类的菜,要使食物卤汁浓而入味,特别是烩菜多数是半物半汤,要汁浓而腻,适合用微火;如果火力过大,卤汁耗干,食物便枯而无味。

(2)烹调导热体的方式不同,火候的掌握也应不同。如用油作传热的介质,用旺火时间就应短,用中火、小火则要相应延长加热时间;用水作传热介质,也应如此;用蒸汽作传热介质,则应先用旺火后中火,时间宜稍长一些。原料做菜,加热的时间就要长些;特别大的鱼或肉块,如果加热不够,内部温度很难达到熟透和充分杀菌消毒的程度。

(3)火候的掌握,有的也不是自始至终只用一种火,要根据要求而有所变化。如红烧鱼一类,主要是用中火,但刚入锅煎时需用旺火,否则其腥味难解;而煎至两面起皮呈黄,加好调味,汤沸时,就应用中火或小火烧一会;到起锅时,又宜用旺火收紧,才能使鱼肉紧包卤汁,更加入味鲜美。

2. 注意炒菜放作料的"最佳时间"

(1)放盐的最佳时间:在菜熟至八成时放盐,不仅可少用盐而使菜的咸淡适中,而且还可以避免过早放盐导致菜中汤水过多,不易快熟的弊端。

(2)放糖的最佳时间:做糖醋鲤鱼、糖熘菜帮、糖浆藕片等带甜味的菜时,应先放糖,后放盐。若顺序颠倒,食盐的"脱水"作用会促使菜肴中的蛋白凝固而"吃"不进糖分,造成外甜里淡,影响味美。

(3)放料酒的最佳时间:炒锅中温度最高的时候加入料酒,易使酒蒸发,能更好地消除食物中的腥气,如鱼腥气、牛羊肉腥气、生猛海鲜腥气等。

(4)放味精的最佳时间:味精应在菜炒好起锅前加入。因为此时锅内温度一般在 $70\sim80℃$,味精易化解而使菜肴鲜味大增。如果过早加入味精,持续高温会使味精变成焦谷氨酸钠,不仅起不到增味作用,反而有败味的不良反应。

3. 用油的科学方法 烹调时用油也有科学的问题。油是人体内产生能量的最基本的营养素,也是人体的另一种燃料。如缺少它,还会招致疾病。吃油要因人们所处季节、环境、职业、健康状况以及烹饪食物不同而有区别。在夏天,易出汗,食欲较差,消化功能相对减弱,吃油应较其他季节为少;患肝胆疾病者,由于胆汁分

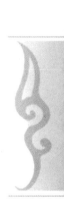

泌减少,脂肪不易被消化,也不宜多吃油,痢疾、急性胃肠炎、腹泻的人,由于胃肠功能紊乱,也不要吃油腻的食物;肥胖与高血脂的人,也应控制动物油脂。相反,有脂溶性维生素缺乏症者(如皮肤粗糙、角化、视力差、夜盲症、软骨病等),则需摄入一定量的动物油,以增加脂溶性维生素 A、维生素 D 的吸收。此外,羊油甘而热,宜冬季或气温低、湿时食用;菜油有泻热除瘀、清火去毒的作用;芝麻油微寒,有利大肠去热、解毒之作用,宜夏季食用。

在烹饪中,肉类食品宜用花生油,以花生的香味来除去肉的腥臊味,而炒瓜、菜宜用猪油,使瓜菜润滑而有香味。在用油时间上,煮菜时,可用些色拉油(即菜煮好后,再加上熟油拌匀上碟),因烹饪过程中,油会随蒸汽蒸发而散失一部分,放些色拉油,使菜肴油香味浓。蒸肉放油也有先后的讲究,如蒸排骨,应先用调味料和生粉把排骨拌匀,最后才放上生油、调味料等。

据科学测定,在减轻试验性动脉硬化中,豆油的斑块形成最轻,因此是一种较为理想的食用油;其次是米糠油、花生油、菜籽油。不论选用哪种油,都不能有哈喇味或其他怪味,哈喇味说明该油所存时间较长已产生氧化酸败现象;如有一股轻汽油味,则说明油中残留溶剂量超过标准,不能食用。

一个正常的成年人每天摄入多少油较为合适?营养学家认为,如按热量计算,摄入脂肪(油)量应占总热量的 30% 以下,多食或食得太少都对人体健康不利,易引起肥胖或营养缺乏。

4. 有利于营养的烹调法

(1)煮:对糖类及蛋白质起部分水解作用,对脂肪影响不大,但会使水溶性维生素及矿物质溶于水中。

(2)蒸:对营养成分的影响和煮相似,但矿物质不会损失。

(3)炖:可使水溶性维生素和矿物质溶于汤内,只有极小一部分维生素会受到破坏。

(4)煎:对维生素及其他营养成分无严重影响。

(5)熘:因食品裹上一层淀粉糊,减少了营养成分的损失。

(6)焖:焖的时间长短同营养成分的损失大小成正比,时间越长 B 族维生素和维生素 C 的损失越大。

(7)爆:因食物外面裹有淀粉糊或蛋清,形成一层保护膜,所以营养成分损失不大。

(8)炸:由于温度高,对各种营养成分都有不同程度的破坏。

(9)烤:不但使维生素 A、B 族维生素、维生素 C 受到相当大的破坏,同时也损失了部分脂肪。

(10)熏:会使维生素受到破坏,特别是维生素 C 受破坏更大。

5. 烹调食物宜巧用水 水,对于人类及其他生物生存的重要性是众所周知的。据测定,人体含水量约占体重的 60％。一旦缺水,整部"机器"就要运转不畅,导致许多"故障",甚至还可能"报废"。

即使在日常生活中,水的地位也相当高,无论洗衣、做饭、炒菜等都离不开它。农业、工业更少不了它。仅以食物烹调而言,非但必要,而且大有讲究。那么,怎样在烹调食物时做到巧用水呢?现介绍以下几种方法。

(1)营养学研究发现,各类谷物中 B 族维生素的损失程度与蒸煮时间成正比。因此,用开水煮饭比较适宜,这既可缩短煮饭的时间,又能减少营养成分的损失和破坏。

(2)蒸煮鱼、肉时,如果以开水下锅,能使鱼和肉的外部由于突然遇到高温而即刻收缩,其内部鲜汁不致外流,使熟后的味道既鲜美又富有光泽。但炖鱼时,则应用冷水下锅,这样不仅可去除鱼腥味,而且鲜美可口;不过,应当一次放足水量,若中途加水,容易冲淡原汁的鲜味。

(3)鲜肉煲汤时,应等到汤烧开后再下锅;而用腌肉煲汤时,则应冷水下锅;要是熬骨头汤,中途切莫加冷水。

(4)熬猪油时,最好先在锅内倒入一小杯清水,再将切好的肥肉或板油放入,这样熬出的猪油颜色晶亮且没有杂质。

(5)煮鸡、鸭蛋时,宜先将蛋品放进冷水中浸湿,再放进热水里去煮,蛋壳不仅不易破裂,而且还容易剥壳。

(6)蒸馒头时,应用冷水;油炸馒头时,如先用冷水冲一下,然后再放入锅内去炸,炸出的馒头外黄里嫩,既好吃又省油。

(7)在冬季做面食时,宜加温水。但煮挂面、干切面时,应以温水下锅,并边煮边加些凉水,让面条均匀受热、熟透。

(8)在炒蔬菜时加些开水,炒出的菜既脆又嫩,且口感好。

(9)炒藕丝时,如果边炒边加些水,就可防止藕丝变黑。

(10)煮鲜竹笋时,如果用沸水煮,不仅容易熟透,而且煮出的鲜笋松脆可口。

(11)豆腐营养丰富,很受人们欢迎。若在豆腐下锅之前先放在开水里浸泡 10 多分钟之后再煮,便可除去豆腥味。

(12)煮绿豆时,将绿豆洗净与凉水一起下锅,待煮开再向锅内加少许凉水(反复 3 次),即可把绿豆煮得烂熟,且没有"豆鬼"(即烈豆、铁豆,指煮不烂的豆子)。

(13)实践还证明,用热水煮出的肉味鲜,而用冷水煮出的肉则汤味香。如炒肉丝、肉片时,加少许水进行翻炒,这样炒出的肉也比不加水的要鲜嫩、可口。

总而言之,若在烹饪食物时做到巧用水,对于保持食物的营养成分、美味可口,从而增进人们的食欲和确保身体健康、延年益寿,无疑是十分重要的。以上几种方法,或许能帮您烧出各种美味佳肴来,不妨一试。

6.菜肴的形色搭配　菜肴的配色有异色与顺色两种。异色就是用不同色的

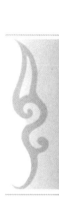

配料合理搭配,使菜肴色彩悦目、美观。例如油爆虾,应配以葱段、姜条,做成后红、黄、绿相映,色彩鲜艳,并且突出了主料虾,使人一看就产生强烈的食欲。顺色就是将相同或相近的菜色统一调色,相得益彰。如鸡油三白,用料是菜心、冬笋、鲜蘑菇,均为近白色,清爽醒目,使人有舒适坦然之感。

整桌菜肴颜色的搭配,不能杂乱,使人产生混杂之感。在菜肴装盘时,动作要干净利索,不要把盘边搞脏。盘与盘之间可放些色彩鲜艳的酱菜小碟,起着点缀作用,美味酱菜又能调味去腻。

在注意到菜肴色彩搭配的基础上,还要留意菜肴的图形。如什锦拼盘,要利用刀功,将菜拼制成菱形、方形、扇形等,再加色彩的反差,构成色彩瑰丽的几何图形,会给人以美的享受。又如,烧一条葱油鳊鱼,鳊鱼身上的天然线条如美丽的图案,若烹饪拙劣,在鳊鱼身上撒上一团团葱末,如同堵破渔网时乱塞的青草,几何图案则破坏殆尽,美感荡然无存;相反,撒上葱丝,不仅不会破坏图案,还给人以想象的延伸。

(七)科学进食

在进食方面,古人给我们留下了许多好的养生经验,流传至今,仍受教益。

1. 以乐侑食　今天世界各国在举行盛大宴会时,往往要奏乐助兴。其实,我国早在周朝,筵席时便开始奏乐了。据《周礼·天官·膳夫》记载:"以乐侑食,膳夫受祭,品尝食,王乃食。卒食,以乐彻于造。"由此可见,周代君王在进餐时,要奏乐助兴;餐毕,还要在音乐声中,将未吃完的食物收进厨房。

"以乐侑食",在我国不同的朝代和不同规格的宴席中,有着不同的内容,据《东京梦华录》记载,一次宋朝皇帝举行的盛大寿筵,"以乐侑食"的盛景十分可观。当皇亲国戚、文武百官进宫祝寿之时,教坊司仿百鸟齐鸣,然后开始入席。入席后,行酒、上菜之间,反复奏乐。第一二次行酒,均奏乐唱歌;第三次行酒,演京师百戏;第四次行酒,演杂剧;第五次行酒,琵琶独奏;第六次行酒,蹴球表演;第七次行酒,400童女跳采莲舞等。

从现代科学来看,"以乐侑食",有助于消化,有益于健康,故在饮宴时奏乐助兴,得以在世界各地广为流行,成为宴请嘉宾的一种礼仪。

中医养生学认为,心情舒畅时,食欲旺盛,吃得又香又多;而在心情抑郁愁闷,甚至愤怒时,则食之无味,把吃饭看作是一种负担,勉强下咽也会有一种堵心的感觉。从生理和心理角度来分析,当人们心情愉快时,人的自主神经系统中的交感神经和副交感神经可以协调地活动,消化系统的腺体正常分泌。食物一入口腔,就有足够的唾液浸润;进入胃以后,又有适量的胃液及胃肠的正常蠕动。这样消化才能正常进行,肠胃才能积极吸收,否则,就会出现相反的情况,即唾液停止分泌、嗓子发干、饭菜难以下咽、胃的活动失常、出现充血,胃液分泌也会过多,酸性过大。如果长期处于这种状态,胃就会受到损伤,严重者甚至会患胃溃疡。

由上可知,在进餐时应保持良好的安定的环境和舒适愉快的心情,尽量避免不良因素的干扰。有些家庭常常利用吃饭的机会,争论问题,训斥孩子,这都不符合营养卫生学的要求。

总之,在就餐时一定要保证好的食欲。食欲是人之本能,是人生的一大享受。丧失食欲的人,任何美味佳肴,吃到口里也味同嚼蜡,毫无兴趣。保持好的食欲,除了"以乐侑食"外,在进食过程中,亦不要谈令人不愉快的事情,不争吵,不辩论,不急躁,要想令人高兴、愉快的事,造成一种轻松、愉快的气氛。

2. 进餐方式

(1)食不言:我国民间久有"食不言,睡不语"的谚语,这话是有一定科学道理的。因为,食物在口腔唾液的参与下,牙齿将它研磨捣碎,再通过吞咽进入胃中。在胃酸和消化酶的作用下,使食物搅拌成粥样泥状物质——食糜,再排放入小肠,被消化和吸收。进食时过多的说笑、喧哗,会促使胃肠交感神经兴奋性增强、胃的运动力减弱、消化液分泌减少;同时,高谈阔论易使大量空气吞入胃肠,还可引起恶心、呕吐、腹胀、腹痛或引发慢性胃炎、消化不良等疾患。

(2)应适温而食:《内经》在谈到进食温度时,谆谆告诫说:"食饮者,热勿灼灼,寒勿沧沧",这是很有科学道理的。

早晨,人们去买早点,都希望能买到新出锅不久的炸油条,并喜欢在油条还未凉时食用;对于爆、炒、烩之类的菜肴,也爱稍热时受用,若菜凉则味道不佳。这说明了一个道理,即温度能左右食物的味道。

若食物太烫,会使口腔黏膜充血,损伤食管黏膜;使黏膜溃疡,造成牙龈溃烂和过敏性牙病,并刺激黏膜增生;留下的瘢痕与炎症时间长了还可能引发癌变。

研究表明,长期进食太烫的食物,可发生唇癌、食管癌、胃癌等。另外,长久养成烫食的习惯,还会破坏舌面的味蕾,影响人的味觉神经,使人的食欲感下降。

同样,饮食过凉亦不好。中医学认为,人吃了过寒的食品,就会损害胃脏,甚至引起疾病。胃喜暖而恶寒,凡饮食中的生冷、凉食皆应少吃,否则会出现腹痛、泻痢等疾病。尤其是体虚胃寒的人以及儿童与老人等,更应慎重。中医学还认为,寒饮不但损伤脾胃,而且也损害肺及其他脏腑。如《内经》里说:"形寒寒饮则伤肺""其寒饮食入胃,从肺脉上至于肺,则肺寒";又说:"感于寒则受病,微则为咳,甚则为泄,为痛",皆是强调饮食过凉,会引起各种疾病。

(3)细缓进食:食宜细缓,不可粗速。此指人们在吃饭时,细嚼慢咽,不能狼吞虎咽。

清代石成金在《长生篇秘诀》中提出:"饮食细嚼有益于人者三:盖细嚼则食之精华能滋养五脏,一也;脾胃易于消化,二也;不致吞食噎咳,三也"。《养病庸言》中亦云:"不论粥饭点心,皆宜嚼得极细咽下。"

不难看出,古人非常强调进餐的速度。原因是人的食欲中枢有严格分工,有专管饱腹的,有专管饥饿的。食物在胃里堆放到一定程度,饱腹中枢开始兴奋,人就有汤足饭饱之感。有人试验把皮球塞入胃中,充满气后,人就不知饥饿。胃排空时,饥饿中枢兴奋,人就有饥不择食的愿望。如果进餐速度过快,超过胃部饱满信息向饱满中枢反馈的速度,饮食就容易过量。调查发现,胖人多数都有吃饭过快的习惯。因此,吃饭应提倡安静慢咽,每顿饭不少于20分钟,老人还应适当延长。

(4)咀嚼方式:众所周知,动物口腔里味蕾越多,嚼起来越有滋味。羚羊口里有5万个味蕾,所以羚羊吃东西嚼得特别起劲,而鲸鱼口腔里没有味蕾,捕食时就囫囵吞咽。食物在口腔里充分咀嚼,才能和唾液混合变成糊状,进而和味蕾广泛接触。如果把糖块放在干燥的舌面上,并不感到甜味,就是这种道理。每口饭菜应当咀嚼30~50次,才能成为糊状。也就是说,食物进口之后,要充分咀嚼,使唾液充分分泌,做到细嚼慢咽。要想真正做到这一点,必须掌握正确的咀嚼方法。咀嚼食物应该双侧,或两侧交替使用牙齿,如果只习惯于单侧牙齿咀嚼,那么不咀嚼的一侧牙颌组织就缺乏生理刺激,易发生组织的失用性萎缩,而引起龋齿和牙周病;经常咀嚼的一侧因负担过重,易造成本质过敏或牙髓炎;用单侧牙齿咀嚼的人,往往能引起面容不端正,影响容貌。

3. 食宜专心　此指进食时,应把各种各样的杂事抛开,把注意力集中到饮食上来,不可边看书、边思虑,心不在"食"。一些人喜欢吃饭时看电视、看报纸,这样会激不起食欲,影响食物的消化吸收。更有甚者,不少商家把吃饭当成做生意的战场、公关的良机,这就更不利于养生了。

4. 不宜混合食用的食物　此指食物之间不能盲目搭配混食,否则,它们的营养成分会相互发生化学反应,生成难溶性或有害性的复合物,使其营养成分之间产生堵塞作用,影响其使用率。

一是钙质堵塞:一些高纤维食物如谷类、纯面包或菠菜及其他蔬菜汤,它们含有的化学成分均能影响人体对钙的吸收,特别是蔬菜中的草酸,能与钙作用生成不溶性的草酸钙而沉积于人体。

二是维生素堵塞:在食用含维生素,尤其是含维生素 D、维生素 B_1、维生素 B_2 及叶酸高的食物时,最好不要喝酒,因为乙醇可以扰乱一切维生素的吸收。

三是铜质堵塞:鱼类、果核、动物肝脏及鸡蛋均富含铜质,若混食一些高锌量的食物,如牛肉、羊肉,则铜元素其吸收率会大大降低。此外,水果类食物,如柑橘、苹果等亦可堵塞铜质的吸收。

四是锌质堵塞:此指牡蛎、牛肉等含锌量高的食物,若混食纤维含量多的食物,锌质的吸收量会大大减低。

5. 杂与精的平衡　人体需要的营养是多方面的。从人类的进化历史看,必须有众多来源的食物才能满足营养平衡的需要。日常膳食中食物的种类虽然是有限的,但在实际生活中人类摄取的谷物、蔬菜、水果与采摘的野生天然植物品种则是无限的。膳食偏简求精,实则有害无益,特别是对生长发育不利,偏食和食物过精易造成微量元素铁、锌、碘、矿物质元素钙和某些维生素的缺乏以及一些营养素的过剩。因此,除需注意食品色、香、味、形以外,更应提倡食品来源的多样化。

古人说:"杂食者,美食也!"著名营养学家李瑞芬教授曾谈到,为保持身体健康,每天要吃 25～30 种不同的食物,可谓杂矣!

(八)食后养生

此指饭后如何做才能有效地增强人们的吸收、消化功能,减少和避免消化不良现象的产生。

1. 饭后宜用茶水漱口　在著名小说《红楼梦》里,我们看到贾府许多人皆有一个良好的习惯,这就是进食后用茶水漱口。这样做既能漱去口腔里的食物残渣,又可改善牙龈的血液循环,从而达到增强抗病力和美容的目的。为什么这样说呢?

现代医学研究证明,茶叶中含有氟元素,它具有坚固牙齿的作用,北京口腔医院曾在某小学一二年级中进行试验,让学生每天用含氟的绿茶水漱口,每次 2～3 分钟,1 年后,龋齿抑制率达 55%。又据报道,用冷茶水漱口对复发性口腔溃疡也有止痛消炎作用。

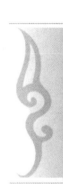

人们进食后,口腔里的食物残渣有利于细菌的生长繁殖,如不及时漱去,其酸性代谢产物将腐蚀牙齿,导致龋齿等牙病。而茶水属碱性,有中和酸的作用,且能抑杀某些病菌;茶叶所含氟化物,是牙本质中不可缺少的重要物质,如能不断地有少量氟浸入牙组织,便能增强牙齿的坚韧性和抗酸能力,防止龋齿发生。同时,饭后用茶水漱口,可解油去腻,将嵌塞在齿缝中的食物除去,使口爽齿洁。

2. 食后慢步走　《摄养枕中方》里说:"食之行数百步,大益人。"食后缓缓活动,有利于胃肠蠕动,促进消化。正如古人云:"饭后百步走,活到九十九。"

饭后,可以一种闲暇之态,缓缓踱步,每次以百余步为佳。但千万不可急步快走或登高跳跃,也不可食后即卧。因为食后便卧会使饮食停滞。同时,也不可坐读书画,因其有害于健康长寿。

3. 食后摩腹　古代大医学家孙思邈说:"食毕摩腹,能除百病";又说:"平日点心饭后,即自以热手摩腹,出门庭行五六十步,消息之。"

饭后用手摩腹,确对健康大有好处。因为,用手轻轻按摩腹部,能促进腹腔内血液循环,加强胃肠功能。此外,食后摩腹还可以作为一种良性刺激,经传入神经传入大脑,这样有益于神经——体液内分泌功能的调节,且能活血通络、疏通经脉,对胃肠和心脑血管系统疾病的防治有独特的作用。简单的方法是:用两手掌对搓,手掌搓热后,以掌心着腹,以脐为中心,从上至下,顺时针方向慢慢地、轻轻地摩动20～30 圈即可。

4. 食后宜制怒　古人云:"食后不可便怒,怒则食积,怒后不可便食,食则不化。"这里充分说明了进食后,必须保持舒畅的心境,才有利于食物的消化吸收。

进食后,若处于愤怒烦闷的情绪之中,由于情绪的影响,就会导致中枢神经系统功能紊乱,影响胃肠消化吸收功能,引起消化不良。

5. 要注意克服饭后的不良习惯　人们常说:"饭后一支烟,赛过活神仙",这话大错特错,吸烟本来就危害健康,饭后吸烟,危害更大。因为人们吃饭后,胃肠道血液循环加快,蠕动加强,肠黏膜毛细血管舒张,进入准备吸收和输送营养的状态。这时吸烟,烟中的有害物质更易进入人体。有的医药学家曾就此进行测定,发现饭后如果吸烟,那么进入人体的有害物质为平时的5倍以上。所以说,饭后吸烟,非但不能快活过神仙,而是有害健康。

有的人吃饱后,常常喜欢放松裤带,这个习惯亦不好。因为饭后放松裤带,会使腹腔内压下降,使消化器官的活动和韧带负荷量增加,容易发生肠扭转,引致肠梗阻、胃下垂等消化系统病。

饭后立即洗澡,同样不利于养生。因为饭后洗澡,血流量会增加,胃肠道的血流量便相应减少,消化功能下降。

饭后水果上餐桌,这是近年来,许多家庭、饭店、宾馆的常规,殊不知,这样做,亦不利于养生。

三、食养的基本方法

(一)健肺食养

《内经》中指出:"肺者,相傅之官,治节出焉。"所谓"相傅之官",指的是相当于宰相一样的官,辅佐君王,治理国家。肺是人体五脏之一,它具有辅佐君王一心治理人身五脏六腑、四肢百骸的功能。它的功能渗透到人体各个角落,对人体的生命活动过程起着非常重要的作用。

1. 健肺食养方

(1)益胃汤:沙参9克,麦冬15克,生地黄15克,冰糖30克,玉竹4.5克。水煎,分3次服,或当饮料服用。功效:主治肺胃阴虚、津液亏损。适用于肺津损伤之干咳、咽干口燥;胃阴虚的口渴、胃脘疼痛。风寒咳嗽及脾胃虚寒者忌服。

(2)天冬饼:天冬1000克,白蜜60毫升,芝麻12克,黑豆粉500克。将天冬加水浓煎,取汁300毫升,加蜂蜜熬炼,再入芝麻、黑豆粉,和捏为饼。每次吃1饼。功效:主治津液亏损,肺肾阴虚。适用于口干、干咳以及白发、牙齿脱落等早衰之象。脾胃虚寒、食少便溏及外感风寒者不宜食用。

(3)石斛甘蔗饮:石斛30克,鲜甘蔗汁100毫升。将石斛洗净后加水煮30分钟左右,加鲜甘蔗汁混合即成。每日早、晚各1次。功效:主治肺胃阴虚、津液不足。适用于肺阴亏虚之口咽干燥、干咳及胃阴不足引起的疼痛等。

(4)玉竹沙参焖老鸭:玉竹、沙参各适量,老鸭净肉适量。三味一起放入砂锅内,加文火焖煎 1 小时以上,调味后食之。功效:主治肺阴不足。适用于治疗口干、燥咳等症。

(5)冰糖黄精方:黄精 30 克,冰糖 50 克。将黄精以清水浸泡,加冰糖文火煎 1 小时左右即可,吃黄精喝汤,每日 2 次。功效:主治肺阴不足。可用于治疗阴液亏虚所致的干咳无痰、咽喉干燥等病症。

(6)百合粥:百合粉 30 克,粳米 100 克,冰糖适量,同煮粥,经常服用。功效:主治心肺两虚,用于治疗肺燥干咳、神经衰弱、肺结核等。

(7)百合鸡蛋汤:百合 60 克,鸡蛋 2 个。百合洗净后同煎至蛋熟,去蛋壳连汤服,每日服 1 次。功效:用于治疗肺阴不足之干咳、盗汗等症。

(8)黄精鸡翅:黄精 60 克,鸡翅 10 只,大豆 50 克,核桃肉 30 克,海带 30 克。黄精洗净,放入砂锅内,加适量清水,熬取汁水。将大豆洗净,入热水中浸泡一夜。海带洗净、泡发、切条。鸡翅洗净,沥干水。锅中放水,下入鸡翅,再放入黄精汁、大豆、海带、核桃肉和适量调味品,加锅盖煮 30 分钟以上即可。功效:有健脾润脾、滋阴益精、补脑增寿的作用,是补肺佳品。

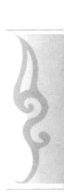

2. 健肺食养应注意的问题

(1)要常吃一些养肺的食物

①黄精:本品能补肺润肺,尤适用于肺虚燥咳病症。可单用本品煎汤或熬膏服。如冰糖黄精汤,用黄精 30 克,加冰糖 50 克,用文火煎煮 1 小时,可治肺痨、咳嗽、咯血、低热等。若久服本品可预防和治疗肺结核、糖尿病、高血压、动脉硬化、风湿疼痛、病后体虚、贫血等多种病症。现代研究证明,黄精有增强老年人适应环境的能力和心肺功能的作用,可减少老年人细胞的突变,从而起到抗老延年的作用。常用药膳是:黄精 30 克,粳米 50 克,同煮做粥,早晚食之,可补虚疗损、令人强健。

②灵芝草:此药既补肺气,又补肾气,适用于肺肾两虚所致的咳嗽、气喘、虚劳等。如灵芝糖浆可治疗咳嗽、气喘;灵芝与人参配伍,可治疗由各种慢性疾患所致的面色萎黄、体倦乏力、短气懒言、两足痿弱等症。若久服之,可预防和治疗常见的冠心病、慢性气管炎、高脂血症、支气管哮喘等症,以及各种原因引起的白细胞减少,从而起到延年益寿的作用。

(2)在秋天养生更要注意养肺:《素问·脏气法时论》说:“肺主秋……肺欲收,急食酸以收之,用酸补之,辛泻之。”酸味收敛补肺,辛味发散泻肺,秋天宜收不宜散。所以,要尽可能少食葱等辛味之品,适当多食一点酸味果蔬。秋时肺金当令,肺金太旺则克肝木,故《金匮要略》又有“秋不食肺”之说。

秋燥易伤津液,故饮食应以滋阴润肺为佳。《饮膳正要》说:“秋气燥,宜食麻以润其燥,禁寒饮。”《曜仙神隐书》主张入秋宜食生地黄粥,以滋阴润燥。因此,秋季时节,可适当食用如芝麻、糯米、粳米、蜂蜜、枇杷、菠萝、乳品等柔润食物,可以益胃生津,有益于健康。

(二)强肝食养

《内经》认为"肝者,罢极之本"。罢极为极限之意。这里讲的是肝主筋,筋主持运动,肝脏是极限运动的根本保证,当极限运动以后,肝脏又为体力的迅速恢复提供物质能量。《内经》说:"食气入胃,散精于肝,淫气于筋",又说:"脏真散于肝,肝藏筋膜之气也。"可见肝脏的精气,能布散到筋,发挥其濡养作用。此外,肝主疏泄,主藏血,对人身气机的升降出入以及血液的储藏、血量的调节都有十分重要的作用。

1. 泥鳅炖豆腐　原料:活泥鳅100克,豆腐50克,葱、姜各适量,食盐少许。制作:活泥鳅先于清水中放养1天,去鳃与肠杂,洗净。豆腐切成小块,漂于清水中。姜、葱洗净拍松。泥鳅放锅中,加水适量,放姜、葱及食盐少许,清炖至五成熟,加入豆腐,再炖至泥鳅熟烂即可。温热食鱼、豆腐并喝汤,空腹适量食之,每日1～2次,连服1周。功效:本方成品色白悦目、味鲜嫩软滑,有清热利湿、补中益气、解毒保肝的功效。适用于黄疸型肝炎和慢性肝炎。

2. 蘑菇炖乌鸡　原料:蘑菇200克,乌骨鸡1只,食盐适量。制作:乌骨鸡宰杀后,去毛和内脏,洗净,斩成大小适当的块。蘑菇洗净,撕成小块。将上二物放砂锅中,加水适量及少许盐,炖至鸡肉熟烂即可。温热适量食之,单食或佐餐均可。功效:有补中益气、强身保肝的功效。适用于慢性肝炎。

3. 醋骨汤　原料:米醋1000毫升,鲜猪骨500克,红糖、白糖各120克。制作:猪骨洗净,放砂锅中,倒入米醋,并加红、白糖,不要加水,中火烧开,改小火煮至沸后30分钟停火,过滤取汁。成人每次30～40毫升,小儿5－10岁每次10～15毫升,每日服3次,饭后服。功效:有养阴益肝、解毒散瘀的功效。适用于病毒性肝炎有肝阴亏损表现者。

4. 丹参黄豆汁　原料:丹参500克,黄豆1000克,蜂蜜250毫升,冰糖30克,黄酒1匙。制作:丹参洗净,放砂锅中,加凉水以浸没为度,浸泡1小时后,用中火烧开,再改小火煎约半小时,滤出汁。再加水如上法煎取第二道汁,滤出并与头汁混合。黄豆择洗净,用凉水浸泡1小时后,捞出倒入大锅内,加足量水,旺火烧开,加黄酒,改小火煮约3小时,至黄豆酥烂,离火趁温热将豆汁滤出。将丹参汁、豆汁同入瓷盆内,加蜂蜜、冰糖,盖上盖,上笼蒸约2小时,待冷后装瓷瓶封储。余下黄豆可另做菜。每次1匙,饭后1小时开水冲服或米汤送下,每日2次。功效:丹参为中医应用的主要活血祛瘀药物之一,对肝脏组织的修复和肝功能的恢复颇有助益。黄豆营养丰富,是补充植物性蛋白质的主要食品。慢性肝炎病人的饮食要求有质优、量足、产氨少的蛋白质,以利肝细胞的修复,黄豆是最佳的食疗之品。本方有活血祛瘀、补虚养肝的功能。适用于慢性肝炎,尤适用于兼见肝脾大者。

5. 萝须枣豆粥　原料:玉米须60克,胡萝卜90克,大枣、黑豆各30克。制作:胡萝卜洗净切成小块。玉米须放锅中,加水适量,煮沸后半小时,捞出须不用,下大枣、黑豆及胡萝卜,再煮至豆烂即可。温热空腹食之,1日分2次服完,连服数日。功效:玉米须性平味甘,有一定的利尿、利胆与止血作用,尚含有维生素C与维生素K等,故可用于治黄疸型肝炎。黑豆蛋白质含量极高,尚含有胡萝卜素、B族维生素等,是肝炎病人的食疗佳品。本方有健脾养肝、利湿退黄的功能。适用于黄疸型肝炎。

(三)益心食养

心为"君主之官""五脏六腑之大主也"。中医历来都把心脏看作是人体的"中心器官"。心脏的生理功能主要有主血脉、主神志两个方面。心脏健康与否,直接影响到人体的健康与寿命。在当代,心脏病虽然可以得到许多有效治疗,但仍是人类死亡的主要原因之一。可见,心脏保健至关重要。增强心脏功能食养药膳如下。

1. **宁心酒** 原料:龙眼肉250克,桂花60克,白糖120克,白酒2500毫升。制作:将龙眼肉、桂花、白糖共置坛内,倒入白酒,加盖密封,愈久愈佳,其味清美香甜。每日饮服2~3次,每次15~20毫升。功效:安神定志,宁心悦颜。本方适应于神经衰弱、面色憔悴、失眠健忘、记忆力衰退、心悸等。糖尿病患者忌服。

2. **补虚正气粥** 原料:黄芪30克,人参6克,粳米100克,白糖少许。制作:将黄芪、人参切成薄片,用冷水浸泡半小时,用砂锅武火煎沸后,改文火煎成浓汁。取汁后,再加冷水如上法煎煮取汁。两煎药液相合,分两份于每日早、晚同粳米加水适量煮粥。粥成后加白糖少许,稍煮即可,做早、晚餐。空腹食用。根据个人情况,3~5日为1个疗程。间隔2~3日再服。功效:强心健脾,补虚扶正。

3. **养心安神酒** 原料:枸杞子45克,酸枣仁30克,五味子25克,香橼20克,何首乌18克,大枣15枚,白酒1000毫升。制作:将诸药共捣碎,装入细纱布袋里,扎紧口,放入坛内,倒入白酒,封严,置阴凉处。7日后开封,除去药袋,过滤取液即成。每晚临睡前饮服20~30毫升。功效:养心和血,养肝安神。

4. **补养心肾酒** 原料:补骨脂、熟地黄、生地黄、天冬、麦冬、人参、当归、川芎、白芍、茯苓、柏子仁、砂仁、石菖蒲、远志各40克,木香20克,白酒2500毫升。制作:将上药捣碎,用白布袋盛之,扎紧口,置于瓦罐口,注入白酒,用文火煮熟,去渣,候冷,收储备用。每日温饮2次,每次15毫升,不拘时。功效:补气血,养心肾,健脾胃。

5. **莲子酒** 原料:莲子50克,白酒500毫升。制作:将莲子去皮,洗净,装入酒坛内,再将白酒倒入浸泡,加盖封严,每日振摇1~2次,15日后开封,即可饮用。每日饮服2次,每次15~20毫升。功效:养心安神,益肾固涩,健脾止泻。本方适用于心悸、失眠、肾虚遗精、带下等证。

6. **牛奶全麦粥** 原料:全麦片50克,牛奶150毫升,白糖50克,精盐少许。制作:将麦片在清水中浸泡半小时以上。用文火煮15~20分钟后,加入牛奶、盐继续煮15分钟,加入白糖,拌匀。按常规服。功效:养心安神,润肺通经,补虚养血。

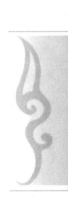

(四)保胃食养

在中医学中,胃气是脾胃功能的总称,而脾胃是人体最重要的器官,是气血生化之源。人体的生长发育,维持生命的一切营养物质,都要靠脾胃供给。若脾胃功能减弱,则人体的生长发育、新陈代谢就会受到严重影响。所以,古代养生家特别强调"胃气"的重要性。我国古代最著名的医学家华佗曾说:"胃者,人之根本;胃气壮,五脏六腑皆壮也……"《内经》说:"人无胃气日逆,逆者死。"总之,要养生,要延年益寿,必须要保养胃气。保养胃气食养药膳如下。

1. 西湖牛肉羹　原料:牛腿肉200克,鸡蛋2个,黄酒、葱、姜、酱油、麻油、胡椒粉、盐、味精各适量。制作:牛肉洗净剁成肉末,加黄酒、酱油、胡椒粉拌匀。锅内加水适量,入姜末,烧开后将牛肉徐徐搅入水中,再将打匀的鸡蛋拌入,调好口味后勾薄芡,撒上葱花,淋上麻油即可。功效:此汤有补脾养胃、强壮筋骨之功能,且适合年老体弱者消化吸收。

2. 蚝油牛肉　原料:牛肉(去筋络)1000克,蚝油25毫升,素油、葱、黄酒、酱油、糖、味精、小苏打粉、盐、干淀粉适量,蛋清1个。制作:牛肉洗净切薄片,加酒、蛋清、小苏打、适量水腌4小时后加水淀粉拌匀,油烧热入牛肉片炸至断血出锅;锅留底油,加酱油、蚝油、糖、盐、葱、味精、水烧开,再加少许水淀粉勾芡,再将牛肉放入,加少许麻油炒匀即可。功效:补脾胃、益气血,可治脾虚水肿、虚损消瘦等症。

3. 醋熘洋山芋片　原料:洋山芋250克,素油、醋、盐、葱、味精各适量。制作:洋山芋去皮洗净切薄片,用清水洗一下捞出,沥干水,油烧热,放进洋山芋片,急火煸炒片刻,加点水、盐、醋,盖上锅焖一会儿,出锅前放点葱、味精即可。功效:有和胃、调中、健脾、益气等作用。

4. 长寿马兰头　原料:鲜马兰头250克,五香豆腐干5块,五香炒花生米50克,酱油、麻油、精盐、糖、味精各适量。制作:炒熟的五香花生米脱衣后再用温火炒黄,豆腐干沸水略焯,与花生米分别切成细末;马兰头洗净沸水焯熟后挤干水分切成细末,各料拌和并加上调味品拌匀即可。功效:此菜清凉解毒、悦脾胃、滋养调气、润肺脏;如加上醋,还能防治高血压。

5. 豆腐衣炒韭菜　原料:豆腐衣100克,韭菜250克,素油75毫升,淀粉、味精、酱油、黄酒各适量。制作:豆腐衣洒水润湿,切成丝,韭菜择好洗净,切1.2厘米长。坐锅上火,油温七成,加盐,将韭菜下锅,旺火急炒熟出锅,锅里加点熟油,放入黄酒、酱油、淀粉、味精、豆腐衣急炒几下,投入韭菜翻匀即可。功效:豆腐衣养胃消痰,韭菜温中行气、解毒散血。此菜可治胃弱少食、咳嗽多痰、创伤瘀肿等症。

(五)补肾食养

中医养生学认为,人体生长发育、衰老与肾气关系密切。可以说衰老与否、衰老速度、寿命长短,在很大程度上取决于肾气的强弱。肾气旺盛,人就不易衰老,衰老速度也缓慢,寿命也长;反之,肾气衰,衰老就提前,衰老的速度也快,寿命也短。

正如我国著名医学家叶天士所说,"男子向老,下元先亏"。这里的下元,即指先天元气,元气藏于肾,元气亏,即肾气虚,故人体变老。强壮肾气的食养佳肴如下。

1. 苁蓉虾球 原料:虾仁250克,肉苁蓉10克,鸡蛋2个,面粉150克,黄酒、葱、姜、发酵粉、盐、味精各适量。制作:肉苁蓉加少许水煮20分钟,沥出的汁水加入面粉、蛋液、姜汁、葱花、盐、发酵粉搅拌成糊状;虾仁加酒、盐、味精稍腌,拌入糊中;用匙舀起虾仁糊,在四成热的油锅中炸至金黄色即可。功效:此菜可补肾阳、益精血,主治阳痿、筋骨不健等症。

2. 蒜爆羊肉 原料:羊肉250克,大蒜20克,薤白20克。制作:将羊肉切成大薄片;大蒜、薤白切片,与羊肉一起放入碗内,加酱油、食盐、黄酒、淀粉、白糖拌匀。锅内入油,旺火烧热后,放入上述原料,煸炒至肉熟,调汁紧裹时,淋上少许香油即出锅。佐餐食用。功效:益肾气,壮阳道。其中羊肉甘温,善补虚劳,益气力,壮阳道,历来被看作补阳佳品。大蒜辛温,《日华子本草》谓:"大蒜……健脾,治肾气。"其气熏烈,能通五脏、达诸窍。有人认为大蒜有兴奋性欲的作用。薤白为百合科植物小根蒜或薤的鳞茎,别名薤白头、野蒜,辛苦,温,辛散苦降,温通滑利,能通体内之阳气、散阴寒之凝结。三物相配,具有益肾气、壮阳道的作用,经常食用,可强壮身体、提高性欲、改善性功能。

3. 戊戌酒 原料:狗肉1000克,糯米1000克,酒曲适量。制作:狗肉洗净,煮烂,捣如泥;糯米煮成干米饭,与狗肉泥拌匀,待冷,加酒曲适量,发酵成为酒酿。功效:大补元气,温肾助阳,健脾养胃。其中狗肉为犬科动物狗的肉,又称犬肉。它除有蛋白质等营养成分外,还含有嘌呤类和肌肽及钾、钠、氯等化合物。狗肉味咸性温,主补肾气。壮阳道、强腰膝、暖下元、健脾胃,下元虚弱者食之最宜。和糯米加酒曲酿酒,更助元阳之气,又培补中焦之气。元阳虚弱的阳痿、早泄、滑精者可酌情选用。每日晨起空腹饮20~30毫升。阳盛、火旺、热病者不宜使用。

4. 虫草速溶茶 原料:冬虫夏草。功效:壮元阳,益真气,补虚弱,乌须发。主治:体弱多病,年老神衰,脏腑功能衰退。冲剂,每包2克。

(六)抗衰老的食养

尽管每一个人都想永葆青春、充满朝气、充满活力,但衰老总有一天要降临到每个人的头上,这是不以人们的意志为转移的客观规律。衰老虽然不能避免,但可通过努力,延缓衰老。抗衰老的方法,人们现在已经找到了不少,其中之一就是中医学的传统药膳。抗衰老的食养药膳如下。

1. 人参黄芪粥 原料:人参5克,黄芪20克,粳米80克,白糖5克,白术10克。制作:人参、黄芪、白术去净灰渣加工成片,清水浸泡40分钟后,放砂锅中加水烧开,再用小火慢煎成浓汁,取出药汁后,再加水烧开后取汁。早、晚分别煮粳米粥,加白糖趁热食用。5日为1个疗程。功效:补正气,疗虚损,抗衰老。适用于五脏虚衰、久病体弱、气短自汗等症。

2. 王浆蜂蜜　原料:蜂王浆、蜂蜜各适量。制作:将王浆与蜂蜜配成1‰的王浆蜂蜜。4岁以下每服5克,5—10岁10克,10岁以上20克,每日2次,20日为1个疗程,连服3个疗程。功效:滋补强壮、益肝健脾,适用于病后虚弱、小儿营养不良、老年体衰等症。

3. 代茶汤　原料:白术4.5克,麦冬(去心)3克。制作:将上药同煎作汤,夏天代茶饮。功效:益气补脾,适用于老年脾虚、津少口渴,久服延年耐衰。

4. 芝麻茯苓粉　原料:芝麻、茯苓各等量。制作:将芝麻炒熟,与茯苓混合,研成细粉。晨服20～30克,加适量白糖。功效:补益脾肾,延年益寿,抗衰老。

5. 红枣膏　原料:大枣500克。制作:将枣去核,加水煮烂,熬成膏状,加红糖500克,拌匀使溶。每服15克,每日2次,开水冲服。功效:健脾和胃,补益气血,抗衰老,疗疾延年。

(七)养颜润肤的食养

皮肤的健美与营养均衡关系极为密切。一旦营养不良,不仅容颜憔悴、双目无神,皮肤也缺乏血色或苍白或灰暗无华。反之,多食大鱼大肉虽然可以供应充沛的体力,但因此而产生的体内代谢物若不能及时排出体外,反而得不偿失,尤其是日久天长,蓄积于体内的尿酸将引起内脏功能障碍和老化。看来,营养缺乏和营养过剩都直接有害人类对皮肤健美的追求。药膳养颜润肤药膳如下。

1. 肉皮冻　原料:肉皮500克,清水1000毫升,葱、姜、花椒、大料、酱油、精盐、黄酒各适量,黄豆100克,味精、香菜、辣椒油、香油、醋、蒜泥各适量。制作:将肉皮除去毛和肥膘,放在开水中煮一下捞出,切成条状。锅中放上清水、肉皮、葱、姜、花椒、大料、酱油、精盐、黄酒、黄豆,一起熬煮,煮时注意撇去浮沫。当汤汁熬至稠浓时,捞出调料,放入味精,倒入容器内冷却即成。吃时,切成小块,倒上香菜、辣椒油、香油、醋、蒜泥,拌匀即可食用。功效:常吃使皮肤光滑,保持弹性,延缓衰老。

2. 红烧海参　原料:水发海参500克,高汤200毫升,淀粉、糖各30克,葱油40毫升,酱油20毫升,料酒30毫升,味精4克,毛姜水、盐各适量。制作:将海参坡刀剖开,用开水烫一下,用高汤、料酒、盐、毛姜水上火煨一煨,汤滗出不用。再以高汤下入料酒、酱油、味精、盐、糖,汤沸后尝好味,勾芡,淋入葱油即成。功效:常吃可保持皮肤滋润,增加皮肤弹性,延缓衰老。

3. 凉拌五彩丝　原料:胡萝卜100克,粉丝100支,扁豆100克,水发冬菇50克,冬笋30克,精盐1.5克,酱油40毫升,熏醋10毫升,香油15毫升。制作:粉丝用温水泡软,扁豆洗净。将粉丝放入锅中,下清水没过粉丝,再加精盐,烧开,然后离火凉凉;将扁豆放入沸水中略煮,捞出凉凉;再将冬菇和冬笋用沸水汆一下,凉凉。把扁豆、冬菇、冬笋、胡萝卜切成细丝,粉丝用刀割成段,码在盘中。用精盐、酱油、香油、熏醋、味精调成三合油味汁,浇在五彩丝上。功效:本菜富含维生素,可保持皮肤柔润,增加皮肤光滑。

4. 黄瓜猪肝 原料:白菜 15 克,胡萝卜 15 克,鸡蛋 2 个,料酒、米醋、酱油、精盐各适量,猪肝 100 克,黄瓜 150 克。制作:将猪肝去掉筋膜洗净,切成薄片,用料酒、米醋、酱油、鸡蛋清裹上一层薄浆,油烧至六七成热时,翻炒至金黄色时捞出备用;胡萝卜、黄瓜、白菜洗净切成丝备用;锅内放少许花生油,烧至六成热时,放入葱花翻炒后,将胡萝卜丝翻炒 1 分钟左右,再下入炒好的猪肝和白菜丝,然后下入料酒、精盐、味精翻炒,再下入黄瓜丝,炒几下即成。功效:滋补健美,增强视力。

5. 五白糕 原料:白扁豆 50 克,白莲子 5 克,白茯苓 50 克,白菊花 15 克,白山药 50 克,面粉 200 克,白糖 100 克。制作:将扁豆、白莲子、白茯苓、白山药、白菊花磨成细粉,与面粉调匀,加水和面或加鲜酵母令其发酵,发好后揉入白糖,上笼沸水武火蒸 30 分钟,至熟,切块,作主食。功效:健身除湿,增白润肤,适用于面部黄褐斑,尤其是属于痰湿所引起的。

6. 参苓山药汤圆 原料:人参 5 克,茯苓 10 克,淮山药 10 克,干江米粉 250 克,豆沙泥 50 克,白糖 100 克,熟猪油 20 克。制作:人参、茯苓、淮山药研细末,过 80~90 目筛;药粉与白糖、豆沙泥、猪油共拌匀,做成直径约 1 厘米的丸子;滚上江米粉,做成汤圆,沸水中煮熟,做早、晚餐或点心。功效:补益脾胃,强肾益气,经常食用,能使步履轻盈、面色红润、精神壮旺。

(八)增力健体的食养

增力,就是指增强体力。它有广义与狭义之分,广义的增力是指增强身体的适应能力,包含肌力、耐力、灵敏性、柔韧性和弛缓性等内容,即增强身体在一切环境中的适应能力;而狭义的增力,则是指增强四肢的气力。两者的关系是广义的增力包含有狭义增力的内容,狭义增力又是反映广义增力的客观指标之一,两者相互影响,不可分割。

中医学认为,体力依赖于人体脏腑功能的正常活动,其中以脾肾关系最为密切,心肝肺为辅。常用的食养药膳如下。

1. 苁蓉五味酒 原料:肉苁蓉、五味子、山茱萸、淮山药、茯苓各 48 克,甘味料 300 克,酒 1000 毫升。制作:上述药切碎或捣碎,亦可加甘味料与酒共同浸透,存 50 日后饮用。每日 2~4 小杯。功效:本药酒益气壮阳、补血益精、功能强身除倦、延年益寿、镇惊安神,劳动后饮上几杯可消除疲劳、恢复体力、振奋精神,平日有喝酒习惯的,不妨常喝此酒。本药膳均有益于体力劳动者劳动后食用,若能长年食用,不仅可增力壮体,且可延年益寿。

2. 烧明虾 原料:大虾 10 尾,葱半根,鲜姜末 10 克,大蒜末 10 克,酱油 25 毫升,酒 10 毫升,油 450 毫升。制作:大虾去须、足,不去皮,用水洗净后抽去脊线和腹线,用刀背将虾身轻轻叩松。将 450 毫升油倒入铁锅中,用大火烧热后下入大虾,炸 10 秒左右捞出将锅内油倒出,留 30 毫升,仍坐火上,投入葱、姜,炝出香味后加入酱油,下入大虾,再加入蒜末和酒,炒四五秒出锅装入盘中,即可供食。功效:

本菜为滋补佳品,有补肾助阳、通脉之作用,平人食之能健身强力,有体寒、阳痿早泄、体虚无力者尤宜常食。

3. 滑鳜鱼 原料:鳜鱼1条,笋肉50克,淀粉25克,黄酒15毫升,酱油50毫升,肉汤75毫升,素油、葱丝、青蒜、花椒各适量。制作:鳜鱼去鳞、鳃,内脏洗净,肉厚处划几刀,用盐、酒稍腌;笋切片。锅烧油至油温四成,下进花椒,出香味去渣,将鱼拍上淀粉,热油旺火将鱼入锅滑一会出锅。锅留油,下进笋片炒一会,将酒、酱油、肉汤入锅,放进鱼烧开,下进葱、蒜烧一会儿即可。功效:开胃健脾、养血化瘀,是滋补健身的佳肴。

4. 酿鸽蛋 原料:鸽蛋12个,猪肥瘦肉50克,火腿、南芥、面粉、姜末、绍酒、白酱油、食盐、味精、香油各适量。制作:将生鸽蛋煮五成熟(不要把蛋黄煮熟),剥去壳,用刀削下一个盖,把蛋黄倒出来,把肥瘦肉和火腿、南芥剁成碎末,用香油、食盐、白酱油、绍酒、味精、姜末调匀,制成馅,装在蛋清里,盖上盖放在碗里,上笼蒸熟滤出汤,锅里少添一点油,上火加热,把其汤水浇在鸽蛋上即成。功效:滋养气血,强健身体。

(九)增强性功能的食养

人人都希望家庭美满幸福,又如何美满幸福呢?尽管每个人的标准都不相同,但有一条是一致的,即双方性功能和谐。俗话说:"一日夫妻百日恩,百日夫妻似海深"。这里的"恩"和"深",很重要的一点就要体现在性的满足上。正如大思想家孔子所指出的:"食色,性也,人之大欲也",就非常清楚地说明了夫妻双方的性满足是何等重要。增强性功能食养药膳如下。

1. 回春补益酒 原料:仙茅、淫羊藿、南五加皮各240克,酒1500毫升。制作:先以淫羊藿浸酒,储存21日后,启封滤去渣,挤净,再以此药酒浸透仙茅和五加皮(仙茅要在前一日先以米泔泡一宿,再浸酒,以除其毒气)21日,每饮1杯。功效:补肾固精,利行房事,尤适用于肾气不足而致性欲低下者饮用。

2. 枸杞豉汁粥 原料:枸杞子50克,豉汁50毫升,粳米100克。制作:先煮枸杞子去渣取汁,再入粳米煮粥,待熟,下豉汁,搅拌,沸。随意食用。功效:补益肝肾,和养胃气,适用于体虚久病、房事衰弱。

3. 莲子茯苓散 原料:茯苓、莲子各90克。制作:2味共研粉,每服15克,每日2次。在每两餐之间空腹时用温开水送服。功效:补益脾肾,固精安神,适用于性神经衰弱、遗精、阳痿等。

4. 二仙烧羊肉 原料:仙茅15克,仙灵脾15克,生姜15克,羊肉250克,调料适量。制作:前3味装入布袋中,扎口;羊肉切片,同药袋共煮至羊肉熟烂,去药袋,加盐、味精调味。食肉饮汤,每日2次。功效:补肾阳,适用于肾阳不足之性功能低下。

5. 牛奶玉液 原料:粳米60克,炸胡桃仁80克,生核桃仁45克,牛奶200毫升,白糖 12 克。制作:先将粳米洗净,用水浸泡 1 小时捞起,滤干水分,和生核桃仁、炸核桃仁、牛奶、清水拌匀磨细,再用罗斗过滤取液待用;锅内注入清水烧沸,入白糖溶化后,将前滤液慢慢倒入,搅匀烧沸即成。随意饮用。功效:补肺益肾,滋养润燥,适用于性功能低下。

(十)延年益寿的食养

自古以来,人们都希望健康,更渴望长寿,但是如何才能长寿呢?中医养生学认为,人体的生长发育、寿命的长短,在很大程度上取决于肾气的强弱。若肾气旺盛就不易变老,变老的速度也缓慢,寿命也就长;反之,肾气衰,变老就提前发生,变老的速度也快,寿命也就短促。因此,凡能补益肾精和强化元气的食养皆可增强肾的功能,以激发生命活力,这样就可起到延年益寿的作用。

此外,中医学认为,"有胃气则生,无胃气则死",而胃气是脾胃功能的总和。脾胃共同完成饮食水谷的消化吸收功能,如果脾胃虚衰,不能消化吸收饮食水谷,人体所需要的营养物质得不到及时补充,便会出现营养不良,出现贫血、水肿、气短、头晕、四肢无力等各种各样的疾病或症状,从而大大缩短寿命。如《养老奉亲书》里说:"故饮食进则谷气充,谷气充则气血胜,气血胜则筋力强。"这里的筋力强,即是身体健康的表现,长此下去,寿命即会大大延长。延年益寿的食养药膳如下。

1. 茯苓酒 原料:茯苓 60 克,糯米 500 克,酒曲适量。制作:茯苓洗净,加水适量,煎煮。每 30 分钟取煎液 1 次,共取 2 次。再将煎液与糯米共同烧煮,做成糯米干饭,待冷,加酒曲适量,拌匀,发酵成为酒酿。或用冷浸制酒法,将茯苓,放入白酒,浸泡 7 日后开取食用。功效:健脾补中,利水渗湿,耐老延年。其中茯苓为多孔菌科植物茯苓的干燥菌核,味甘淡,性平,既能养心健脾,又能利水渗湿。宋代苏颂的《图经本草》将茯苓列为上品。明代李时珍的《本草纲目》记载了服茯苓法:"酒浸茯苓,日食一块,至百日,肌体润泽,延年耐老,面若童颜。"茯苓的有效成分主要是茯苓多糖,它能增强小鼠的 T 淋巴细胞功能,并可激活补体 C3、C5 和 B 因子,促进体液免疫功能,可使胸腺、淋巴结增大、末梢血中白细胞计数增多。茯苓多糖有强烈的抗肿瘤作用,抑瘤率可达 60% 左右。对艾氏腹水癌的动物可延长生存期 23.49%、腹水量下降 71.53%、癌细胞总数减少。茯苓还能促进钠、氯、钾等电解质的排出,有缓慢而持久的利尿作用。

2. 大豆汁 原料:黑大豆 250 克。制作:黑大豆洗净,入锅,加水煮汁,至大豆熟烂,煎液黏稠如饴,停火。饮汁,经常食用。功效:利水下气,活血解毒,耐老不衰。其中黑大豆又名黑豆、乌豆,为豆科植物大豆的黑色种子。含有脂肪、蛋白质、糖类、维生素 B_1、烟酸等成分。富含不饱和脂肪酸,它可以促进胆固醇的代谢,防止脂质在肝脏和动脉管壁沉积,对预防冠心病、动脉硬化有益。黑大豆味甘性平,功效利水下气、活血解毒。《本草纲目》云"每晨水吞黑豆二七枚,谓之五脏谷,到老不衰。"本品原方用治中风不语,即今天所说的脑血栓形成的不语。有病治之,无病养之,经常食用,"令人长生"。

3. 黄精粥　原料:黄精15克,粳米50克,红糖适量。制作:黄精煎取汁液,入粳米煮粥。或黄精洗净,用水泡软,切成细丁,与粳米同煮为粥,粥成时调入红糖。每日2次。

功效:润肺滋肾,延年长生。其中黄精为百合科植物黄精的根茎,主要成分有蒽醌类化合物、洋地黄糖苷、氨基酸、烟酸、锌、铜、铁等。黄精性味甘平,宽中益气,补肾填精,滋阴润肺,自古作补益健身之品,主张长年服食。据《博物志》记载"太阳之草名曰黄精,饵而食,可以长生"。唐代大诗人杜甫曾作诗赞道"扫除白发黄精在,君看他年冰雪容"。现代研究表明,黄精可以延长家蚕寿命,抑制脂质过氧化、增强免疫功能,降血糖,改善心血管系统、呼吸系统及消化系统的功能,从而证实古代记载不无道理。黄精与粳米为粥,常服润肺滋肾,延年长生。本品滋腻,消化不良或有湿痰者忌食。

(十一)防癌抗癌的食养

癌症是机体内细胞分裂失控、任意繁殖、发生恶性变,从而损害健康、危及生命的一类疾病。在传染病得到基本控制的今天,癌症、心血管疾病和脑血管疾病已上升为当前主要的死亡原因。现代医学的大量研究资料,发现80%～90%癌症的形成与环境因素,如地理条件、生活方式、饮食习惯等有关。如果对这些因素采取适当的措施,并做到早期发现和早期治疗,就可以达到防治癌症的目的。

膳食作为环境因素的一部分,与癌症关系错综复杂,既存在着潜在的致癌因素(高脂肪、黄曲霉素污染、酗酒等),也存在着防癌成分(充足的蛋白质、膳食纤维、胡萝卜素、维生素A、维生素C、微量元素硒等)。我们在食物调配时,注意扬长避短,充分发挥食物防癌成分的作用,尽量减少致癌因素,组成完全、平衡的合理膳食,将有助于癌症的预防。常用防癌、抗癌的佳肴如下。

1. 香油拌芦笋　原料:芦笋250克,食盐、香油各适量。制作:芦笋洗净,切成薄片,放入开水锅内焯熟捞出,沥干水分,调入香油和食盐,拌匀凉食。佐餐食用。功效:抗结核,抗癌。其中芦笋味苦甘,性微寒,功效抗结核、防癌,主要用于肺结核和恶性肿瘤的防治。芦笋疗癌始于近代。20世纪70年代初生化学家卢茨,对芦笋治癌的可能性及可靠性做了深入的研究,发现芦笋对各种癌症均有一定疗效,并有痊愈病例。他于1974年在权威性杂志《预防》发表了研究结果,引起人们的注意,从此芦笋疗法开始风靡全球。多年来无人问津的芦笋,一下子成了餐桌上的宠物。

实验研究表明,芦笋原汁可促进外周血T淋巴细胞转化、增殖,提高机体免疫力,有明显抑制癌细胞生长的作用。其抗癌成分主要为组织蛋白、胡萝卜素、维生素C、叶酸与核酸等。

芦笋无论生食、熟食或罐头制品均有抗癌作用,食量不限。

2. 蛎黄汤　原料:鲜牡蛎肉 250 克,猪瘦肉 100 克。制作:牡蛎肉洗净,猪瘦肉切片。把牡蛎、瘦肉放入小碗内,以黄酒、淀粉拌好,倒入开水锅中煮至嫩熟,以食盐调味,佐餐食用。功效:滋阴养血。其中牡蛎又称蛎黄、蛎子肉,为牡蛎科动物。江牡蛎的肉,味道鲜美,多作汤食。近年来发现牡蛎肉中有一种糖蛋白,对多种癌细胞都有抑制作用。

牡蛎肉与猪瘦肉皆为滋阴养血之品,后者兼能益气。两者味均甘咸,甘能补益,咸可软坚。本品性质平和,不凉不燥,适应面广泛。无论各种肿瘤,但见气阴两虚证者均可辅以汤食。

3. 蘑菇猪肉汤　原料:鲜蘑菇 100 克,猪瘦肉 100 克,食盐适量。制作:先将猪瘦肉、鲜蘑菇切成片,加水适量做汤,用少许食盐调味。佐餐食用。功效:滋阴润燥,健脾益气。其中蘑菇,为黑伞科植物蘑菇的子实体,现多由人工栽培。味甘性凉,功效补益肠胃、化痰散寒。含有多种氨基酸、维生素和矿物质等营养成分。现代药理研究表明,有增强机体免疫功能和抑制肿瘤细胞生长的作用。猪瘦肉滋阴液,丰肌体,润肠燥。蘑菇与猪肉相配,可以滋阴润燥、健脾益胃。尤适合于放疗、化疗后白细胞减少、食欲不振的肿瘤患者食用。

4. 海带醋　原料:海带 50 克,米醋 200 毫升。制作:海带切成细丝,或研成粉末,浸泡在米醋中,密闭储存备用。每日服用 10 毫升,或以此醋调制菜肴用。功效:软坚消瘤,活血化瘀。其中海带是海带科植物海带的叶状体,以整齐体厚,色黑褐,无杂质者为佳。作为药用已有悠久历史,金代医家李东垣先生曾云:"瘿坚如石者,非此不除。"瘿坚如石,系指单纯性甲状腺肿(缺碘所致)、甲状腺肿瘤等病症。海带"治水病,瘿瘤,功同海灌"(《本草纲目》)。是传统的消肿块之品。

海带防癌抗癌途径有:一是通过供给充足的碘来减少患甲状腺瘤的危险;二是海带提取液能直接抑制多种肿瘤细胞生长,并可延长白血病小鼠的生命;三是海带中的藻胶属植物纤维,具有很强的吸水性,可稀释肠内致癌物质浓度。

海带味咸性寒,软坚消瘿,利水止血;若用醋制,消肿软坚之力更强,兼以活血散瘀。海带醋,可作为日常防癌保健食品,经常食用。

5. 黄鱼鳔酥　原料:大黄鱼鳔 100 克。制作:黄鱼鳔洗净,沥干,用香油炸至酥脆,取出,压成粉末,待冷装瓶备用。每次 5 克,每日 3 次,温水饮服。功效:祛风活血,解毒抗癌。其中大黄鱼鳔味甘性平,无毒,祛风邪,消肿毒,行瘀止血,补血填精。民间常用于食管癌、胃癌、淋巴结核、小儿惊风、破伤风、吐血、滑精等症。

6. 蒜苗肉包　原料:玉米面、白面各 500 克,蒜苗 250 克,鲜蘑菇 100 克,猪肉糜 250 克,发酵粉、黄酒、酱油、麻油、精盐、白糖、味精各适量。制作:玉米面、白面拌和,加发酵粉,水发成面团。蒜苗切成米粒大,用盐略腌后,加蘑菇末和用黄酒、酱油、盐、糖调味的肉糜,加入麻油拌成馅。面团分成 20 份,分别包上馅上屉蒸熟即可。功效:此包有增强机体抵抗力及防癌、降低胆固醇、抗血凝等功效。

(十二)减肥轻身的食养

男子修长,女子苗条,拥有一个好身材,从某种意义上讲,比容貌更为重要,它是健与美的综合体现。

衡量一个人的体重是否正常,可以用这样一个公式来计算:理想体重(千克)=[身高(厘米)-100]×0.9,以此为基础,在上下浮动10%的范围内均属正常体重。超出理想体重的10%则为超重,超出20%可判定为肥胖。

单纯性肥胖是机体脂肪过多使体重超出正常的一种症状。不仅影响人的整体美观,还严重危害身体健康。肥胖是糖尿病、高血压、动脉粥样硬化性心脏病、脂肪肝等多种疾病的危险因素,日益引起人们的关注。

现代营养学对肥胖症的饮食主要给予低热量平衡膳食,其目的在于限制热量的摄入,让体内热量呈负平稳状态,而使沉积的脂肪逐渐减少。由于所供给的膳食中营养素充足完全,比例适宜,在减肥过程中,不易损害身体,因而是一种比较安全、稳妥的方法。

中医学认为,肥胖与饮食、劳逸、体质、情志等因素有关,多属标实本虚之证。标实以湿、水、痰、食、瘀为主;本虚则以脾肾虚、肝失疏泄为主。治则大体归为健脾化湿、消导通腑、疏肝利胆、温阳补肾、理气活血5法。鉴于肥胖病机复杂,应用时宜标本兼顾,补泻并施。古代减肥方,以健脾化湿和温阳利水见长,肥胖者可根据自身状况,酌情使用。有利于减肥轻身的食物有赤小豆、绿豆、薏苡仁、燕麦、荞麦、魔芋、冬瓜、黄瓜、西瓜皮、绿豆芽、鲤鱼、鲫鱼、荷叶、茶叶、山楂等。减肥轻身的食养药膳如下。

1. 薏苡仁粥　原料:薏苡仁30克,粳米50克。制作:先将生薏苡仁洗净晒干,碾成细粉,收储备用。取薏苡仁粉,与粳米一起下锅,加水煮至粥成。每日2次。功效:健脾利湿,轻身健美。其中薏苡仁是一种古老的保健品,早在西汉的《神农本草经》一书中就有记载,因其有"久服轻身益气"的功效,而列为上品,供人服食。其轻身效果可能来自于两个方面:一则薏苡仁其性微降而渗,故能去湿利水,以其去湿,因而利关节,除脚气,使行动轻健、敏捷;二则性味甘淡,甘以健脾,培补脾土,渗以除湿,补脾而不滋腻,淡渗而不峻利,为清补渗湿之品。脾虚湿盛所致的水肿、胀满、虚胖者服食后,水去胖消、周身轻松。薏苡仁力势和缓,须加倍使用才可见效,所以一般用量较大。

2. 荞麦面条　原料:荞麦面500克。制作:荞麦面加清水和面,做成面条、面片、糕饼等面食。经常食用。功效:开胃宽肠,下气消积,降脂降糖。其中荞麦,别名乌麦、花荞、甜荞,为蓼科植物荞麦的种子。味甘性凉,可开胃宽肠,下气消积。汪颖在《食物本草》中说"荞麦能炼五脏滓秽,俗言一年沉积在肠胃者,食之亦消去也。"故民间以"净肠草"相称。荞麦的营养价值很高,含有7%～13%的蛋白质,它的氨基酸组成比较平衡,赖氨酸、苏氨酸都较多,蛋白质的生物价可达80(大米为

77、小麦 67),是粮食类中的佼佼者。脂肪含量 2%～3%,以油酸和亚油酸居多。各种维生素含量也比较丰富。值得一提的是荞麦含有较多的芦丁,它属黄酮类物质,具有维持毛细血管弹性、降低毛细血管渗透性的功能。另有一种鞑靼荞麦,子粒略苦,又称苦荞,从前很少食用。近年来发现其降脂、降糖作用强于甜荞。现经过加工处理,除去苦味,已做成各式挂面,供人食用。

3. 冬瓜汤 原料:冬瓜 500 克。制作:冬瓜去皮、子,取白瓤切片,入锅中加水,煮熟。淡食或以少许食盐调味。佐餐食用。功效:清热利尿,瘦人轻健。其中冬瓜为葫芦科植物冬瓜的果实。含水分甚多,可达 96.5%,维生素 C 比较丰富,蛋白质、糖类微量,不含脂肪,另外含钠量也较少,是肥胖者理想的蔬菜。

中医学认为,冬瓜味甘淡,性微寒,功能清热解毒,尤善利尿除肿,消胖轻身。唐代孟诜曰:“欲得体瘦轻健者,则可长食之,若要肥则勿食也。”本品性质平和,作用力缓,需久服方可见效。脾肾阳虚泄泻者忌用。

4. 减脂茶 原料:绿茶、山楂、荷叶等。用法:袋装茶剂,每次 10 克,开水冲泡或水煎代茶。功效:降脂减肥,防止冠心病。主治高脂血症、肥胖症。唐代陈藏器《本草拾遗》说:“茶久食令人瘦,去人脂”,荷叶的减肥去脂作用早已被认识。本药茶以绿茶配伍山楂、荷叶等药组成,现代药理研究证明,山楂能增加胃中酶类,促进消化,其所含脂肪酶也能促进脂肪的消化;荷叶的减肥降脂作用也已经临床实践和药理试验证实。

5. 清宫减肥仙药茶 原料:荷叶、紫苏叶、山楂、乌龙茶、六安茶等。用法:袋装,茶剂。每次 6 克,每日 2 次,开水冲泡。功效:降脂通脉。主治血脂偏高,肥胖症。本品原为清代宫廷药茶,其功效:一是经临床实践和药理研究证实有降脂作用的山楂、荷叶可直接去肥减脂;二是借助疗效确凿的福建乌龙茶和安徽六安茶健身去脂;三是芳香气烈的紫苏叶,外开皮毛,上通鼻窍,中开胸膈,醒脾胃,解郁除烦。

(十三)健脑食养

人人都希望自己的大脑聪明,以便在激烈的市场竞争中击败自己的对手,取得更大的社会效益和经济效益。但又如何使大脑聪明呢?尽管方法很多,但重要的一条是食养。脑组织由脂质、糖蛋白、钙、磷等物质构成,大脑在活动时还需要多种物质参与代谢。因此,脑力劳动者除每日摄取必要热量外,还必须补充某些特殊营养物质,如此才能保证大脑正常工作。经研究比较肯定的有下列食物:植物性的有核桃、黑芝麻、金针菜、小米、玉米、枣子、海藻类、香蕈、南瓜子、西瓜子、葵花子、杏仁、榛子、栗子、花生、豆制品等;动物性的食物有猪、鱼、羊、鸭、鹌鹑、牡蛎、海螺、乌贼、鱼、虾等。此外,我国自古有“以脑补脑”之说,人吃动物的脑是有益的。健脑食养佳肴如下。

1. 龙眼莲子粥 原料:龙眼肉、莲子各 15 克,大枣 20 枚,江米 50 克,白糖适量。制作:莲子去皮,其心与大枣、江米同煮至粥将成时,加入龙眼肉,继续煮至粥成,加白糖搅匀服用。功效:能益气养血、补心安神,尤适用于心血亏虚、脾气虚弱、心悸、健忘、少气、面黄肌瘦者。

2. 鲤鱼脑髓粥　原料:鲤鱼脑髓5～10克,粳米50克。制作:取鲤鱼脑髓,洗净,切碎,备用。粳米煮粥,粥将成时,入鲤鱼脑髓、葱、姜、黄酒、食盐,继续上火煮10分钟停火。每日2次。功效:补脑髓,聪耳。鲤鱼脑髓味甘性平,善补脑髓,脑髓充则肾气旺,肾开窍于耳,脑髓与耳又有脉络相连。适用于老人耳聋。

3. 核桃草鱼头　原料:草鱼头2个(约1500克),核桃肉150克,何首乌15克,天麻6克,生姜、葱各15克,精盐5克,胡椒粉3克,味精2克,料酒25毫升,猪油100克,冬笋、豌豆尖各60克。制作:将核桃仁用开水泡涨,剥去皮,洗净;何首乌、天麻洗净;鱼头去鳃洗净,下颌劈开,顶部不劈;冬笋剖成两半,顺切成2厘米的厚片;生姜洗净拍破,葱切成长段;豌豆尖洗净。将锅置火上,加入猪油,待热时下姜、葱煸出香味,入清水约2500毫升,再放鱼头、核桃仁、何首乌、天麻、冬笋、料酒、精盐、胡椒粉,用大火烧开,撇去浮沫,倒入砂锅内,改用小火烧至鱼头熟时,下豌豆尖。拣出葱、姜、何首乌不用,调入味精,佐餐食。功效:健脑、补脑、益智,适用于脑力不足、思维不够敏捷的人经常服用。

4. 健脑酒　原料:远志、熟地黄、蔓荆子、五味子各18克,石菖蒲、川芎各12克,地骨皮24克,白酒600毫升。制作:上药浸入酒中,7日后过滤,去渣取汁,倒入玻璃瓶中,密盖,勿使气泄,每次10毫升,早、晚各1次,20日服完1剂。功效:健脑益智,适用于健忘、心悸失眠、腰膝酸软等症。

5. 灵芝心子　原料:灵芝15克,猪心500克,卤汁等调料适量。制作:灵芝去杂质洗净,用水稍闷,煎熬2次,收汁滤取;葱、姜洗净,葱切节,姜切片;猪心破开,洗净血水,与药液、葱、姜、花椒同置锅内,煮至六成熟,捞起稍凉凉,再放入卤汁锅内,文火煮熟捞起,揩净浮沫;取适量卤汁,加入食盐、白糖、味精、芝麻油,加热收成浓汁,均匀地涂在猪心里外。功效:安神、益神、健脑、益智,适用于病体虚弱、记忆力差、失眠、不耐思考。

6. 木耳粥　原料:黑木耳30克,粳米100克,大枣3～5枚,冰糖少许。制作:先将木耳浸泡半天;再用粳米、大枣煮粥,待煮沸后,加入木耳、冰糖适量,同煮为粥。功效:润肺生津,滋阴养胃,补脑强心。

(十四)增肥丰形的食养

增肥与轻身是相对而言的,这里是用于瘦人,而轻身是用于胖人。众所周知,一个人的体重过胖或过瘦皆不利于身体健康。因为胖人多气虚、多痰湿,易患中风、消渴病;而瘦人多火,易患劳嗽。过瘦,可能是机体营养不足、消耗太大、储存太少所致,也可能是某些疾病带来的后果,如糖尿病等。即使是老年人,也并非"千金难买老来瘦"。国外曾对5000多名居民追踪观察30多年发现,无论是胖人还是瘦人,其死亡率都大大高于不胖不瘦的人,而那些体重最轻、身体最瘦的人,其寿命也最短。因此,对于瘦人来说,一定要努力使自己恢复到正常体重。增肥丰形的食养佳肴如下。

1. 八宝全鸭 原料:鸭1只(1500克左右),莲肉50克,薏苡仁50克,芡实50克,糯米150克,扁豆30克,虾仁10克,火腿肉30克,香菇30克,酒、葱、姜等调料各适量。制作:薏苡仁、芡实、糯米洗净,用温水泡15分钟;莲肉用温水浸软;香菇浸泡洗净,切成丁;火腿肉切成丁;扁豆煮熟剥皮。把上述原料和虾仁放在碗中,加酒、盐拌匀,装入鸭腹内缝好,放入锅中,加调料蒸熟烂即可。功效:具有健脾、益气、祛湿之功效,适用于脾胃气虚、湿困脾胃、乏力身重等。健康人服用能强壮身体。

2. 明月映牡丹 原料:银耳15克,鹌鹑蛋12个,火腿片及菜叶各适量。制作:银耳水发后去杂质、蒂;用酒盅12个,揩干,盅内抹上猪油,每盅内打入鹌鹑蛋1个,再放菱形薄火腿片6片,组成一朵几何图案的小花,配上一片菜叶,连盅上笼蒸3分钟;锅内放鸡汤或肉汤,倒入银耳,用武火烧滚,加入精盐、味精,淋上香油,盛入盆中央,再把鹌鹑蛋用牙签拨出酒盅,匀称地围在银耳四周。功效:补肾、润肺、生津,适用于肺肾阴虚证,可健脑、强身、柔润肌肤。

3. 牛乳粥 原料:粳米100克,新鲜牛奶50毫升。制作:先以粳米煮粥,待粥将熟时,加入牛奶同煮粥。功效:补虚损,润五脏,益老人。适用于中老年人体质衰弱、气血亏损、病后虚羸、口干以及反胃噎膈、大便燥结等症。

4. 木耳粥 原料:黑木耳30克,粳米50克,大枣3~5枚。制作:先将木耳浸泡半天,用粳米、大枣煮粥,待煮沸后,加入木耳、冰糖各适量,同煮为粥。功效:润肺生津,滋阴养胃,益气止血,补脑强心。适用于中老年人体质衰弱、虚劳咳嗽、痰中带血以及慢性便血、痔疮出血等症。

5. 氽银耳鸭舌 原料:干银耳10克,鸭舌20个,鸭汤1200毫升,黄瓜45克,盐少许,料酒10毫升,味精少许。制作:干银耳放入温水中浸泡1小时,泡发后择去黄根,洗去沙子和其他杂质,挤去水分,撕成小块。

将鸭舌在七成开的热水中烫一下,取出,撕去舌上的皮膜,用清水洗净后,再放在开水锅里煮熟(约煮30分钟),捞出用冷水浸泡,然后从鸭舌根部抽去舌内的脆骨,用清水洗去舌心里的如同骨髓一样的油脂,捞出,沥干水分;黄瓜洗净后,横着片切成二分厚的长条,皮朝上每隔一分宽切入一刀,每隔五刀将黄瓜切断,共切10段;每段都掰开成五花状,再把第二和第四片分别向外卷起夹在缝里,即成蝴蝶花样。

把鸡鸭汤250毫升,料酒3毫升,盐少许,放入汤勺(或锅)内,在旺火上烧开后,下入鸭舌;待汤再烧沸时,撇去汤面上的浮沫,下入银耳稍氽一下,随即将鸭舌和银耳捞入大汤碗中,同时放上味精和黄瓜花。接着,另将干净锅放旺火上,倒入鸡鸭汤1000毫升,料酒及盐各适量,烧开,沿碗边徐徐倒入盛银耳鸭舌的大汤碗中即成。

功效:汤清味鲜,鸭舌软烂,养血滋阴,增肥丰形。

(十五)健牙固齿的食养

众所周知,牙齿虽小,作用却很大,它不仅是用来维持人体生命的重要器官,而且与语言、发音及保持脸部正常形态有密切关系,与美容也有不解之缘。健牙固齿的食养佳肴如下。

1. 滋肾固齿八宝鸭　原料:白鸭1只(约重1500克),黑芝麻、桃仁、桑葚、水发莲子、芡实、大枣、薏苡仁各20克,糯米适量(以填满鸭腹为度),盐、黄酒、味精各适量。制作:去肠脏、洗净,腹腔内装入黑芝麻、桃仁、桑葚、水发莲子、芡实、大枣、薏苡仁,再添加糯米、盐、酒、味精至满,用线缝合腹腔口,放在蒸锅内蒸大约2个小时后即可熟,食前拆线,即可食用。功效:鸭肉滋阴补虚,黑芝麻、核桃仁、桑葚、莲子、芡实、大枣、薏苡仁、糯米均为平补脾肾之品,经常小吃,能补肾健脾、固齿,尤其对体虚,牙齿发育不良儿童有效。

2. 固齿补肾散　原料:当归(酒浸)、小川芎、荆芥穗、香附末、白芍药、干枸杞子、熟地黄各75克,川牛膝(去芦、酒浸)60克,细辛9克,补骨脂45克,升麻15克,青盐9克。制作:上药研为末,用老米500克,煮饭和成丸,阴干,入瓦砂罐封固,炭火或桑柴火烧成灰存性,研为末,用铝盒盛之,晨以药粉擦牙,然后温水漱咽,服下。功效:补益精血,祛风清热,固齿乌发。

3. 杜仲杞鹌汤　原料:鹌鹑1只,枸杞子30克,杜仲15克。制作:三味水煎取汁,饮汤食鹌。功效:补肝肾、强筋骨、强腰膝,适用于肝肾虚之牙齿不坚、腰膝酸软。

4. 栗子粥　原料:栗子100克,粳米100克,冰糖100克,清水1 000毫升。制作:栗子用刀切开,去壳取肉,切成碎米粒大小,将粳米淘洗干净,放入锅内加清水,栗子上火烧开,加入冰糖熬煮成粥即可,早、晚食用。功效:益气、厚肠胃、补肾气、固齿,适用于肾虚之牙齿不固。

(十六)乌发秀发的食养

有一本书里这样写道:"她们的头发披在肩上,就像随风飘荡的太阳光线一般",这里说的是美发的流光轻泻。"绿云扰扰梳晓鬟""片片行云看蝉鬓"。这是唐代大诗人的生花妙笔,亦赞美女性的美发。

人们称赞美发,不惜笔墨,这说明美发是使容颜鲜亮的重要手段。自古以来,女性不惜在美发上下功夫,人们很早就发现美发不仅是增添自身妩媚的一种造型艺术,而且也是一种可以灵活多变的美容手段。有人说,头发是人的第二张脸。乌亮的头发,不仅在美容上可以成为天然的装饰品,而且也是一个人仪表美和身体健康的标志。可使头发乌黑发亮的食养佳肴如下。

1. 肉骨头汤　原料:牛骨或猪骨。制作:将骨头砸碎,一份骨头加五份水,用文火煮1～2小时;骨头汤冷却后在容器底部沉积一层黏质的物质;在食用时将骨头汤摇匀,用这种汤炖菜、烧汤或当作料均可。功效:美发、乌发。

2. 黑芝麻糖 原料:黑芝麻、白糖各适量。制作:将黑芝麻洗净晒干,用文火炒熟,碾磨成粉,配入等量白糖,装到瓶中,随时取食;早晚用温水调服2羹匙;也可冲入牛奶、豆浆或稀饭中随早点食用或蒸做糖包。功效:养血,润燥,补肝肾,乌须发。

3. 酥蜜粥 原料:粳米100克,酥油(牛酥、羊酥均可)20～30克,蜂蜜15克。制作:将3味用火同煮成粥,可长期随意食用,不受疗程限制。功效:养发美发。

4. 乌须生发酒 原料:何首乌150克,黄精150克,枸杞子150克,卷柏15克,米酒150毫升。制作:将何首乌、黄精、枸杞子、卷柏分别用清水洗干净,隔水蒸30分钟左右,封火;然后放入瓶内,注入米酒,密封瓶口,浸泡10日即可饮用。功效:补血养颜,生毛发,乌须发,去黑斑;也适用于身体虚弱、气血不足而致头晕眼花、失眠、心悸者。

(十七)安神助眠的食养

安神,是指精神安定,不急躁、不烦心,能够冷静、客观地处理和思考问题。即《内经》中所说的"精神内守",而"精神内守"可做到"病安从来"。因此,能够经常使自己的情绪稳定,戒骄戒躁,不心血来潮,忘乎所以。

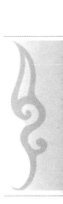

如果不吃饭,人可以活20天;但不喝水,只可能活7天;要是不睡觉,则只能活5天。可见,对人来说,睡觉比吃饭、喝水更为重要。失眠的人智力及记忆力明显下降,精神萎靡,抵抗力差,并且衰老加速。有关文献显示,一天睡眠不足,就可以导致第二天的免疫力下降,其中76%的人呈大幅度下降,其中经常失眠者的衰老速度可达正常人的2.5～3倍。安神助眠的食养佳肴如下。

1. 肉烧刀豆 原料:鲜刀豆500克,熟肉条100克,茭白肉半两,素油750毫升,酱油25毫升,肉汤200毫升,淀粉、味精、姜末、葱花、黄酒各适量。制作:刀豆撕去两边硬筋切成1.5寸长,茭白肉切粗丝,开油锅油温七成,投入刀豆,旺火旺油炸半分钟,见刀豆发软即捞出沥油;锅留底油倒进酱油、肉条、茭白丝、炸过的刀豆、姜末、酒,炒几下加肉汤烧2分钟加味精,水淀粉勾薄茭即可。功效:健脾和中,消暑化湿,安神养心。

2. 豆苗菊花 原料:青鱼(中段)500克,豌豆苗50克,素油500毫升(实耗75毫升),酱油、黄酒各25毫升,干淀粉、味精、糖、姜、葱、麻油各适量。制作:青鱼洗净去内脏切成1.5寸宽的长条,再斜刀切四刀为一个花(第四刀花刀段鱼皮),全部切完后放酱油、酒腌10分钟,再用干淀粉将每块鱼抹匀。滑锅放油,旺火烧至油温七成,把鱼皮向上、鱼肉向下,放在锅里炸,呈金黄色出锅,花纹向上摆在盘里。锅留底油,下进姜、葱、酱油,加水烧开,放进豌豆苗,翻炒几下,加味精、麻油,装盘绕鱼围一圈即可。功效:滋补肝肾,养血安神等。

3. 韭菜炒蛤蜊　原料:韭菜 500 克,蛤蜊肉 150 克,素油 50 毫升,盐、黄酒、姜丝、糖各适量。制作:韭菜择好洗净切 1 寸长段,蛤蜊肉洗净用开水烫 3 分钟取出切丝。锅油温八成,倒入韭菜、蛤蜊肉、盐、姜丝旺火翻炒,下入酒炒几下,放糖拌匀即可。功效:养胃安神、补肾利尿,可治食欲缺乏而致睡眠不安、高血压、水肿等症。

4. 生脉饮　原料:人参 6 克,五味子 9 克,麦冬 9 克。制作:将人参与五味子、麦冬共用文火煨煎,反复熬 3 次,将药液混合,频频当茶饮。熬过的人参,捞出嚼服。功效:气阴双补,调节阴阳,适用于气阴两虚之心悸。

5. 清炒猪血　原料:猪血 500 克,姜 5 克,食油 30 毫升,料酒 3 毫升,味精少许,盐适量。制作:将猪血切成大块,放入开锅水中氽一下,捞出滤干水分,切小块,姜洗净,切丝。锅内放油后,烧至七成热,下猪血及料酒、姜、盐、翻炒,起锅放味精。功效:补血养血,对于因血虚而致的失眠有效。

(十八)健鼻聪耳的食养

鼻腔是呼吸道的出入口,从生理结构来看,鼻通道四通八达,与很多重要器官相通,鼻的很多疾病常影响相邻器官的健康。从鼻的作用来讲,它是防止细菌、灰尘等物侵入的第一道防线。鼻腔内有鼻毛,又有黏液,可过滤灰尘,黏着细菌。因此,鼻内常有很多细菌、脏物,有时会成为播散细菌的疫源。由此看来,鼻的卫生保健对人体健美是非常重要的。

"两耳垂肩,双手过膝",这是古人所推崇的长寿和有福的象征。可见,耳朵对人体是多么重要。

聪耳,是指能增强和改善听力。中医学理论认为,"肾开窍于耳""肝之经脉贯于双耳"。因此,听力与肾和肝的健康程度有密切关系。健鼻聪耳的食养佳肴如下。

1. 五合茶　原料:生姜(大块捣烂)、葱白(连须)、红糖、核桃(捣烂)、霍山茶各等量。制作:将上药一同放入碗内,用滚开水冲,趁热代茶饮,取微汗即愈。功效:发散风寒,适用于风寒所致鼻塞不通。

2. 生姜红糖茶　原料:生姜 3 片,红糖适量。制作:先煎生姜,溶入红糖,调匀,代茶频饮。功效:适用于风寒邪气袭肺,肺气不宣所致鼻流清涕。

3. 辛夷花茶　原料:辛夷花 2 克,苏叶 6 克。制作:春季采剪未开放的辛夷花蕾,晒至半干,堆起,待内部发热后再晒至全干;苏叶切碎,拌匀,白开水冲泡,每日 1 剂,代茶饮。功效:护鼻通窍,适用于鼻塞流涕、急慢性鼻窦炎、过敏性鼻炎等症。

4. 桑杏茶　原料:桑叶 10 克,杏仁、沙参各 5 克,象贝 3 克,梨皮 15 克,冰糖 3 克。制作:上药加水煎汤,取汁,去渣,代茶饮。功效:适用于秋燥所致口鼻干燥。

5. 马勃糖　原料:马勃粉 200 克,白糖 500 克。制作:白糖放锅内,加少许水,文火煎熬至稠,倒入马勃粉,拌匀停火,倒入涂有植物油的盘内,摊平,稍凉,切成小块,每次吃 1 小块。功效:防治鼻、齿出血等症。

6. 鲤鱼脑髓粥 原料:鲤鱼脑髓 10 克,粳米 50 克,葱、姜、黄油、食盐各适量。制作:取鲤鱼脑髓,洗净,切碎,备用;将粳米煮粥,粥将成时,入鲤鱼脑髓、葱、姜、黄油、食盐,继续上火煮 10 分钟停火。每日 2 次。功效:补脑髓,聪耳,凡肾气虚弱、脑髓不足而致头晕、耳鸣、耳聋、健忘、额痛者,均可以此品作为调养之用。

(十九)健骨壮腰的食养

骨骼是人体的支架,它单独与肌肉共同构成颅腔、胸腔、腹腔和盆腔的壁,支撑和保护腔内的脏器,并与肌肉共同产生运动。所以,骨骼的发育正常,各个部分的形态和比例的均衡,是构成体态健美的重要条件。影响骨骼发育正常与否的因素很多,但食养是关键的因素。

当人遇到困难时,他的亲友会用"挺起腰杆子"的话来勉励他应付逆境。众所周知,人体大部分运动是从腰背部起始的,任何不平衡或反常动作都会在腰背部产生感应。因而,它被视为机体敏感的组织之一。腰是人体最重要的组织之一,腰的功能如何,与人的健康密切相关。健骨壮腰的食养方剂如下。

1. 西湖牛肉羹 原料:牛腿肉 200 克,鸡蛋 2 个,黄酒、葱、姜、酱油、麻油、胡椒粉、盐、味精各适量。制作:牛肉洗净剁成肉末,加黄酒、酱油、胡椒粉拌匀。锅内加水适量,入姜末,烧开后将牛肉徐徐搅入水中,再将打匀的鸡蛋拌入,调好口味后勾薄芡,撒上葱花,淋上麻油即可。功效:补脾养胃、强壮筋骨,且适合年老体弱者消化吸收。

2. 烧全蟹 原料:海蟹 750 克,鲜汤 100 毫升,酱油、素油、黄油各 50 毫升,葱、姜末、盐、醋各适量。制作:海蟹洗净,去壳、肺等杂物,切成两半。开油锅,油温五成下盐,将蟹逐个放到锅里煎过后,放入黄酒、酱油、葱、姜末、鲜汤旺火烧开,文火烧 5 分钟,浇点醋拌匀即可。功效:可健脾胃,壮筋骨。

3. 苁蓉虾球 原料:虾仁 250 克,肉苁蓉 10 克,鸡蛋 2 个,面粉 150 克,黄酒、葱、姜、发酵粉、盐、味精各适量。制作:肉苁蓉加少许水煮 20 分钟,沥出的汁水加入面粉、蛋液、姜汁、葱花、盐、发酵粉搅拌成糊状。虾仁加酒、盐、味精稍腌,拌入糊中。用匙舀起虾仁糊,在四成热的油锅中炸至金黄色即可。功效:可补肾阳、益精血,主治阳痿、筋骨不健等症。

(二十)明目美眉的食养

众所周知,生命是最可宝贵的,因为生命属于人们只有一次。但人们又说,要像爱护眼睛一样爱护生命,可见,眼睛是多么重要。所谓明目的食养,是指具有使眼睛澄澈明亮、洞视有神、眼睑肌力增强、弹性增加作用的食养方法。这些食养方法,既可以使眼目睛白瞳黑、目光炯然、视力提高,又能防治视物昏花、目眼混浊、眼睫无力,常欲垂闭、胞睑水肿等眼部疾患。所谓美眉的食养,是指具有使眉毛生长、美丽的食养方法。明目美眉的食养佳肴如下。

1. 苁蓉明目丸 原料:肉苁蓉(酒洗后去心及杂质)120 克,巴戟天 60 克,菊花 60

克,枸杞子 60 克。制作:以上 4 味晒干,共研为极细末,炼白蜜为丸,如梧桐子大。每服 15 克,每日 2 次,淡盐开水吞服。功效:补益肝肾,充精明目,适用于肝肾亏损、视物昏花者。

2. 菊莆粥　原料:菊莆 25 克,粳米 50 克。制作:摘甘菊新鲜嫩芽或幼莆,洗净切细,煎水去渣,取汁,以汤汁煮米为粥,冰糖调味,每日 2 次。功效:清热,疏风,明目,适用于外感风热、肝阳上亢所致的目赤肿痛等症。

3. 荠菜粥　原料:荠菜 50 克,粳米 50 克。制作:取新鲜荠菜,洗净切碎,备用;粳米如常法煮粥,临熟时加入荠菜煮数沸即成;荠菜质软而烂,不宜久煮。功效:清肝明目,适用于肝经郁热所致的目痛、目赤、目生翳膜等病症。

4. 鲤胆光明散　原料:萤火虫 21 只,鲤鱼胆 2 枚。制作:将萤火虫纳入鲤鱼胆中,阴干 100 日,捣为末。每日以少许点眼。功效:能使目光炯炯,神采分明。因为此方可清热明目,散翳消肿。

(二十一)固孕安胎的食养

当一个受精卵形成之后,一个新的生命就开始了他的人生旅程。从此"胎婴在腹,与母同呼吸,共安危。而母之饥饿劳逸、喜怒忧惊、食饮寒温、起居慎肆,莫不相为休戚"(《幼幼集成·护胎》)。因而,这一时期的孕妇饮食、起居、情感对胎儿影响极大。恰到好处的营养不仅对胎儿体格与大脑的生长发育具有重要的作用,而且对预防孕期贫血、水肿亦有益。孕期膳食营养原则如下:①提供平衡膳食,膳食中所含的营养素种类齐全,数量充足,比例适当。其中营养素供给与机体需要保持平衡,食物要多样化。②怀孕初期重在营养质量的改善,如增加优质蛋白的摄入,多吃蔬菜和水果等。中、末期在保持营养质量的同时,提高各种营养素的摄入量,尤其是适当增加热量、蛋白质、钙、铁及维生素 A、维生素 C、B 族维生素的供给。③尽量在膳食中满足各种营养素的供给。除非必需,一般不必服用营养补剂。④膳食宜少食多餐,减少食盐摄入量。⑤忌饮酒,以免造成胎儿发育不良,脑细胞受损。

中医学在胎孕保健方面积累了丰富的经验,对孕期常见的呕吐、水肿、先兆流产(古代称为胎漏、滑胎)等症有不少简便、有效的饮食方,它们具有和胃降逆、健脾利水、补益冲任、养血止血的作用,其意在保母子平安、妊娠顺利。固孕安胎的食养佳肴如下。

1. 砂仁蒸鲫鱼　原料:鲫鱼 1 条,甘草 3 克,砂仁 6 克。制作:鲫鱼刮鳞去内脏,清水洗净,将砂仁末、甘草末纳入鱼腹中,用线缝好,放入盘中,另加油、盐、黄酒少许调味,上蒸锅,隔水蒸 20～40 分钟,待鱼熟后,去砂仁、甘草。佐餐食用。功效:健脾利湿,安胎解毒。

其中鲫鱼为鲤科动物鲫鱼的全体或肉。又称为鲋、鲫瓜子,生活于江河湖泊中,肉质细腻,味道鲜美。食部每 100 克含蛋白质 17.1 克,脂肪 2.7 克,糖类 3.8

克,维生素 A 17 微克,维生素 D 17 微克,维生素 P 2.5 毫克,磷 193 毫克,锌 1.94 毫克,硒 14.31 微克。味甘性平,有健脾利湿之功效。砂仁是姜科植物阳春砂或缩砂的干燥成熟果实,含挥发油1.3%～3%,气味芳香,可为调料,也可入药。味辛性温,善行三焦气滞,和胃醒脾,理气安胎。《证治准绳》中的缩砂散,即一味砂仁单用,适用于治妊娠呕逆不能食。甘草为豆科植物甘草的根或根茎,味甘性平,调和药性,能解百毒。经常食用本品,可健脾利湿,安胎解毒,有减轻妊娠恶阻、下肢水肿的作用。

2. 鸡子羹 原料:鸡蛋 1 枚,阿胶 10 克,黄酒、食盐各适量。制作:阿胶洗净,放入碗中,隔水蒸至阿胶熔化,打入鸡蛋,加清水、食盐、黄酒、搅拌均匀,继续蒸至羹成。每日 1 次。功效:滋阴,养血,安胎。

其中鸡子即鸡蛋,内含丰富的优质蛋白。味甘性平,滋阴润燥,养血安胎,亦能补益脾胃。阿胶为马科动物驴的皮去毛后熬制成的胶块。山东出产的阿胶品质优良,最为著名。味甘性平,滋阴补血,主女子下血,崩漏,胎动不安,虚劳羸瘦等精血不足之症,是安胎要药。成分多由胶原物质及部分水解产物所组成,含氮 16%,基本是蛋白质。动物实验表明,阿胶有生血作用。鸡子与阿胶相配,滋阴养血而安胎,适用于有血虚胎动不安,胎漏倾向的孕妇食用。

3. 鲈鱼羹 原料:鲈鱼 1 条,大葱、生姜、黄酒各适量。制作:鲈鱼去鳞及内脏,冲洗干净,放于盘中。把鱼盘放在蒸锅内,蒸数分钟后取出,左手持尾,右手用筷子夹住,将鱼放于锅中,加入葱姜末、食盐、黄酒及清水,煮沸,用湿淀粉勾芡即成。佐餐食用。功效:补中,安胎。

其中鲈鱼为鮨科动物鲈鱼的肉,又名花鲈、鲈子鱼,主要分布于江河及沿海一带,我国江苏、浙江出产较多,它肉质细嫩,味道鲜美,营养丰富,含蛋白质 18.6%、脂肪 3%。味甘性平,与脾胃之性相宜。《本草备要图说》记载它"益筋骨,和肠胃,补中益气,亦安胎。"脾胃虚弱,食少,水肿,胎动不安的孕妇食之有益。

第三讲 《黄帝内经》论食疗

一、《内经》关于食疗的基本概念

中医食疗是指在中医学理论指导下,根据药物、食物"五味入五脏"有调理和治疗作用的原理,用药物、食物烹调加工成保健食品或膳食而能防病治病的一种养生方法。食疗可借助药力,药助食威,相得益彰,将饮食营养与药物治疗完美地融为一体。它既可享中式膳食色香味形、美食之乐,又可达强身健体、防病祛病之疗效。

中医食疗思想源远流长,早在《内经》中就有所记载。《内经》初步确立的食疗理论,是远古至春秋战国时期的先人们长期的生活医疗实践不断总结和发展的结果。

(一)生活医疗实践与食疗理论

远古时期,祖先们在学会用火之前,过着茹毛饮血的生活,恶劣的自然环境又使人们遭受许多疾病的痛苦。在寻觅食物时,有时误食某些食物,引起各种中毒现象,如呕吐、腹泻等;有时吃了某些食物,又使中毒症状减轻,甚至消除。在反复的生活医疗实践中,人们积累着饮食的知识,逐渐对食物有了了解。哪些是药,哪些是食物,哪些是毒品,逐渐在人们的脑海里有了区分。传说神农"曾尝百草,一日而遇七十毒",经过几百万次的反复试用,才积累了最初的医药知识。"药食同源""医食同源"理论即源于此。

新石器时代,人类定居下来,学会用火,发展了农牧业,并且已经能制造陶器,以煎煮药物和烹调食物。比如谷物发酵的酿酒术对食疗发展就有重大意义。《素问·汤液醪醴论》"必以稻米,炊之稻薪,稻米者完,稻薪者坚。"即记载了古人制酒方法。这里醪谓浊酒,醴谓甜酒,汤液是煮物取汁,醪醴是酝酿而成。炊之稻薪,盖本所生,还以资炊,则气味乃完,即文中完坚之说,可见古人酿酒过程之严谨。酒在传统医疗食疗实践中被称为"百药之长",除酒之外人们对其他汤液的食疗价值也有认识。相传商代宰相伊尹著《汤液经》一书,记录了采用烹调方法制汤液疗疾的情况。再如,《吕氏春秋·本味》中不仅讨论了汤液,甚至对汤液口味的认识已相当细致。"调和之事,必以甘酸苦辛咸,先后多少,其齐甚微,皆有自起"。

西周时代,生产力较前有很大进展,社会经济基础已由奴隶社会进入早期封建社会。发展至春秋时期,生产力发展更加迅速,经济、文化、学术观点都出现繁荣景象。此时阴阳五行学说日渐成熟,特别是医药食疗的实践影响作用巨大。此时诞生的《内经》成为总结先人生活医疗实践经验的专著。其中记载的许多食疗理论和方剂,至今仍在为人类健康服务。如《内经》记载的 13 方中,10 首属于内服方,其中 6 首是食疗方。最典型的食疗方是乌贼骨丸,用于治疗血枯病,配方中有茜草、乌贼、麻雀卵、鲍鱼等,将 3 味共研为丸,鲍鱼汤送下,既是美味佳肴,又是治病良方。

（二）食物的四气、五味、归经与食疗

食疗药膳所用的药物与食物,都各有气和味的偏性,气味不同,作用也不同。中医学正是运用药物与食物性味来治疗五脏的疾病。所以食物的四气五味是食物具有各种不同食疗作用的物质基础。如《素问·宣明五气篇》记载:"五味所入,酸入肝,辛入肺,苦入心,咸入肾,甘入脾,是谓五入。"《素问·阴阳应象大论》云:"酸生肝……苦生心……甘生脾……辛生肝……咸生肾……"从上述可以看出,药膳所用药物和食物的性味,与五脏关系十分密切。酸苦甘辛咸五味分别对五脏起着特殊的作用,所用药膳适宜,将对五脏起滋补有益的功效。由于药膳性味不同,以及五脏喜好有别,因而被脏器吸收的先后也不同。正如《素问·至真要大论》所载:"夫五味入胃,各归所喜"。《灵枢·五味》记载:"胃者,五脏六腑之海也,水谷皆入于胃,五脏六腑皆禀于胃。五味各走其所喜,谷味酸先走肝,谷味苦先走心,谷味甘先走脾,谷味辛先走肺,谷味咸先走肾。"从以上论述可以看出,由于药膳所具有的性味,对五脏进入的先后,与脏腑自身的生理功能特点有密切关系。

总之,药物的四气五味、归经学说对指导食疗药膳配方应用是十分重要的。五味与五脏关系密切,所谓"五味入口,各有所归"。因此,我们在食疗时一定要做到辨证施膳,必须根据不同人员情况、天气季节、工作环境、患病情况、身体素质以及药膳的性味、功效、归经等因素,做到有的放矢地使用食疗药膳。

二、《内经》关于食疗的基本原则

《内经》认为,食疗在疾病的治疗和康复中发挥着重要的作用。其起作用的关键在于食疗时必须遵从"气味合而服之"的基本原则。具体来讲,有以下几个方面。

（一）五味调和以养五脏

《内经》强调五味调和原则,认为人是复杂的有机体,需要所有营养素。如果患病则除了药物治疗外,也要进行食品治疗调养。如《素问·脏气法时论》指出:"毒药攻邪,五谷为养,五果为助,五畜为益,五菜为充。气味合而服之,以补益精气……谷肉果菜食养尽之。"这里五谷、五果、五畜、五菜配合调养,即是将五味调和在一起,全面膳食、荤素搭配、饮食多样化、不偏食、不挑食,以满足机体所需的各种营养素。

(二)补泻调和以养五脏

《素问·脏气法时论》指出:"肝欲散,急食辛以散之,用辛补之,酸泄之……心欲软,急食咸以软之,用咸补之,甘泄之……脾欲缓,急食甘以缓之,用苦泄之,甘补之……肺欲收,急食酸以收之,用酸补之,辛泄之……肾欲坚,急食苦以坚之,用苦补之,咸泄之……"以上都是不同性味食物,顺其五脏之所喜好,顺其喜则为补,逆其好则为泄。因此,在运用药膳时,必须根据药膳的性味、功效、补泻调和而食之,才可取得良好的效果。

(三)寒温调和以养五脏

《内经》认为,人体五脏功能协调,在整体上就表现出"阴平阳秘"的健康状态。如果五脏功能失调,则整体上会出现"阴阳失调"的疾病状态。因而在食疗原则上,《素问·至真要大论》指出:"热者寒之,寒者热之。""诸寒之而热者取之阴,热之而寒者取之阳,所谓求其属也。""治寒以热,凉而行之,治热以寒,温而行之。"这些寒温调和以养五脏的原则,对指导食疗有重要作用。如热性体质或热证食用寒凉食品,寒性体质或寒证食用热性食品,阴虚有热体质食用养阴食品,阳虚有寒体质食用温阳食品。

(四)食量、食次调和以养五脏

《内经》认为,饮食对五脏有养和伤两方面作用。饮食五味是化生阴精的物质基础,必须饮食有节,食量有度,才能发挥养脏作用以达长寿之目的。如《素问·上古天真论》云:"饮食有节,起居有常,不妄作劳,故能形与神俱,而尽终其天年。"这里饮食有节即指饮食的量和次数要有节制,要调和,这是脏腑强盛、健康长寿的前提和基础。

三、《内经》关于食疗的基本观点

(一)顺应自然按季节食疗的观点

《内经》认为人与自然是一个息息相通的整体,共同受阴阳五行法则制约,并遵循同样的运动变化规律。《素问·生气通天论》云:"天食人以五气,地食人以五味。五气入鼻藏于心肺,上使五色修明,音声能彰。五味入口,藏于肠胃,味有所藏,津液相生,神乃自成。"这说明,自然界的五气五味是人们赖以生存的物质基础,对人体生命活动有重要影响。《素问·宣明五气篇》所载的"五味所入"(酸入肝,辛入肺,苦入心,咸入肾,甘入脾)及《素问·阴阳应象大论》所指出的"五味所生"(酸生肝,苦生心,甘生脾,辛生肺,咸生肾)等,皆说明自然界的食物的味对机体脏腑的特定联系和选择作用,也即是食物对某些脏腑的"所喜""所入"特性。医生可根据味与形"天人相应"的特性来达到补泻目的。如《素问·四气调神》指出："春夏养阳，秋冬养阴"即是说顺应自然阴阳变化而选择合适性味的药物或食物进行养生食疗。再如，《素问·天元纪大论》根据四时气候变化，提出"用热远热，用寒远寒"食疗原则。即当气候寒凉时，避免寒凉食物，当气候温热季节，避免服用温热饮食。如冬季用附片羊肉汤，夏季用茉莉花茶，道理即在此。《素问·脏气法时论》则根据四时机体所需五味特点，提出饮食调味应"凡和，春多酸，夏多苦，秋多辛，冬多咸，调以滑甘"的观点。

(二)四气五味基本食性与阴阳五行相应而入五脏的观点

《内经》虽然没有明确提出"四气"概念，但其提出"寒者热之，热者寒之"的原则已明确反映出药食具有寒凉或温热偏性的思想。药物治病，其目的正是在于以药性之偏，救机体阴阳偏盛偏衰之偏，即所谓"以偏纠偏"。选择食物进行食养食疗也是如此。寒凉类食物具有清热、泻火、解毒、凉血、养阴等作用，适用于热性体质或热证。温热类食物具有散寒活血、温经助阳等作用，适用于寒性体质或寒证。因此，食物寒凉或温热偏性是指导辨证食疗的依据。

在《内经》中也对食物之性味进行抽象概括。首先将食物多种多样的味用五行进行归类，如《素问·阴阳应象大论》指出"东方生风，风生木，木生酸，酸生肝……南方生热，热生火，火生苦，苦生心……中央生湿，湿土，土生甘，甘生脾……西方生燥，燥生金，金生辛，辛生肺。北方生寒，寒生水，水生咸，咸生肾。"即是说，酸苦甘辛咸在五行分别属木火土金水，在五脏分别与肝心脾肺肾通应。其次将食物五味划分阴阳属性，如《素问·至真要大论》云："辛甘发散为阳，酸苦涌泄为阴，咸味涌泄为阴，淡味渗泄为阳。"这里以阴阳不同属性将五味之功效分为阴阳两类，辛甘淡属阳，酸苦咸属阴。食物既有五味之偏（淡附于甘），作用也就各不相同。因此，《素问·脏气法时论》云："辛酸甘苦咸，各有所利，或散，或收，或缓，或急，或坚或软。"

由于食物有五味之偏，不同味的食物对五脏就显示出不同的作用。《素问·至真要大论》云："五味入胃，各归所喜"为后世归经学说的形成开了先河。《素问·宣明五气篇》"五味所入，酸入肝，辛入肺，苦入心，咸入肾，甘入脾。"《灵枢·五味》也谓："谷味酸，先走肝；谷味苦，先走心；谷味甘，先走脾；谷味辛，先走肺；谷味咸，先走肾。"无疑，上述食性的阴阳五行属性及"所喜""所入""先走"等理论，比较完整地勾勒出食性学说的雏形，初步奠定了中医食疗学的理论基础。

(三)食药一体调整阴阳的观点

《内经》认为，掌握机体阴阳盛衰变化规律，围绕调理阴阳进行食事活动，以使机体保持"阴平阳秘"是食疗理论的核心。如《素问·至真要大论》指出："谨察阴阳所在而调之，以平为期。"《素问·骨空论》云："调其阴阳，不足则补，有余则泻"，传统食疗可概括为补虚和泻实两大方面。例如，益气、养血、滋阴、助阳、填精、生津诸方面可视为补虚;而解表、清热、利水、泻下、祛寒、祛风、燥湿等方面则可视为泻实。或补或泻,无一不是在调整阴阳、以平为期。

对饮食的宜与忌,《内经》也是从阴阳平衡作为出发点。凡有利于"阴平阳秘"则为宜;反之为忌。如在平人与病人饮食调养方面,《内经》强调"虚则补之""实则泻之""寒者热之","热者寒之"。总之,即是要做到:"其知道者,法于阴阳,和于术数,饮食有节"(《素问·上古天真论》)。

在具体进行食疗中,因为食物与药物的性能相通,来源一样,均属天然产品,具有同一的形、色、气、味、质等特性。因此《内经》非常强调食药一体、药食同用,即将食物与药物相结合进行食疗搭配和药食调制制备。如《内经》所载13方,有一半涉及食物,而且分属谷类、水产类、禽蛋类、膏煎类等。最具代表性的食疗专方:"四乌贼骨一芦茹丸"是针对精血气尽耗、肝肾肺俱伤的血枯(精血枯竭,月经闭止)的病症,而采用药食同用的方法配方。方中,乌贼骨、芦茹(茜草)收敛止血、活血通经;麻雀卵气味甘温能补益精血;鲍鱼,甘咸性平,能通血脉益阴气,煮汁饮之,能同诸药通女子经闭。全方合用则有补精气血、强肺肝肾、活血通经作用,故可治上证。再如,半夏秫米汤用治失眠,也是食疗一体的方子。张仲景的名方"甘麦大枣汤"(治疗脏躁病)、"当归生姜羊肉汤"(治疗妇女脏寒证)等,都是在《内经》这一"食疗一体"思想指导下创制的。

四、《内经》中关于食疗的具体论述

(一)饮食之养、助、益、充

1. 膳食、营养、体质与健康 《内经》强调饮食是人体生存和保持健康的必要条件。人通过饮食,从饮食中吸收各种营养物质,化生为精、气、血、津液等,以维持人体正常的生命活动,而饮食的受纳、消化和水谷精微的吸收和传输,又主要靠脾胃的功能活动去完成,故脾胃为气血生化之源,后天之本。《素问·平人气象大论》:"平人之常气禀于胃,胃者,平人之常气也。人无胃气曰逆,逆者死。"又说:"人以水谷为本,故人绝水谷则死"。《素问·五脏别论》说:"胃者,水谷之海,六腑之大源也。五味入口,藏于胃,以养五脏气"。《灵枢·五味》云:"故谷不入半日则气衰,一日则气少矣。"《医宗必读·肾为先天本脾为后天本论》说:"脾何以为后天之本?盖婴儿既生,一日不食则饥,七日不食则肠胃涸绝而死。"《经曰》:"安谷则昌,绝谷则亡,犹兵家之饷道也,饷道一绝,万众立散。胃气一败,百药难施。一有此身,必资谷气,谷气入胃,洒陈于六腑而气至,和调于六腑而血生,而人资之以为生者也,故曰后天之本在脾"。所以说饮食营养是人体生存和保持健康的必要条件,脾胃是气血生化之源,后天之本。

《内经》在强调饮食营养对保持健康重要性的同时,还十分强调饮食营养的性味偏性对机体体质的阴阳属性有重要影响,轻则使体质发生转变,重则发生寒证或热证。如《素问·阴阳应象大论》指出:"阴盛则阳病,阳盛则阴病。阳盛则热,阴盛则寒",即是说过食寒性苦酸食物,则伤人体阳气而为病;过食热性辛甘食物,则伤人体阴气而为病;过食辛甘则使人内热而易转变为热性体质或发热病;过食苦酸使人内寒而易转化为寒性体质或患寒病。其转变的关键点在于一个"度"。如《素问·至真要大论》也云:"久而增气,物化之常也;气增而久,夭之由也"。此是说针对患病体质和病症,应适当补充所宜的"五味",适当久服,将增强人体内的新陈代谢过程,使体质的偏性和病症得以恢复,气化功能加强;但久服过度,就会影响人的体质产生寒热偏盛,久而久之,甚至造成疾病(寒证或热证),以至夭亡。王孟英根据《内经》有关体质食疗学的基本原理及临床所见,著《潜斋医话》一书,指出:"肥甘过度,每发痈疽,酒肉充肠,必滋秽浊,熏蒸为火,凝聚成痰,汩没性灵,变生疾病。"因此,中医学所谓"内生五气"为病与吃也相关。如《素问·生气通天论》指出:"高粱之变,足生大丁""因而饱食,筋脉横解,肠澼为痔"。可见,饮食营养的性味偏性与体质、健康有密切关系。病理体质及疾病形成的重要机制之一是饮食不当。因此,治疗内生六气与纠正病理体质和病症,首先从调整饮食入手,可以收到治病求本、事半功倍的效果。

2. 合理膳食与疾病治疗 《内经》食疗学不但强调"饮食致病",而且重视"饮食治病",在具体运用食疗方法时,《内经》强调要合理膳食。首先,全面膳食。《素问·脏气法时论》指出:"毒药攻邪,五谷为养,五果为助,五畜为益,五菜为充。气味合而服之,以补益精气……谷肉果菜食养尽之。"这里强调用五谷调养,五果辅助,五畜补益,五菜充实,全面配合进行食疗调养。其次,辨证食疗。《素问·热论》云:"热病少愈,食肉则复,多食则遗"。强调在热病好转初期要少吃热性不易消化的食物,且以少食为宜;否则,出现"食复"。

(二)五味入五脏

1. 五脏的欲、苦、宜 《内经》认为,五味之所以能入五脏,对五脏发挥调养和治疗作用,是与五脏自身的欲、苦、宜特性分不开的。

《素问·脏气法时论》指出:"肝欲散,急食辛以散之,用辛补之,酸泄之……心欲软,急食咸以软之,用咸补之,甘泄之……脾欲缓,急食甘以缓之,用苦泄之,甘补之……肺欲收,急食酸以收之,用酸补之,辛泄之……肾欲坚,急食苦以坚之,用苦补之,咸泄之……"说明必须根据五脏的所"欲"采用适宜性味的食物进行食疗,才能取得良好疗效。

《素问·脏气法时论》:"肝苦急,急食甘以缓之……心苦缓,急食酸以收之……脾苦湿,急食苦以燥之……肺苦气上逆,急食苦以泄之……肾苦燥,急食辛以润之……"说明五脏对食疗药膳有不同的"所苦"(不宜)特性。因此,根据这一特点,可选择具有缓和作用的甘味、收敛作用的酸味、燥湿通泄作用的苦味以及润而去燥作用的辛味,治肝心脾肺肾五脏之病。

《素问·脏气法时论》:"肝色青,宜食甘。粳米、枣、葵、牛肉皆甘。心色赤,宜食酸。小豆、李、韭、犬肉皆酸。脾色黄,宜食咸,大豆、粟、藿、豕肉皆咸。肺色白,宜食苦,小麦、杏、薤、羊肉皆苦。肾色黑,宜食辛,黄、黍、桃、葱、鸡肉皆辛"。说明五脏有不同的特点,因而所宜的五味和食物不同。根据这一特点,可选择不同的食物作为食疗药膳配方的原材料,分别烹制出治疗肝心脾肺肾五脏疾病的药膳佳肴。

2. 常见食物的性味归经所属

(1)按食性归类

①寒性食物:淡豆豉、马齿苋、蒲公英、酱、苦瓜、苦菜、莲藕、蟹、蕹菜、食盐、甘蔗、番茄、柿子、茭白、蕨菜、荸荠、紫菜、海藻、海带、陈皮、竹笋、慈菇、西瓜、甜瓜、香蕉、猪肠、桑椹、蛏肉、柚、冬瓜、黄瓜、田螺。

②热性食物:芥子、鳟鱼、肉桂、辣椒、花椒。

③温性食物:韭菜、小茴香、刀豆、生姜、葱、芥菜、香菜、油菜籽、韭菜籽、香花菜、大蒜、南瓜、木瓜、高粱、糯米、酒、醋、龙眼肉、杏子、杏仁、桃、樱桃、石榴、乌梅、荔枝、栗子、大枣、核桃仁、鹿肉、雀、鳝鱼、淡菜、虾、鲥鱼、鲢鱼、海参、熊掌、鸡肉、羊肉、羊乳、狗肉、猪肝、猪肚、火腿、猫肉、鹅蛋、香橼、佛手、薤白。

④凉性食物:茄子、白萝卜、冬瓜子、冬瓜皮、丝瓜、油菜、菠菜、苋菜、芹菜、小米、大麦、绿豆、豆腐、小麦、柑、苹果、梨、枇杷、橙子、西瓜皮、杧果、橘、槐花、菱角、薏苡仁、茶叶、蘑菇、猪皮、鸭蛋、荞麦。

⑤平性食物:洋葱、萝卜子、白薯、藕节、南瓜子、土豆、黄花菜、香蕈、荠菜、香椿、青蒿、大头菜、圆白菜、芋头、扁豆、豌豆、胡萝卜、白菜、豇豆、黑大豆、赤小豆、蚕豆、黄豆、粳米、玉米、陈仓米、落花生、白果、百合、橄榄、白砂糖、桃仁、李仁、酸枣仁、莲子、黑芝麻、榛子、荷叶、无花果、李子、葡萄、白木耳、黑木耳、海蜇、黄鱼、泥鳅、鲳鱼、青鱼、鳗鱼、鲤鱼、猪肺、猪心、猪肉、猪肾、鹅肉、龟肉、鳖肉、猪蹄、白鸭肉、鲫鱼、鸡蛋、鸽蛋、燕窝、鳗鲡鱼、鹌鹑、鹌鹑蛋、蜂蜜、蜂乳、榧子、芡实、牛肉、牛奶。

(2)按食味归类

①酸性食物:番茄、木瓜、马齿苋、醋、赤小豆、蜂乳、柑、橄榄、柠檬、杏、梨、枇杷、橙子、桃、山楂、椰子瓤、石榴、乌梅、荔枝、橘、柚、杧果、李子、葡萄、鳟鱼、猫肉、香橼、佛手。

②苦性食物:苦瓜、苦菜、大头菜、香椿、淡豆豉、蒲公英、槐花、香橼、薤白、慈菇、酒、醋、荷叶、茶叶、杏仁、百合、白果、桃仁、李仁、海藻、猪肝。

③辛性食物:生姜、葱、芥菜、香菜、白萝卜、洋葱、芥子、油菜籽、香花菜、油菜、萝卜子、大蒜、青蒿、大头菜、芋头、芹菜、韭菜籽、肉桂、辣椒、花椒、茴香、韭菜、薤白、香橼、陈皮。

④甘性食物:莲藕、茄子、蕹菜、番茄、茭白、蕨菜、白萝卜、冬瓜子、丝瓜、洋葱、

竹笋、香花菜、萝卜子、藕节、土豆、菠菜、荠菜、黄花菜、青蒿、大头菜、南瓜、洋白菜、芋头、扁豆、豌豆、胡萝卜、白菜、芹菜、冬瓜、冬瓜皮、黄瓜、豇豆、肉桂、豆腐、黑大豆、绿豆、赤小豆、黄豆、薏苡仁、蚕豆、刀豆、荞麦、高粱、粳米、糯米、玉米、小米、陈仓米、大麦、小麦、木耳、蘑菇、白薯、蜂蜜、蜂乳、白木耳、牛奶、羊乳、甘蔗、柿子、橄榄、柑、苹果、荸荠、杏子、百合、梨、落花生、白砂糖、白果、陈皮、桃仁、西瓜、西瓜皮、甜瓜、菱角、山楂、李仁、香蕉、桃、椰子瓤、罗汉果、樱桃、桑葚、荔枝、黑芝麻、榛子、橘、柚、杜果、栗子、大枣、无花果、酸枣仁、莲子、李子、葡萄、核桃仁、龙眼肉、百合、黄鱼、泥鳅、鲳鱼、青鱼、鳙鱼、鲢鱼、鳗鲡鱼、鳆鱼、龟肉、鳖肉、鲤鱼、鲫鱼、田螺、鳝鱼、虾、海马蚶、酒、猪肺、猪肠、猪肉、猪髓、猪皮、猪蹄、猪肝、猪肚、羊肉、鹿肉、猫肉、鸡肉、鹅肉、蛏肉、牛肉、白鸭肉、紫河车、雀、鸽蛋、猪心、鹌鹑、鹌鹑蛋、熊掌、火腿、鸭蛋、燕窝、枸杞子、榧子、南瓜子、芡实、香蕈。

⑤咸性食物：苋菜、大酱、食盐、小米、大麦、紫菜、海蜇、海藻、海带、蟹、海参、田螺、猪肉、猪髓、猪肾、猪蹄、猪血、猪心、鳆鱼、淡菜、火腿、熊掌、蛏肉、龟肉、白鸭肉、狗肉、鸽蛋。

（3）按归经归类

①归心经的食物：芥菜、莲藕、藕节、辣椒、绿豆、赤小豆、陈仓米、瓠瓜、小麦、慈菇、酒、荷叶、柿子、百合、桃仁、西瓜、甜瓜、龙眼肉、酸枣仁、莲子、猪皮、海参。

②归肝经的食物：马齿苋、番茄、丝瓜、油菜、油菜籽、荠菜、香椿、青蒿、木瓜、韭菜籽、韭菜、酒、醋、枇杷、桃仁、山楂、杏仁、樱桃、乌梅、桑葚、荔枝、黑芝麻、杜果、无花果、李子、酸枣仁、海蟹、青鱼、鳗鲡鱼、鳝鱼、虾、淡菜、蛏肉、蚌肉、鳖肉、蟹、猫肉、紫河车、蒲公英、槐花、香橼、佛手、慈菇、荷叶、枸杞子。

③归脾经的食物：生姜、香菜、马齿苋、大酱、苦菜、莲藕、藕节、茄子、番茄、豆腐、茭白、油菜籽、香花菜、油菜、荠菜、大头菜、南瓜、芋头、木瓜、扁豆、豌豆、胡萝卜、冬瓜皮、豇豆、肉桂、辣椒、花椒、荞麦、白薯、大蒜、高粱、粳米、糯米、小米、陈仓米、大麦、小麦、黑大豆、薏苡仁、蚕豆、黄豆、苹果、枇杷、落花生、西瓜皮、荷叶、山楂、罗汉果、乌梅、荔枝、橘、杜果、栗子、大枣、无花果、龙眼肉、葡萄、酸枣仁、莲子、白砂糖、蜂蜜、火腿、猪肉、猪肝、猪血、猪肚、牛肉、鸡肉、鹅肉、羊肉、狗肉、猪心、海藻、泥鳅、鲢鱼、鲤鱼、鲫鱼、鳝鱼、香椿、陈皮、芡实。

④归肺经的食物：生姜、葱、芥菜、香菜、淡豆豉、茭白、白萝卜、冬瓜子、洋葱、芥子、油菜籽、香花菜、油菜、萝卜子、藕节、大蒜、青蒿、胡萝卜、芹菜、瓠瓜、冬瓜、冬瓜皮、花椒、蘑菇、慈菇、紫菜、海藻、酒、茶叶、薏苡仁、糯米、蜂蜜、落花生、甘蔗、柿子、荸荠、杏仁、百合、梨、枇杷、白果、香蕉、椰子瓤、罗汉果、乌梅、橘、柚、葡萄、核桃仁、百合、猪肺、猪皮、鹅肉、鸭蛋、燕窝、白鸭肉、羊乳、香橼、陈皮、薤白、榧子、鲢鱼。

⑤归肾经的食物：大蒜、芥菜、香椿、豇豆、韭菜籽、花椒、小茴香、韭菜、盐、大酱、蚕豆、小米、小麦、海蜇、海藻、鳗鲡鱼、海参、鲤鱼、鳝鱼、淡菜、虾、海马、黄鱼、火

腿、猪肉、猪肾、猪肝、猪血、猪髓、猪耳、鹌鹑蛋、燕窝、熊掌、白鸭肉、羊乳、羊肉、狗肉、紫河车、鸽蛋、蛏肉、蚌肉、黑大豆、白薯、樱桃、石榴、芡实、桑葚、黑芝麻、薏苡仁、栗子、李子、葡萄、枸杞子、核桃仁、肉桂、莲子、猪心。

⑥归胃经的食物：生姜、葱、淡豆豉、苦瓜、苦菜、莲藕、茄子、蕹菜、番茄、白萝卜、丝瓜、竹笋、白菜、芹菜、黄瓜、胡椒、小茴香、韭菜、蘑菇、甜瓜、萝卜子、南瓜子、高粱、土豆、香蕈、菠菜、糯米、扁豆、豌豆、小米、陈仓米、绿豆、酱、盐、豆腐、荞麦、酒、醋、大麦、蒲公英、木耳、甘蔗、柠檬、苹果、荸荠、梨、佛手、西瓜、西瓜皮、山楂、桃、樱桃、榛子、橘、柚、栗子、大枣、牛奶、鸡肉、猪肉、猪蹄、猪肝、猪血、猪肚、猪心、火腿、狗肉、牛肉、燕窝、熊掌、青鱼、鳙鱼、鲫鱼、田螺、黄鱼。

⑦归膀胱经的食物：蕨菜、小茴香、刀豆、玉米、冬瓜、田螺、西瓜、肉桂。

⑧归大肠经的食物：土豆、菠菜、苋菜、白菜、冬瓜、芥菜、马齿苋、苦瓜、苦菜、茄子、蕹菜、刀豆、豆腐、蔬菜、冬瓜子、薤白、竹笋、胡椒、菱角、南瓜子、蘑菇、榧子、荞麦、豆腐、槐花、木耳、盐、黄豆、玉米、乌梅、无花果、柿子、杏仁、桃仁、菱角、香蕉、桃、石榴、蜂蜜、鲫鱼、田螺、猪肠。

⑨归小肠经的食物：盐、赤小豆、苋菜、瓠瓜、冬瓜、黄瓜、羊乳。

(三)五味相胜

《素问·阴阳应象大论》之"辛胜酸""咸胜苦""苦胜辛""甘胜咸""酸胜甘"这一五味相胜理论是以五行相克为依据的，对食疗组方颇有指导意义。

(四)阴之所生，本在五味；阴之五宫，伤在五味

1. 五脏生理与饮食五味 《素问·宣明五气篇》云："五味所入，酸入肝，辛入肺，苦入心，咸入肾，甘入脾，是谓五入。"认为食物的酸苦甘辛咸五味分别对五脏起着不同作用。《素问·至真要大论》云："夫五味入胃，各归所喜，故酸先入肝，苦先入心，咸先入肾，甘先入脾"。说明五味对五脏喜好有别，因而被脏器吸收先后不同。

2. 五脏病理与饮食五味 《素问·脏气法时论》云："多食咸，则脉凝涩，而变色；多食苦则皮槁而毛拔；多食辛则筋急而爪枯；多食酸则肉胝皱而唇揭；多食甘则骨痛而发落。"说明饮食五味尽管通过"所入""所喜""先入"对机体五脏有不同的补益作用，但饮食五味过度或偏嗜也会引起相应脏腑功能失常，产生病理变化。《素问·生气通天论》指出："阴之所生，本在五味，阴之五宫，伤在五味。是故味过于酸，肝气以津，脾气乃绝；味过于咸，大骨气劳，短肌，心气抑；味过于甘，心气喘满，色黑，肾气不衡；味过于苦，脾气不濡，胃气乃厚；味过于辛，筋脉沮弛，精神乃央。"强调饮食五味是五脏阴精的物质基础，五味调和能促进五脏阴精的化生。而五味偏嗜会损伤五脏，产生不同的病症。《素问·奇病论》："肥者令人内热，甘者令人中满"。说明饮食偏嗜会使机体阴阳失调出现相应病证。

(五)谨察阴阳所在而调之，以平为期

1. 阴阳偏盛与饮食调养 《素问·至真要大论》云："寒者热之，热者寒之"，主张寒性体质或寒证,用热性辛甘味食物调养;热性体质或热证,用寒性酸苦味食物调养。属于食疗方法的"正治法"。

2.阴阳偏衰与饮食调养 《素问·至真要大论》云:"诸寒之而热者取之阴,热之而寒者取之阳,所谓求其属也。"说明阴虚内热体质或病证,应用甘寒养阴清热药物和食物进行调养;阳虚有寒体质或病证,宜用甘温祛寒药物和食物进行调养。

3.邪正盛衰与饮食调养 《素问·至真要大论》云:"虚则补之""实则泻之"。《素问·骨空论》云:"调其阴阳,不足则补,有余则泻。"《素问·至真要大论》云:"坚者削之,客者除之,劳者温之,结者散之,留者攻之,燥者濡之,急者缓之,散者收之,损者温之,逸者行之,惊者平之,上之下之,摩之浴之,薄之劫之,开之发之,适事为故。"

以上三条经文说明对于虚性体质或虚证可采用甘平食物或药物进行调养。对于实证可采用辛苦咸寒或温等能驱邪的食物或药物进行调治,其总的原则是以适合病情虚实为核心,以调其阴阳而达平衡为主旨。

4.疾病病势与饮食调养 《素问·阴阳应象大论》:"因其轻而扬之,因其重而减之,因其衰而彰之。形不足者,温之以气;精不足者,补之以味。其高者,因而越之;其下者,引而竭之;中满者,泄之于内;其有邪者,渍形以为汗;其在皮者,汗而发之;其剽悍者,按而收之;其实者,散而泻之。审其阴阳,以别柔刚,阳病治阴,阴病治阳,定其血气,各守其乡。血实宜决之,气虚宜掣引之。"说明因为疾病有邪正的虚实、病位的上下表里和阴阳气血的不同,食疗上应顺应疾病的病势遵循扶正祛邪、补虚泻实、阴虚补精、阳虚补气、阳病治阴、阴病治阳等原则,分别采用具有解表、涌吐、消除、攻下等功效的药物和食物,以因势利导、治愈疾病。

5.严重疾病与饮食调养 《素问·至真要大论》:"奇之不去则偶之,偶之不去则反佐以取之,所谓寒热温凉,反从其病也",是制方药物或食物的反佐法。

《素问·五常政大论》:"治热以寒,温而行之,治寒以热,凉而行之。"说明用寒凉食物或药物治疗严重热证时,用温服法服药;用温热食物或药物治疗严重寒证时,用凉服法服药。以上两种反佐法,皆用于大寒或大热病证,是为了解决食疗药物与病证相互格拒而采取的缓冲方式。

6.疾病真假与饮食调养 《素问·至真要大论》云:"热因热用,寒因寒用,塞因塞用,通因通用"。说明真寒假热、真热假寒、真虚假实、真实假虚证可顺从疾病的假象食用相应的食疗药物,属于食疗方法的"从治法"。

五、常见病证的食疗

(一)常见外感病的饮食疗法

1.外感风寒的食疗 外感风寒是"感冒"的中医病证之一,起病常有受凉或过劳等诱因,初起咽部不适,继而鼻塞,流清涕,头痛或身痛,无汗,或有低热症状。其病毒、细菌主要由飞沫传播,侵入上呼吸道黏膜,引起不同部位、不同程度的急性炎症。

中医学认为外感风寒系风寒外袭,肺气失宣所致。风为阳邪,易伤头面诸窍;寒为阴邪,易伤阳气。两邪杂感,束于肌表,使毛窍闭塞、玄府不通、邪正交争,发为此证。因风寒偏盛,故恶寒重、发热轻;腠理闭塞则无汗;足太阳之脉经气不舒则头项强痛、肢体酸痛;肺气失宣则鼻塞声重、时流清涕、咳嗽痰稀。

中医治疗外感风寒主要为辛温解表、宣肺散寒的方药,饮食疗法亦依此治则。

(1)新鲜生姜15克,红糖30克,加水约300毫升,煮20分钟,趁热服下,微微出汗最佳。

(2)新鲜生姜末10克,大葱白5根切碎,水煎数分钟,趁热饮服。白天及睡前各服1次。

(3)葱白3根,淡豆豉30克,水煎服,取汗而愈,注意避风。

(4)白胡椒末2克,醋2小杯,开水冲服。

(5)紫苏叶10克,生姜6克,水煎趁热服之,发汗而解。

(6)辣椒1~2个,切碎,生姜末6克,红糖适量,水煎后加食醋1小杯服之。

(7)荆芥10克,苏叶10克,茶叶6克,生姜10克,红糖30克。将前4味药物一并放入砂锅内煎沸,再加烧沸的红糖水即可,趁热服用,以出汗为度。

(8)大枣5枚,生姜6克,葱白2根,水煎顿服,趁热饮后发汗。可治外感风寒及淋雨、受寒腹痛。

(9)橘皮、生姜、紫苏叶各6克,水煎后加红糖服之。

(10)连须葱白5茎,生姜5片,糯米60克,共同煮粥,粥成后加米醋5毫升。趁热服用,并温覆取汗。

2. 外感风热的食疗　外感风热是"感冒"的中医证候之一。病原体侵入上呼吸道黏膜,引起鼻、咽、扁桃体和喉部的急性炎症,黏膜水肿充血,继而增生变厚,出现发热、咽喉疼痛、口渴,或咳嗽、咳黄痰等症状。

中医学认为外感风热是风热之邪侵袭人体所引起的病症。多因气候突变、寒暖失调、风热之邪乘机侵入人体和袭肺犯卫,卫阳郁遏、营卫失和、正邪相争,而见表卫病证。因风为春季主气,外感风热,每在春季易于罹患,是其时令特点。

中医治疗外感风热主选辛凉解表、祛风清热的方药,饮食疗法亦依此意。

(1)桑叶5克,菊花5克,薄荷3克,苦竹叶5克,均用清水洗净,放入茶壶内,用开水泡10分钟即可,随时饮用。本品对风热感冒既有辛凉解表作用,又可作为预防茶剂饮用。

(2)金银花30克,鲜芦根60克,加水500毫升,煮15分钟,再下薄荷10克,煮沸3分钟,滤出渣,加适量白糖,温服,每日3~4次。本饮剂解热作用较强,适用于风热感冒发热咽干口渴突出者。

（3）粉葛根 10 克、淡豆豉 10 克、麦冬 10 克，放入砂锅中，加水 500 毫升，煮沸 5～10 分钟，滤去渣，在药汁中放入粳米 50 克，同煮为稀粥。将葱白 3 茎切成短节，放入药粥，搅拌即成，温服。本粥有祛风和缓、解热不猛、养阴不腻的特点，是风热感冒的饮食佳品。

（4）金银花 30 克煎汁，再与绿豆共煮熟，调白糖 30 克服食。

（5）菊花 10 克，薄荷 10 克，淡豆豉 30 克，水煎服，每日 1 剂。

（6）葛根 30 克水煮，取汁去渣，以汁下粳米 60 克煮粥，温热餐服。

（7）白糖 500 克放入锅内，加水少许，以文火煮稠后，加入薄荷粉 30 克调匀，再继续炼至不粘手时，倒入涂有熟菜油的瓷盘内，放冷，切成小块，随时含咽。

3. 流行性感冒的食疗　流行性感冒是由流感病毒所引起的一种具有高度传染性的急性呼吸道传染病。本病传播迅速，流行广泛，各年龄群普遍易感。流感病毒侵入呼吸道纤毛柱状上皮细胞内复制，引起细胞变性、坏死与脱落。典型流行性感冒起病急，畏寒高热，显著乏力，头痛，身痛，咽部干痛与充血。3～4 日热退，但乏力可持续 2 周以上。婴幼儿和老年患者可出现肺炎、心肌炎或脑膜脑炎等病症。

中医学认为本病病因是风热或风寒之邪，在气温突变、生活起居不慎，或正气不足抵御外邪时突发。感邪之后，卫阳被遏，营卫失和，以及太阳经输不利，卫阳之气不能畅达于外，故见恶寒发热、鼻塞流涕、咽痛咳嗽等。营不内守，则自汗出；太阳经气不舒，则头身骨节酸痛；病邪深入，再抵气分，则壮热口渴，身大汗；肺气上逆则咳嗽，邪逼液流则涕黄浊。

中医对本病的治疗按兼挟时邪的不同，选用具有散寒、清热、清暑、祛湿的方药分别论治。食疗亦仿此意。

（1）板蓝根 30 克，金银花 20 克，加水浓煎，趁温热加入蜂蜜 20 克，搅拌均匀。早、晚 2 次分服。适用于各型流行性感冒。

（2）板蓝根 30 克，放入砂锅，加水中火浓煎 2 次，每次 30 分钟，合并 2 次滤汁，早、晚分 2 次服。本方适用于各型流行性感冒。

（3）大青叶 30 克，贯众 30 克，绿茶 3 克，加足量水，大火煮沸，改用中火煎煮 30 分钟，滤汁，早、晚 2 次分服。适用于各型流行性感冒。

（4）新鲜芫荽 60 克，鲜白茅根 60 克，洗净，用温开水浸泡片刻，取出切碎，捣烂取汁，早、晚 2 次分服。本方适用于各型流行性感冒。

（5）新鲜金银花 30 克，鲜嫩蒲公英 100 克，分别洗净，用温开水浸泡片刻，捣烂取汁，早、晚分 2 次服。本方适用于发热、咽痛、口渴咳嗽、咳黄痰的风热型流行性感冒。

（6）新鲜金银花 20 克，鲜芦根 60 根，鲜荸荠 20 个，分别洗净；金银花、芦根温开水浸泡，捣烂取汁；荸荠连皮切碎，捣烂取汁。各汁混合均匀，加冰糖少许，溶化即成。早、晚各 1 次分服。适用于风热型感冒尤为适合。

(7)生姜 10 克连皮切碎,蒜头 30 克捣碎,大枣 20 克温开水浸泡,三者放入砂锅,加适量水,大火煮沸后,小火煨煮 30 分钟,过滤取汁即成。早、晚各 1 次分服。适用于恶寒重、发热轻、无汗、鼻塞流清涕、头身酸痛的风寒型流行性感冒。

(8)生姜 30 克,切成薄片,与红糖 30 克同入砂锅,加水煎煮 30 分钟,即成。饮汤汁代茶,频频服食,生姜亦可一并嚼食咽下。本方适用于风寒型流行性感冒。

4. 咳嗽的食疗　咳嗽是中医学病名,相当于西医学中以咳嗽为主要表现的急、慢性支气管炎。主要临床表现为咳嗽、咳痰或伴喘息。

《内经》认为:"五脏六腑皆令人咳,非独肺也。"如果外邪侵袭,肺卫受侵,则肺气不宣、肃降失调,影响肺气之出入,引起咳嗽、咳痰、气喘症状。若脾失健运、痰浊内生,上达于肺亦可致咳;若肝失条达、气郁化火,上逆于肺亦可致咳;若肺脏虚弱、阴伤气耗、肃降无权,可致气逆为咳。

中医治疗咳嗽,先区分外感与内伤。外感咳嗽多是新病,治以祛邪利肺;内伤咳嗽多为久病,治当祛邪止咳、扶正补虚、标本兼顾。食疗亦依此治疗原则。

(1)干姜末 3 克,热酒调服,或以饴糖和丸服之。适用于咳嗽声重、气急、咽痒、咳痰稀薄色白的患者。

(2)雪花梨 2 个,川贝母 5 克,冰糖 15 克,装入碗中上笼同蒸。食梨饮汁,每日 1 次。本方适用于咳嗽频剧、喉燥咽痛、咳痰不爽的热咳或干咳少痰、咽喉干痛、唇鼻干燥的燥咳。

(3)生萝卜 250 克,鲜藕 250 克,梨 2 个,蜂蜜 250 克。将生萝卜、鲜藕、梨捣碎取汁,加入蜂蜜即成。适用于热咳、燥咳。

(4)陈海蜇 30 克,鲜荸荠 50 克,煎汤频频饮之。适用于肺热咳嗽。

(5)鲜百合 50 克(干品 30 克),杏仁 10 克,去皮,打烂;粳米 50 克,同煮为稀粥,调白蜜适量,温食,每日 1 次。适用于肺燥咳嗽。

(6)陈皮 30 克,冰糖 15 克,加入清水,慢火炖 1 小时以上,每日饮服数次。适用于痰多咳嗽、因痰而嗽、胸闷体倦的痰湿蕴肺型患者。

(二)常见内科病的饮食疗法

1. 高血压的食疗　高血压是以体循环动脉血压升高为诊断依据。一般指 40 岁以下成人收缩压大于 140 毫米汞柱,舒张压大于 90 毫米汞柱;40 岁以上随着年龄每增大 10 岁,正常收缩压标准可增高 10 毫米汞柱,但舒张压的正常标准不变。高血压有两种类型,一种叫继发性高血压,由某些疾病引起;另一种叫原发性高血压,由于大脑神经中枢调节血压功能紊乱所引起。通常把后者称为高血压。一般常有头痛、头晕、失眠、心悸、胸闷、心烦等,早期无明显自觉症状,严重时常可并发心、脑、肾等病患。

高血压属于中医学"眩晕""头痛""心悸"等范畴,多由肝火上炎、肝肾阴虚、阴虚阳亢所引起。药膳既可作为高血压的辅助治疗,又可作为该病的预防、康复及保健之用。

(1)菊花山楂茶:菊花、茶叶各 10 克,山楂 30 克,沸水冲沏,代茶常饮,每日 1 剂。

(2)山楂二花茶:山楂、金银花、菊花各 25 克,沸水冲泡,加盖焖片刻即可。代茶随饮或每日 3 次。

(3)菊楂决明茶:菊花 8 克,生山楂片、草决明各 15 克,沸水冲泡半小时后饮服,代茶随饮。

(4)山楂荷叶茶:山楂 30 克,荷叶 12 克,水煎 20 分钟,去渣代茶饮。

(5)降压菊槐茶:菊花、槐花和茶叶各 3 克,沸水冲沏,代茶随饮。

(6)复方菊槐茶:菊花、槐花、绿茶各 6 克,龙胆草 10 克,沸水冲泡,代茶常饮。

2. 冠心病的食疗　冠心病是指冠状动脉粥样硬化性心脏病,简称“冠心病”。主要为心绞痛型和心肌梗死型两大类。症状多见胸闷气憋、心前区刺痛或绞痛、头昏乏力。轻者也可以无症状,重者如不及时治疗有生命危险。本病治疗在于改善冠状动脉的血液供应和减少心肌耗氧量。

本病在中医学属于“真心痛”“胸痹”等范畴。

(1)山楂片茶:绿茶 1 克,山楂片 25 克。两者加水 400 毫升,煮沸 5 分钟,分 3 次温服,加开水复泡续饮,每日 1 剂。

(2)山楂益母草:山楂 30 克,益母草 10 克,茶叶 5 克,沸水冲泡,代茶,每日饮用。

(3)丹参茶:丹参 9 克,绿茶 3 克,将丹参制成粗末,与茶叶以沸水冲泡 10 分钟即可。每日 1 剂,不拘时饮用。

(4)参果茶:丹参、山楂片各 10 克,麦冬 5 克。沸水冲泡,闷 30 分钟,代茶频饮。

(5)香蕉茶:香蕉 50 克,茶叶 10 克,蜂蜜少许,先用沸水冲泡茶叶,后将香蕉去皮研碎,加蜜调入茶水中,当茶饮,每日 1 剂。

(6)党参粳米粥:党参 9 克,粳米 100 克,冰糖少许。三者共煮成粥,每日作早餐吃。

(7)玉米粉粳米粥:玉米粉、粳米各适量,两者同煮为粥。

(8)山楂荷叶粥:山楂 15 克,荷叶 12 克,粳米 100 克,三者同煮成粥,每日 2 次温热服食。

(9)番茄粥:番茄 250～300 克,小米 100～150 克,白糖、玫瑰汁各适量。将番茄烫后去外皮,去子后切小块。小米与番茄、白糖一同入锅,加入适量水煮成粥,调入玫瑰汁即可。

(10)黄豆粥:黄豆 100 克,炒米 150～200 克。黄豆浸泡 12 小时,与炒米同煮

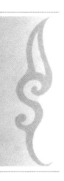

为粥,早晚空腹温服。

3. 缺铁性贫血的食疗　缺铁性贫血是指体内可用于制造血红蛋白的储存铁已被用尽,红细胞生成受到障碍时所发生的贫血。缺铁性贫血是最多见的贫血。缺铁性贫血如果发生缓慢,早期可无症状或症状很轻。贫血发生和进展较快者症状较重。一般常见的症状有面色苍白、倦怠乏力、心悸和心率加快、体力活动后气促、眼花、耳鸣等。部分患者(大多为儿童)可有嗜食泥土、煤屑、生米等异食癖。贫血和缺铁纠正后,这些症状即消失。

(1)绿豆红枣汤:绿豆50克,大枣50克,红糖适量。前两者同煮至绿豆开花,加红糖服用。

(2)黄花菜粥:黄花菜50克,猪瘦肉50克,红糯米50克。三者共煮成粥,加盐调味。

(3)樱桃枸杞龙眼羹:龙眼肉10克(鲜龙眼肉15克),枸杞子10克,鲜樱桃30克。前两味加水适量,煮至充分膨胀后,放入鲜樱桃煮沸,白糖调味服用。

(4)猪皮大枣羹:猪皮500克,大枣250克,冰糖适量。猪皮块与大枣置铁锅中,放入冰糖与水,大火烧开后小火炖成稠羹。

(5)黄豆芽猪血汤:黄豆芽、猪血各250克。加油爆香蒜、葱、姜末,下猪血并烹入黄酒,加水煮沸,放入黄豆芽,煮熟后调味即可。

(6)菠菜猪肝汤:菠菜100克,猪肝30克。猪肝用水煮熟,加入菠菜,数分钟调味即可。

4. 神经衰弱的食疗　神经衰弱是一种神经活动功能失调的病,多由大脑皮质中枢神经系统兴奋与抑制过程失去平衡所致。它常常由于长期的思虑过多或精神负担过重,脑力劳动者劳逸结合长期处理不当,或病后体弱等原因引起。主要表现为精神疲劳、记忆力差、易激动、神经过敏、失眠、头昏头痛、忧郁心疑等症状。本病属于中医学的"失眠""心悸""虚劳""脏躁"。

(1)合欢花茶:合欢花6克,白糖适量。合欢花洗净沸水冲泡,加入白糖即可饮用。

(2)莲心茶:茶叶1克,莲子心2克。开水冲泡饮服。

(3)茉菖茶:青茶10克,茉莉花和石菖蒲各5克。沸水冲泡,代茶饮,每日1剂。

(4)葱枣茶:大枣20枚,带须葱白2根。大枣加水大火烧开,改用小火炖约20分钟,加入带须葱白后继续炖10分钟,食枣,饮汤。

(5)芹菜枣仁汤:鲜芹菜90克,酸枣仁9克。芹菜与酸枣仁同煮为汤。

(6)百合枣仁汤:鲜百合50克,生枣仁、熟枣仁各15克。鲜百合用清水浸泡一夜,取生枣仁、熟枣仁水煎去渣,用其汁将百合煮熟,连汤服下。

5. 风湿性心脏病的食疗　风湿性心脏病是风湿性心瓣膜炎遗留的慢性瓣膜

病,表现为瓣膜狭窄或关闭不全,致心脏负荷增加,往往导致心功能不全。临床上以单纯性二尖瓣病变最为常见;二尖瓣病变合并主动脉瓣病变次之;单纯性主动脉病变再次之;而三尖瓣病变或主动脉瓣病变则多与二尖瓣病变同时存在。

中医学认为本病的发生是由于风寒湿邪侵入人体,合而为痹,病延日久,或反复感受外邪,由关节肌肉侵及血脉,再由血脉累及心脏。在本病的发生、发展过程中,由于心脉瘀阻的程度不同,就产生不同的临床征象。根据主证的不同,可将风湿性心脏病归纳到心痹、怔忡、惊悸、水肿等范畴。

中医对本病的治疗依据证候不同,分别采用活血、养心、健脾、温肾、利水等法。食疗亦依此治则。

(1)薤白 20 克,葱白 5 根切成细段,备用。粳米 100 克与生姜 5 片煮粥,待粥将成,拌入薤白、葱白段,煮至粥成。每日晨服。适用于胸闷隐痛、痰多气短、倦怠乏力、纳呆便溏的痰浊郁阻型患者。

(2)干莲子 300 克,茯神 200 克,糯米粉 500 克。将干莲子冷水泡发,捣成泥糊状,茯神烘干,研成细粉,与糯米粉制成糕点,随意服食。本方适用于心悸怔忡、胸闷气短、倦怠乏力、面色萎黄的心气虚弱型患者。

(3)大枣 10 枚,羊心 1 只同炖,至大枣、羊心烂熟为度,调味即成,适用于各型患者。

(4)干莲子 30 克,百合 30 克,猪瘦肉 30 克,同炖至酥烂,分 2 次食用,适用于各型患者。

(5)灵芝 20 克煎浓汁,猪心 1 个切片,与灵芝煎汁同炖食之。本方适用于心悸气短、头晕目眩、面色苍白的气血不足型患者。

6.支气管哮喘的食疗 支气管哮喘是一种常见的呼吸道慢性疾病,亦是发作性的过敏性疾病,是由于广泛的小支气管痉挛所造成的一种急性发作性喘息,简称哮喘。其临床特征为发作性伴有哮鸣音的呼气性呼吸困难,持续数分钟至数小时或更长,可自行或经治疗后缓解。长期反复发作常并发慢性支气管炎和肺气肿。支气管哮喘患者在寒冷季节和气温急剧变化时,常反复发作,病程长期而顽固。大多数发生在秋冬季节,春季次之,夏季多数减轻或者缓解。

本病属于中医学的"喘证""哮证""肺胀"等范畴。

(1)三六冬花茶:茶叶 6 克,款冬花 3 克。沸水冲泡,代茶随饮。

(2)石韦茶:绿茶 2 克,石韦 1 克,冰糖 25 克。先煮石韦,连石韦一起冲泡茶叶、冰糖,加盖闷 3 分钟后可饮 3 次,下午四时后,不再饮用。

(3)冬花茶:茶叶 6 克,款冬花 3 克,紫菀 3 克。开水冲泡,代茶饮用。

(4)霜桑叶茶:经霜桑叶 30 克。将霜桑叶加水 500～1000 毫升,煎沸 10～15 分钟,取汁。代茶饮用。每日 1 次,不拘时温服。

(5)久喘桃肉茶:核桃肉 30 克,雨前茶 15 克,炼蜜 5 茶匙。将前 2 味研为末,拌匀,和蜜为丸,弹子大。每日 2 丸。或将前 2 味加水共煮,沸 10～15 分钟后,取汁加入炼蜜,即可代茶饮。或上 2 味研末,加蜜以沸水冲泡,代茶饮用。

(6)楂桃茶:山楂 50 克,核桃仁 150 克,白糖 200 克。将核桃仁磨成浆,用清水稀释;山楂拍破,在中火上煎熬 3 次,每次 20 分钟,过滤去渣,取汁浓缩至 1000 毫升。在山楂汁中,加白糖搅拌待溶化后,再缓缓倒入核桃浆,边倒边搅均匀,烧至微沸出锅。可常饮用。

7. 慢性支气管炎的食疗　慢性支气管炎是指气管、支气管黏膜及其周围组织的慢性非特异性炎症。临床上以咳嗽、咳痰或伴有喘息及反复发作的慢性过程为特征。其多由急性期没有彻底治好而成,常反复感染,或长期刺激,迁延多年,顽疾难愈,多见于老年人。晚期可引起阻塞性肺气肿和慢性肺源性心脏病。其相当于中医学中的内伤咳嗽。

(1)橘茶饮:茶叶 2 克,干橘皮 2 克。沸水冲泡 10 分钟即可。代茶饮用。

(2)川贝莱菔茶:川贝母、莱菔子各 15 克。上 2 味共制粗末,沸水冲泡。代茶饮用。

(3)蜜蛋茶:蜂蜜 35 克,鸡蛋 1 个。蜂蜜加水适量烧开,将鸡蛋打散,用烧沸的蜜水冲蛋服。每日 1～2 次,温服。宜常服。

(4)茶姜蜜浆:茶树根 100 克,生姜 50 克,蜂蜜适量。将茶树根同姜煎,去渣留汁加蜂蜜调,每服 20 毫升,每日 2 次。

(5)百冰粥:百合干 30 克(鲜百合 60 克),粳米 100 克,冰糖适量。三者同煮为粥服用。

(6)生姜粥:生姜 6～9 克,粳米或糯米 100 克,两者同煮粥服用。

(7)萝卜粥:鲜萝卜 250 克,粳米 100 克。鲜萝卜切碎(捣汁亦可),同粳米共煮为粥。

8. 糖尿病的食疗　糖尿病是因胰岛素相对或绝对不足而引起的以糖代谢紊乱、血糖增高为主的慢性疾病。早期无症状,晚期典型患者有多尿、多食、多饮、消瘦、疲乏等临床表现。早期诊断依靠化验尿糖和空腹血糖。糖尿病易并发感染以及发生动脉硬化、白内障等疾病。本病属于中医学"消渴"范畴。

(1)丝瓜茶:丝瓜 200 克,茶叶 5 克,盐适量。丝瓜切成 2 分厚的片,加盐水煮熟,加入茶叶即可,每日 2 次。

(2)姜盐茶:鲜生姜 2 片,食盐 4.5 克,绿茶 6 克。上 3 味加水适量煎汤即可。每日 1～2 剂,不拘时频饮。

(3)花粉茶:天花粉 125 克。将天花粉制成粗末。每日 15～20 克,沸水冲泡,代茶频饮。

(4)山药茶:山药 250 克。将山药水煎后过滤,代茶饮之。

(5)清蒸鲫鱼茶:鲫鱼 500 克,绿茶适量。在鱼腹内塞满绿茶,清蒸鱼熟即可,

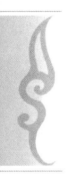

淡食鱼肉。

(6)糯米红茶:红茶 2 克,糯米 50～100 克。水 600～800 毫升煮沸后加糯米,待熟时,加入红茶即可,分 2 次温服,每日 1 剂。

9. 痛风的食疗 痛风是一组嘌呤代谢紊乱所致的疾病。其临床特点为高尿酸血症伴痛风性急性关节炎反复发作、痛风石沉积、痛风石性慢性关节炎和关节畸形,常累及肾脏引起慢性间质性肾炎和尿酸肾结石形成。本病可分为原发性和继发性两大类,原发性者病因少数由于酶的缺陷引起,大多原因不明。继发性者可由某些恶性肿瘤、肾脏病及血液病等多种原因引起。

中医学认为本病的发生多以素体禀赋不足为内因,风寒湿热之邪外侵、饮食不节、起居失宜为外因。一般初起以湿热邪实为主,病位在肢体、皮肉、经络;反复发作,病渐发展,则以痰瘀凝结为主,多为正虚邪实,病位在筋骨;病久入深,肾精亏耗,固摄开阖失常,遂为正虚邪恋,病位深在筋骨及脏腑。临床上亦可见到肾精先亏,而后感外邪者;亦有病程缠延、湿热留驻、痰瘀胶结、虚实夹杂或以邪实为主者。

痛风患者的饮食,宜吃偏于碱性的食物,忌食酸性的高嘌呤食物。

(1)小苏打盐汽水:小苏打 10 克,精盐 2 克。先在砂锅中注入 1500 毫升清水,加入精盐,置火上煮沸,溶液冷却后经冰箱冷冻。在容器中放入小苏打,再冲入冷冻的溶液,搅拌均匀即成。频频饮之,每日 1 剂。本方适用于各类痛风。

(2)土茯苓 30 克,粳米 100 克。土茯苓晒干研细末备用。粳米加水煨成稠粥,粥将成时调入土茯苓粉搅匀,再煨煮至沸,即成。早、晚各 1 次分服。本方适用于各类痛风。

(3)百合 100 克,粳米 100 克。百合掰瓣,粳米共入砂锅,加水熬粥,至百合、粳米酥烂,粥黏稠即成。早晚 2 次分服。本方对老年痛风急性发作期轻症患者尤为适宜。

(4)秋水仙鳞茎 5 克,绿茶 2 克。秋水仙鳞茎剥成片状,与绿茶同放入有盖杯中,沸水冲泡,加盖闷 10 分钟代茶频饮之,每日 1 剂。本方适用于痛风急性发作期,对老年急性痛风性关节炎尤为适宜。

10. 甲状腺功能亢进的食疗 甲状腺功能亢进症是多种原因所致甲状腺激素分泌过多而发生的一种病态现象。主要表现为甲状腺弥漫性肿大、突眼、易激动、低热、心悸、食欲亢进、体重下降。病理改变为甲状腺细胞增大,滤泡减小,腔内胶质含量减少。

中医学认为本病发病与七情不遂有关,伴饮食及水土失宜,而致气滞痰凝壅结于颈前,久则血行瘀滞,脉络瘀阻。部分病例痰气郁结化火,出现肝火旺盛或心肝阴虚等病理变化。治疗当理气化痰、活血软坚、消瘿散结、滋阴降火。食疗亦依此治则。

(1)夏枯草 30 克,烘干放入纱布袋中,扎口,与白菊花 15 克同放入大杯中,沸

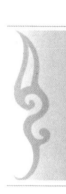

水泡饮。

(2)夏枯草 30 克,大叶海藻 50 克,同放入砂锅中,加水浓煎,即成。早、晚各 1 次分服。

(3)萝卜 250 克切丝,紫菜 15 克,陈皮 2 克切碎,共放入砂锅煮汤,加入精盐、味精,淋入麻油,佐餐当汤。

(4)水发海带 100 克,沸水焯软切丝;海蜇皮 100 克,香干 2 块,均切丝。三者同码入盘内,加入调味料,佐餐当菜,随意服食。

(5)鲜牡蛎肉 150 克切片,与紫菜 15 克同放入蒸碗,上笼蒸 30 分钟,待牡蛎肉熟烂,加入调味料即成,佐餐当汤,当日吃完。

11. 单纯性肥胖症的食疗　单纯性肥胖症是指人体进食热量多于消耗量,而以脂肪形式储存于体内,超过标准体重 20% 者。其发病无明显原因,目前认为除遗传、营养过度及消耗减少因素外,还与神经精神因素、物质代谢因素、内分泌因素有关。

中医学认为本病的外因为饮食不节、嗜食肥甘厚味、活动过少;内因则以脏腑虚弱、津液代谢失常为本,以痰、湿、脂浊积于体内为标。脾失运化、肝失疏泄、肾失气化均可使体内津液、膏脂的生成、输布、利用失常,使水湿、膏脂停于体内。外到四肢百骸,内到脏腑经络,无处不有。积于血,则血脂升高;停于皮下,则为肥胖。

(1)乌龙茶 15 克,开水浸泡,每日饮服 5～6 杯。

(2)乌龙茶 5 克,山楂肉 20 克,生何首乌 30 克。山楂肉、生何首乌煎汤去渣,以汤液泡茶饮用。

(3)上等食醋 20 毫升,温水冲服,每日 1 次。

(4)玉米须适量,水煎代茶饮。

(5)绿豆 50 克,海带 100 克,水煎煮食用。

12. 高脂蛋白血症的食疗　血浆脂蛋白超过正常高限时称为高脂蛋白血症。由于大部分脂质与血浆蛋白结合而转运全身,故高脂血症常反映于高脂蛋白血症。原发性高脂蛋白血症较罕见,继发性高脂蛋白血症多为未控制的糖尿病、动脉粥样硬化、肾病综合征、黏液性水肿、甲状腺功能低下、胆汁性肝硬化等所伴发。本病诊断主要依靠化验。

中医学认为本病的发生与年龄、饮食、遗传、体质等因素有关。脾阳本赖肾阳温煦而化生精微、运化水湿;肾阳不足则脾不健运、痰湿内生;肝肾阴虚、脾胃蕴热则运化失司而痰热内生;肝气郁结亦可造成痰湿内生,痰浊阻于脉络,脉中湿浊与血相互搏结,形成痰瘀互阻病证。

中医治疗高脂蛋白血症主选的药物有补肾药、活血化瘀药及化痰药。饮食疗法亦依此治则。

(1)山楂 30 克,加水适量煮汤,饮汤食山楂肉,每日 1 剂,分 2 次服。

（2）菊花 20 克,草决明 20 克加水煎煮,代茶饮,每日 1 剂。

（3）何首乌、草决明各 20 克,煎汤代茶饮,每日 1 剂。

（4）绞股蓝 20 克,银杏叶 30 克煎汤代茶,频频饮用。

（5）干香菇 5 克切丝,煎汤代茶饮。

13. **急性胃炎的食疗** 胃炎是指胃黏膜的炎性病变。可分为急性胃炎和慢性胃炎。急性胃炎发病急,症状突出,主要是由于食物中毒、化学品或药物刺激或腐蚀,或严重感染所引起,除部分患者转变为慢性炎症以外,大多在短期内痊愈。一般临床表现为上腹不适、疼痛、厌食和恶心、呕吐等,因常伴发肠炎而有腹泻,粪呈水样。也有以上消化道出血为主要表现,有呕血或黑粪等临床表现。

其在中医学属“胃脘痛”“呕吐”“泄泻”等范畴。

（1）胃炎芦甘茶:茶叶(绿茶)2 克,芦根 50 克,甘草 5 克,水 1 升。先煎芦根、甘草约 10 分钟,取汁,加入绿茶即可,每日 1 剂,少量多次饮。

（2）胃炎姜茶散:茶叶 60 克,干姜 30 克,共研末,每次 3 克散剂,每日 2～3 次,开水送下。

（3）马齿苋粥:鲜马齿苋 100 克,大米 200 克。将马齿苋切成末与大米同煮成粥。

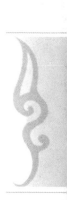

14. **慢性胃炎的食疗** 慢性胃炎即胃黏膜的慢性炎症。本病病因尚未完全明确,一般认为是由于急性胃炎、细菌毒素感染、药物刺激、鼻咽口腔的慢性病灶、胃酸缺乏而引起。临床主要表现有上腹部不适、嗳气、恶心、呕吐、食欲减退、体质消瘦等症状。胃镜下可分为慢性浅表性胃炎、慢性肥厚性胃炎、慢性萎缩性胃炎,属中医学的“胃脘痛”等范畴。

（1）砂仁茶:茶叶 10 克,素馨花 6 克,春砂仁(打碎)6 克。分 2 次沸水冲泡,频饮。

（2）沙参茶:红茶、乌梅肉、生甘草各 1.5 克,徐长卿、北沙参、当归各 3 克,黄芪 4.5 克。上药研末,沸水冲饮,代茶频饮。每日 1 剂,连服 3 个月为 1 个疗程。

（3）健胃泡姜茶:茶叶 15 克,干姜 3 克,粳米 30 克。水煎,代茶饮。

（4）健胃茶:徐长卿 4.5 克,北沙参、化橘红、白芍各 3 克,生甘草 2 克,玫瑰花、红茶各 1.5 克。上药共研为粗末,沸水冲泡,代茶频饮,每日 1 次,连服 3 个月为 1 个疗程。

15. **消化性溃疡的食疗** 消化性溃疡主要指发生在胃和十二指肠壶腹部的慢性溃疡。这些溃疡的形成均与胃酸和胃蛋白酶的消化作用有关,故称消化性溃疡。本病绝大多数(95％以上)位于胃和十二指肠,故又称胃、十二指肠溃疡。其特点为慢性、周期性和节律性的上腹疼痛。胃溃疡的痛多发生在进食后半小时至 1 小时,胃酸增多或正常。十二指肠溃疡的痛则多出现于食后 3～4 小时,胃酸一般显著增多,故其在中医学多称之为胃脘痛。其病因治疗及病后调养均与饮食有密切关系,药膳食疗对本病有很多的调养和治疗作用。

(1)糖茶:茶叶、白糖和蜂蜜各 250 克。加水 4 大碗,煎成 2 碗,取汁,冷后封存经 12 日后服用。每日早、晚各服 1 汤匙,蒸热后服。

(2)糖蜜茶:红茶 5~10 克,蜂蜜和红糖各适量。沸水冲泡 10 分钟,再调入蜂蜜、红糖,趁热频饮,每日 3 剂,饭后服。

(3)瓜茶:茶叶 1 克,藤瓜干品 60 克(或用木瓜 60 克)。瓜切片加水 500 毫升,煮沸 5 分钟,分 3 次,饭后服,每日 1 剂。

(4)甘橘茶:橘皮 10 克,甘草 5 克。橘皮撕碎,与甘草沸水冲沏,不拘时饮用。

(5)旱莲大枣茶:鲜墨旱莲 50 克,大枣 8~10 枚。将墨旱莲、大枣加清水 2 碗煎至 1 碗,每日 2 次,去渣饮汤。

(6)佛手茶:鲜佛手 25 克(干品 10 克)。佛手切片或制成粗末,沸水冲泡,加盖闷 10 分钟即可,代茶饮用,每日 1 剂,不拘时温服。

(7)姜韭牛奶羹:将韭菜、生姜切碎,捣烂,以洁净纱布绞取其汁,倾入锅内,再加入牛奶,加热煮沸即可。

16. 胆石症、慢性胆囊炎的食疗　胆石症是指因胆汁淤积、胆道感染及胆固醇代谢失调等多种因素作用而在胆道系统内形成结石的病变。临床表现取决于胆石发生的部位,主要有胆绞痛,中、右上腹饱闷感,黄疸,右肩背放射痛等症状。

慢性胆囊炎是指胆囊的慢性迁延性炎症,以右胁下不适或持续钝痛,反复发作为临床特点,其病理特点为胆囊壁增厚、纤维化、囊腔缩小,或整个胆囊萎缩变小。

两者中医学认为均属"胁痛""胆胀""黄疸"等病范畴。其病因为情志不畅,饮食不节,过食油腻,虫石阻扰所致。情志不畅则肝气郁结,气滞血瘀而胀满疼痛;饮食不节,过食油腻则肝胆湿热,出现胁痛或黄疸,虫石阻扰,气血逆乱而致胀痛呕恶甚至绞痛。

中医对此主要选用疏肝利胆、清热利湿、排石止痛的方药。饮食疗法亦依此治则。

(1)山楂不限量生吃或炖服均可。主治胆固醇性结石。

(2)金橘不限量生食。

(3)鸡内金 300 克碾粉,乌梅 10 个煎汤,取鸡内金粉 6~10 克送服,每日 3 次。

(4)鲤鱼 1 条,赤小豆 120 克,陈皮 6 克,共煮烂服食。

(5)苦菜 30 克,蒲公英 30 克,水煎服。

17. 前列腺增生症的食疗　前列腺增生症是男性老年人常见的疾病,又称前列腺良性肥大或前列腺结节性增生。其病因尚不很清楚,一般认为与老年人激素失调有密切关系,多数学者认为是雄激素过多引起的。其临床特点为小便频数,排尿困难,急性尿闭或小便失禁。

中医学认为本病病因较复杂:如肺热气壅,水道通调不利,不能下输膀胱;如肝郁气滞,疏泄不及,影响三焦气化而致小便不通;如外感湿热或过食肥甘,致湿热蕴结,下注膀胱,而小便不利;如脾虚不运,清气不能上升,浊阴难于下降,小便因而不利;如肾阳不足,命门火衰,则无阳阴无以生,膀胱气化无权,小便不利;如尿路阻塞,瘀血败精停留不去,则小便难以排出。

中医治疗本病着眼一个"通"字,根据病因不同采用清肺、利湿、补脾、温肾、疏肝、散瘀等法。食疗亦依此治则。

(1)荔枝核 20 克研粗末备用,鲜山楂 50 克切片与荔枝核同入砂锅,煎汤,临服时调入冰糖适量,早晚分 2 次服。适用于各型患者。

(2)蝼蛄 40 个,蟋蟀 40 个,沸水烫死,焙干研粉,分成 20 剂,每日 2 次,每次 1 剂。本方适用于小便点滴而下,或尿如细线,甚至阻塞不通,小腹胀满疼痛,舌质紫暗的瘀血阻滞型患者。

(3)桃仁 15 克,川牛膝 20 克切片,放入砂锅浓煎,再用粳米 100 克熬稠粥,两者混匀。早晚 2 次温服。本方适用于瘀血阻滞型患者。

(4)党参 20 克,黄芪 30 克,猪脬 1 个,煨炖至猪脬熟烂,将猪脬切成丝,调味即成,佐餐当菜,随意服食。本方适用于小腹坠胀,时欲小便而不得出,或量少不畅,精神疲乏,食欲缺乏,气短而声音低细,舌淡苔薄的脾气虚弱型患者。

(5)猪肚 1 个,高粱米 100 克纳入猪肚中,用线扎紧,隔水小火慢炖至熟烂,调味服食。本方适用于脾气虚弱型老年患者。

18. 泌尿系感染的食疗 泌尿系感染是指病原体在机体内尿中生长繁殖,并侵犯泌尿道黏膜或组织而引起的炎症。其发病因素主要为细菌因素、膀胱输尿管反流因素、妇女的易感因素及尿路梗阻因素。临床可分上泌尿系感染(输尿管炎和肾盂肾炎)和下泌尿系感染(膀胱炎和尿道炎)。

中医学认为本病病因为外阴不洁,秽浊之邪上犯膀胱,或禀赋不足,房劳多产损伤肾气;或素体脾虚,中气下陷,小便淋漓不已。膀胱湿热蕴结,肾脏气化不利,可见尿频、尿急、尿痛及腰痛症状。若湿热久留、耗伤肾阴,可兼见腰膝酸软、手足心热等症状。若脾虚中气下陷、淋证日久,可见小便淋漓不已、遇劳即重之病症。中医治疗此病多用清利湿热的方药,食疗亦依此治则。

(1)新鲜冬瓜 500 克,绿豆 50 克,加白糖适量,煮汤饮服。

(2)车前子捣碎用细布包裹,放入粳米中同煮,粥成去车前子。每日饮服。

(3)大西瓜 1 个,随量饮食之。亦可用西瓜皮煎汤代茶饮。

(4)鲜荸荠洗净,加水煮熟,饮食之。

(5)白茅根 150 克,藕节 10 节,煎汤代茶饮服。可治泌尿系感染伴有血尿患者。

19. 急性肾炎的食疗 急性肾炎是一组以血尿、蛋白尿、少尿、水肿和高血压为主要临床表现的肾脏疾病。可发生于任何年龄,但以儿童为多见。大部分发生

于溶血性链球菌感染之后,感染引起机体内产生自身免疫反应。病理改变呈弥漫增生性肾炎。

中医学认为本病的病机是外邪由表入里、由气及血、由寒化热的动态变化。恢复期的病机多是湿热未尽,或肾阴亏虚,或邪瘀滞留等。总之,本病常以风、湿、毒三因致病,伤及肺、脾、肾三脏,肺失通调,脾失健运,肾失开阖,导致三焦水道不利、膀胱气化无权、水毒湿邪为患、水肿即起、精微物质下泄、尿蛋白、血尿病症出现。本病迁延日久、失治误治,则可涉及五脏,变生他症,缠绵难愈。

中医治疗本病多用宣肺发汗、清热利水之剂。食疗亦依此治则。

(1)冬瓜每日不拘量,煮汤食用。

(2)每日西瓜不拘量食用。

(3)鲜白茅根、鲜芦根各30克,西瓜皮30克,水煎服。

(4)西瓜皮、冬瓜皮、赤小豆各30克,煮水饮服。

(5)将新鲜鸡蛋打一小口,将蛋清和蛋黄搅匀,再将蜈蚣1条捣末放入蛋内,再搅匀,蒸15分钟,取出食用。每日1次,治肾炎蛋白尿。

20. 慢性肾炎的食疗　慢性肾炎是一组临床表现相似,但发病原因不一,病理改变多样,病程、预后和转归不尽相同的疾病。临床上以蛋白尿、血尿、水肿、高血压和肾功能不全为特征,随着病情的发展,患者多于2～3年或20～30年后,终将出现肾衰竭。本病多见于成人,病因尚不完全清楚,发病机制认识比较明确,它是一种自身免疫反应性疾病。其发病途径已知的有3种类型:抗肾小球基膜肾炎、免疫复合物肾炎,C3途径肾炎。

中医学认为本病虽常因外邪诱而发病,但其本在于机体的脏腑功能虚损,内外相因,以致气血运行乖戾、三焦水道障碍、水谷精微外泄、湿浊水毒内壅;继之形成血瘀、湿热、水湿以至湿浊等标实证。标实证又影响本虚,虚虚实实,形成恶性循环。脏腑功能之虚损,具体表现为肺肾气虚、脾肾阳虚、肝肾阴虚、气阴两虚。说明本虚之源在肾、脾、肺、肝,尤以脾肾虚损为著。标证中则以血瘀和湿热影响最大。

中医治疗本病对标证多用清利湿热法,对本证多用补肺、健脾,滋补肝肾等法,食疗亦依此治则。

(1)玉米须、玉米子各30克,冬瓜皮60克,煎汤饮之,每日早、晚各1次。

(2)冬瓜1000克,鲤鱼1条,清炖,食冬瓜、鱼、饮汤;亦可用冬瓜500克煎汤饮之。

(3)西瓜皮、鲜白茅根各30克,水煎服。

21. 老年性脑供血不足的食疗　老年性脑供血不足是指50岁以上的老年人,因局部动脉供血不足而引发的脑功能短暂丧失的一种病症。其主要临床表现为猝然跌仆、手足不用、头晕眼花,且发病具有起病突然、旋发旋止、反复发作、无意识障碍、病情缓解后像正常人一样的特点。

中医学认为本病的主要病机在于气血亏虚及肾精不足。久病或年老都会导致气血亏虚,气虚则清阳不展;血虚则脑失充养、髓海空虚;可发为跌仆、眩晕等症;老年肾虚、精亏髓减,精血不得互生则血脉空虚,亦可发为跌仆、眩晕病症。

中医治疗本病主要选用益气养血、补肾填精的方药。食疗亦依此治则。

(1)桑葚子 100 克,鲜芹菜 200 克,同用温水浸泡片刻,捣汁,调入蜂蜜 15 毫升,早、晚各 1 次分服。

(2)枸杞子 20 克,冬虫夏草 6 克,温水浸泡放入砂锅;鸽蛋 2 只煮熟后去壳,亦放入砂锅,小火煨炖 40 分钟,即成。当点心食用。

(3)天麻 15 克,白菊花 6 克,水煎服。

(4)黄芪 30 克切片,同糯米 100 克熬粥,待糯米酥烂时调入阿胶粉 30 克,红糖 20 克,再煨煮至沸,使粥黏稠。早、晚各 1 次分服。

(5)兔肝 1 个,枸杞子 6 克,女贞子 6 克,水煮服。

22. **类风湿关节炎的食疗** 类风湿关节炎是一种以关节和关节周围组织非化脓性炎症为主的全身性疾病。其突出的临床表现为对称性的多发性关节炎,以指、趾、腕、踝等小关节最易受累。早期或急性期发病关节呈红、肿、热、痛和运动障碍,晚期则关节强直或畸形,并有软骨和骨组织破坏。由于血清中可查到自身抗体,故本病为自身免疫性疾病。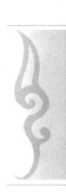

中医学认为本病的发生是由于正气不足,腠理不密,卫外不固,感受风、寒、湿、热之邪所致。内因为发病基础,因而易受外邪侵袭,使肌肉、关节、经络痹阻,气血运行不畅,而形成痹证。其风气盛者为行痹,故疼痛游走不定;其寒气盛者为痛痹,故疼痛剧烈;湿气盛者为着痹,故肌肤、关节麻木重着;其热气盛者为热痹,故关节红肿疼痛。

中医治疗本病根据病证的不同,可选用祛风、散寒、利湿、清热以及舒经活血通络的方药。食疗亦依此治则。

(1)乌梢蛇 200 克,枸杞子 50 克,杜仲 50 克,鸡血藤 50 克,浸泡白酒1000毫升,浸泡半个月,方可饮服,每次 1 小杯,每日 2～3 次。

(2)赤小豆 30 克,薏苡仁 30 克,木瓜 30 克,白酒为引,水煎饮服,每日 1 剂。适用于关节肿胀沉重偏于湿重的患者。

(3)老母鸡 1 只去毛及内脏,桑枝 60 克切成寸段,加水共煮至鸡肉熟烂,加盐调味,饮汤吃鸡肉。

(4)猪蹄 1 只,黄花菜 30 克,共同炖熟,加入适量黄酒调服,每隔 3 日服用 1 次。

(5)鲜樱桃 500 克,浸泡米酒 1000 毫升,10 日后方可饮用,每次 30～60 毫升,早、晚各 1 次。

23. **老年性便秘的食疗** 便秘主要指排便困难和排便次数减少,有时排便感不强和粪便燥硬也属于便秘。老年性便秘主要是由于老年人肠平滑肌活动减弱所引起。在中医学认为主要是由于老年人气血亏虚、肾精不足、肠燥津亏及阳虚失运所引起。

（1）决明苁蓉茶：决明子（炒熟研细）、肉苁蓉各10克，蜂蜜适量。前2味沸水冲泡，滤渣，加蜂蜜适量。代茶饮用。

（2）四仁通便茶：杏仁（炒）、松子仁、大麻子仁、柏子仁各9克。4味捣烂，开水冲泡，加盖片刻即饮。代茶饮用。

（3）柏仁蜜茶：柏子仁15克，蜂蜜适量。柏子仁打碎煎汤取汁，调入蜂蜜。代茶饮用。

（4）蜜糖牛奶芝麻羹：蜜糖30克，牛奶200毫升，芝麻15～20克。芝麻炒熟研末，再把蜂蜜、牛奶煮沸后调入芝麻即成。

（5）桑椹苁蓉汤：桑椹30克，肉苁蓉15～30克，黑芝麻15克，炒枳壳9克。4味入锅煎煮1小时，去渣取汤服用。

（6）海参猪肠木耳汤：海参（水发）50克，猪大肠200克，木耳（水发）20克。三味共煎煮为汤，加入调料即可。

（7）牛奶粥：粳米100克，牛奶200毫升。粳米煮至半熟时，加入牛奶搅匀，再煮，熟后食。

（三）常见妇科病及男子不育症的饮食疗法

1. 月经不调的食疗　月经不调是妇科最常见的疾病之一。女性正常的月经周期为28日，提前或后延2～3日身体并无不适，也属基本正常。正常行经日期为3～5日。血色暗红，无血块。每次失血量约50毫升，以第2日最多。月经不准，血色不正，有血块，血量偏少或过多，均属月经不调。

（1）当归粥：当归15克，用温水浸泡片刻后加水200毫升，先煎浓汁约100毫升，去渣取汁，入粳米50克，大枣5枚，砂糖适量，再加水300毫升左右煮熟。每日早、晚餐空腹温热服食，10日为1个疗程。

（2）益母草粥：益母草15克，生地黄15克，藕汁约50毫升，生姜6片，小米50～100克，蜂蜜适量。先煎益母草、生地黄、生姜，水适量，煎20分钟后，去渣，入米煮粥，将熟，加入藕汁及蜂蜜，稍煮即可。每日分3次服。

（3）当归生姜羊肉汤：当归15克，生姜30克，山羊肉250克。前2味洗净切片，与羊肉同炖至熟软，服食羊肉与汤（上方中可放干姜或生姜，以增强温阳之力。阳虚甚者加肉桂6克同炖），可补益气血，调经养荣。

2. 痛经的食疗　凡在经期或经行前后，出现周期性小腹疼痛，或痛至腰骶，甚至剧痛晕厥者，称为"痛经"，亦称"经行腹痛"。

西医把痛经分为原发性痛经和继发性痛经。前者又称功能性痛经，系指生殖器官无明显器质性病变者；后者多继发于生殖器官的某些器质性病变，如盆腔子宫内膜异位症、子宫腺肌病、慢性盆腔炎、妇科肿瘤、宫颈口粘连狭窄等。下列各食疗方主要以消除缓解功能性痛经的症状为主。

(1)姜糖饮:生姜5片,红糖15克,开水冲服。

(2)甘枣饮:甘草12克,大枣60克。先将甘草用水煎沸20分钟,再用滤出的甘草水煮大枣,煮熟后喝枣水,吃部分枣肉。此方对月经后引起的虚性腹痛有良好疗效。

(3)红花酒:洁净的红花100克放入细口瓶内,加60度白酒400毫升,浸泡1周,每日振摇1次。必需时服用10毫升。也可兑凉白开水10毫升和加红糖适量。可治疗血虚、血瘀性痛经症。

3. 功能性子宫出血的食疗 凡月经不正常,经查无妊娠、肿瘤、炎症、外伤或全身出血疾病等,而系由内分泌失调所引起的子宫内膜异常出血,称为功能失调性子宫出血,简称"功血",中医学称为崩漏。一般突然出血、来势急、血量多叫崩;淋漓下血、来势缓、血量少叫漏。功能性子宫出血的主要症状包括月经周期紊乱、多数周期提前或出血时间持续延长或月经量异常增多等。月经量过多会引起贫血,出血不止又会引起休克等危险症状。

(1)公乌鸡1只(约重500克),糯米100克,葱白3根,花椒少许,精盐适量。先将乌雄鸡去毛及内脏,洗净,切块煮烂,再与淘洗干净的糯米和葱、花椒、食盐一同煮粥。每日2次,空腹食用。

(2)鲜侧柏叶100克,鲜白茅根100克,鸡蛋3个。以上三味同煮至蛋熟,去蛋壳再煮半小时,去渣即成。每日晚饭前服1次,连服5~7日。

(3)荠菜花30~45克,生地黄15克,水煎服,每日1次,连服3~5日。适用于血热型。

(4)墨斗鱼(500克)洗净连骨一起加油、盐、酱、味精、花椒、大料炖烂后服用。适用于止血调经。

4. 闭经的食疗 女子年逾18周岁,月经尚未来潮,或月经来潮后又中断6个月以上者,称为闭经。前者称为原发性闭经,后者称为继发性闭经,古称"女子不月""月事不来""经水不通""经闭"等。妊娠期、哺乳期或更年期的月经停闭属生理现象,不做闭经论,有的少女初潮2年内偶尔也可以出现月经停闭现象。

(1)墨斗鱼当归汤:干墨斗鱼100克,用开水发软,或用鲜墨斗鱼100克,切块,与当归30克同煮至墨斗鱼熟透,除去当归,加适量猪油、食盐、姜片调味,饮汤吃肉。可治经闭。

(2)鸽肉粥:鸽子1只,猪肉末60克。先将鸽子宰杀后去毛和内脏,洗净放入碗中,加进猪肉末、葱、姜、黄酒、精盐,上笼蒸至能拆骨为度,去骨后备用;另将粳米淘洗干净,下锅加水置火上烧开,加入鸽肉一同煮粥,粥成后调入香油、味精、胡椒粉即成。每日服。

5. **绝经前后诸证的食疗** 妇女在绝经前后,出现烘热面赤,进而汗出、精神倦怠、烦躁易怒、头晕目眩、耳鸣心悸、失眠健忘、腰背酸痛、手足心热、血压不稳定、收缩压升高或伴有月经紊乱等与绝经有关的症状,称"经断前后诸证",又称"绝经前后诸证"。这些证候常参差出现,发作次数和时间无规律性,病程长短不一,短者数月,长者可迁延数年以至十数年不等。本病相当于西医学的更年期综合征。

(1)鲜玫瑰花50克,羊心50克,食盐50克。将鲜玫瑰花放入小锅中,加入食盐,煎煮10分钟,凉后备用。将羊心切成小块,放在明火上,边蘸玫瑰盐水边烤,烤熟即可食用。此方对于肾阳虚怕冷的患者最为适用。

(2)小麦30～60克,粳米60克,大枣5枚。将小麦洗净煮熟,捞去小麦取汁,再加入粳米、大枣同煮,煮熟后即可食用。此方对潮热汗多烦躁者尤为适宜。

(3)白梅花3～5克,粳米30～60克。先煮粳米为粥,待粥将熟时加入白梅花,同煮2～3沸即可。梅花粥以3～5日为1个疗程,每日分2次空腹温热食用。此方对烦躁、胸闷、心痛等有效。

6. **产后缺乳及乳汁不通的食疗** 妇女产后无乳汁或乳量过少叫作缺乳。生产时出血过多而补充不足,易致缺乳。乳汁不通多数是因为生气所致。

(1)猪蹄2只,通草5克,姜、葱、料酒、味精、精盐各适量。炒锅里放些油,烧热后,投入姜片和葱段,再倒入焯过水的猪蹄块,煸透。加料酒15毫升,鲜汤400毫升,通草5克,煮40分钟。注意这段时间不要加盐,这样才容易将汤汁烧浓。40分钟后,加精盐、味精、葱花出锅即成。饮汤食肉。

(2)活虾适量,微炒,以黄酒拌食,连吃2～3日。适用于活血通乳。

(3)鲜鲫鱼加水不加盐煮汤,汤色呈乳白色时饮服,也可食鱼肉。

(4)王不留行12克,鸡蛋3个,白糖适量。先将王不留行加冷水半小碗,水煎15分钟,滤出药汁半碗去渣。将药汁倒入小锅内,用小火烧开后,连续打入鸡蛋3个,加适量白糖,再烧3分钟,至蛋黄呈半流质状,离火。作为早点或当点心吃。

7. **产后身痛的食疗** 产褥期内出现肢体、关节酸痛、麻木、重着者,称为"产后身痛",亦称"遍身痛""产后关节痛"。

(1)防风薏米煎:防风10克,薏苡仁30克。水煎饮,每日3次,连服1周。

(2)丝瓜汤:丝瓜络30克,水煎,加黄酒内服。

(3)黄花菜煎:黄花菜根30克,黄酒适量,红花10克。黄花菜根与红花水煎取汁50毫升,冲入黄酒内温服。1剂可煎2次,早晚服。

(4)杜仲肾:猪或羊肾1对,杜仲、牛膝各10克,将肾剖开,把药研碎装入肾内,上笼蒸熟,去药,吃肾,连吃7～10日。

8. **产后恶露不绝的食疗** 产后恶露持续3周以上,仍淋漓不尽者,称为"恶露不绝",又称"恶露不尽""恶露不止"。

(1)黑木耳30克,益母草50克,白糖50克。水煎服。每日3次。

（2）黄芪三七炖鸡：黄芪 50 克，三七 10 克，子母鸡 1 只。将子母鸡宰杀去毛及内脏洗净，再将三七用鸡油（或菜油）炸黄（切勿焦枯）、切碎，与黄芪（切片）炖鸡，吃肉喝汤。

（3）益母草 30 克，鸡蛋 2 个，红糖适量。先将益母草洗净切段，与鸡蛋一同加水适量煮熟，去壳后再煮片刻，加红糖适量，即成。每日 1 次，吃蛋喝汤，连服数日。

9. 女子不孕症的食疗　女子婚后夫妇同居 2 年以上，配偶生殖功能正常，未避孕而未受孕者；或曾孕育过，未避孕又 2 年以上未再受孕者，称为"不孕症"。前者称为"原发性不孕症"，后者称为"继发性不孕症"，古称前者为"全不产"，后者为"断绪"。

（1）鲜胎盘 1 个加作料炖服。

（2）麻雀 3 个，麻雀卵 30 个，核桃仁 30 个炖食。适用于肾精不充的患者。

（3）乌骨鸡 1 只洗净，加水适量，与优质黄芪 50 克同放入瓦锅，隔水炖至鸡肉烂熟后调味，饮汤食鸡肉。适用于精血虚衰者。

（4）取新鲜鸡蛋 1 个，打 1 个孔，放入藏红花 1.5 克，搅匀蒸熟即成。经期来后第 2 日开始服食，每日吃 1 个；连吃 9 个，然后等下一个月经周期来后第 2 日再开始服，连续服 3～4 个月经周期。适用于瘀血阻滞胞脉者。

10. 男子不育症的食疗　男性不育症指婚后夫妇同居 2 年以上，未采取避孕措施而未能生育，而且女方已被确认有健全的性器官和正常的性功能具备生育能力，责任在男方者。

（1）小蛤粥：粳米 50 克，小蛤蜊 150 克，蒜头少许，米洗净，蒜头切片，入油炒香，然后放蛤蜊，稍加快炒，放入米锅，煮熟食用。

（2）菟丝子 15 克，艾叶 30 克，川芎 10 克，鹌鹑 2 只。将前 3 味先煎好药汁，加工好鹌鹑，然后把药汁和鹌鹑同入碗中，隔水炖熟。饮汤，吃鹌鹑肉。

（3）海马酒：海马 1 对，浸酒 2 周后，常饮。

（4）肉苁蓉 30 克，羊肉 50 克，香血糯 50 克。肉苁蓉煎取药汁，羊肉切片加水煮烂，香血糯加药汁、羊肉及适量水，如常法煮粥，趁温热服下。常食用可提高生精能力。

（四）常见儿科病的饮食疗法

1. 小儿腹泻的食疗　腹泻是指排便次数比正常增多（在正常情况下，小儿每日解 1～2 次成形的黄褐色大便），大便稀薄，甚至如水样或蛋汤样，便中夹有黏液或脓血者，称之为腹泻。3 岁以下的婴幼儿腹泻称之为婴幼儿腹泻。小儿腹泻是夏秋季节最常见的小儿多发病之一。

（1）麦芽山楂饮：炒麦芽 15 克，炒山楂片 5 克，红糖适量，共煎汁饮服。适用于伤食泻。

（2）莱菔鸡内金山楂粥：炒莱菔子 10 克，鸡内金 10 克，炒山楂片 10 克，粳米

100 克。先将前 3 味水煎取汁,再与粳米同煮成粥,汁少可加适量水。适用于肉食积。

(3)薏仁鸡金粥:生薏苡仁 30 克,鸡内金 1 个,粳米 25 克,3 味同煮粥。适用于水湿泻。

(4)山药干姜粥:山药 30 克,干姜 3 克,粳米 100 克,红糖适量。山药切片,干姜切丝,与粳米加水常法煮粥。分早晚调红糖温服。适用于虚寒泻。

2. 小儿厌食的食疗　厌食是指较长期的食欲减低或消失。目前认为主要由两种因素造成:一种是局部或全身疾病影响消化系统的功能,使胃肠平滑肌的张力降低、消化液的分泌减少、酶的活力减低;另一种是中枢神经系统受人体内外环境各种刺激的影响,使消化功能的调节失去平衡,包括环境、气候、药物等因素及不良饮食习惯等。本症以 1—6 岁的小儿多见。

中医学认为,本症多由饮食不节、喂养不当影响脾胃受纳运化功能或素体脾胃虚弱所致。

(1)山楂汤:生山楂 60 克,洗净去核,加水 400 毫升,文火煎至 150 毫升备用,于 1 日分次服。大于 3 岁可连山楂肉吃。

(2)麦芽山药鸡内金山楂糕:大麦芽 100 克,山药 80 克,鸡内金 20 克,山楂 60 克,粳米 150 克,白糖 70 克,蜂蜜适量。将大麦芽、山楂、山药、鸡内金、粳米入锅炒熟,同白糖共研成粉末,拌匀。加入少量蜂蜜,压成方块糕。常服食有效。

(3)大枣橘皮饮:大枣 20 枚,鲜橘皮 15 克(或陈皮 3 克)。先将大枣用锅炒,然后与橘皮放入保温杯内,以沸水冲泡温浸 10 分钟,饭前代茶频饮。每日 1 次。

(4)党参肚片汤:党参 30 克,猪肚 1 个,薏苡仁 50 克,草蔻仁 5 个,葱、盐少许。党参切片,与猪肚、薏苡仁常法煮烂,草蔻仁研细末,加入肚汤内调匀。加作料即可切片服食。可益气健脾助运化。

3. 小儿贫血(营养性贫血)的食疗　贫血是小儿时期常见的一种病证,出现以面色萎黄或苍白、爪甲口唇和眼睑结膜颜色苍白,甚则可见出血,发热为其主要证候表现。本病多因喂养失宜,或挑食偏食,或久病大病、先天禀赋不足,使脾胃功能低下,不能运化水谷精微、气血无以化生而导致。

(1)鸡肝 1 只,洗净后用刀刮成肝泥,用少许食油煸炒数下备用。粳米 50 克,加水熬成稀粥,放入肝泥搅匀,再煮数沸,用食盐调味后即可服食。

(2)太子参大枣茶:太子参 15 克,大枣 10 枚,加清水适量,文火煎 40 分钟,取汁代茶饮服。

4. 小儿疳积的食疗　疳积即积滞和疳证的总称。积滞也叫食滞,或叫食积、停食,指饮食失节、停滞不化,造成脾胃运化失常。疳者干也,疳证是积滞日久、耗伤正气,临床上出现面黄肌瘦、肚腹臌胀、营养障碍而伴有慢性消化不良,显示出脾胃气血不足或津液干涸。

(1)山楂 30 克,鸡内金 30 克,白糖适量。山楂、鸡内金烘干研粉调匀过筛。每日早、晚各 1 次,白糖、温开水送服,连续服几日。治积滞。

(2)山楂核桃冰糖煎:山楂 10 克,核桃肉 2 个,冰糖 5 克,加水煎饮。

(3)鸭苦胆:治小儿五疳。取鸭胆汁 30 毫升,淮山药粉 30～36 克和匀,晒干即得。1-3 岁,每次 3 克,每日 1 次;3-6 岁,每次 3 克,每日 2 次;6-9 岁每日 3 次,每次 3 克。服时用蜂蜜 15 克加水 1 匙与药粉调匀蒸 10 分钟,空腹服下。

(4)黄鳝内金:黄鳝 1 条,鸡内金 6 克,酱油适量。将黄鳝去内脏,加鸡内金放锅中隔水蒸熟,用酱油调味服食。每日 1 次,连服数日。

5. 小儿感冒的食疗 急性上呼吸道感染简称“上感”,俗称“感冒”,是指由病毒或细菌等病原体感染所致的以侵犯鼻、鼻咽部为主的急性炎症,是小儿时期最常见的急性感染性疾病,一年四季均可发生,以冬春季发病率最高。

中医学认为感冒是感受六淫之邪而引起的,临床见恶寒、发热、头痛、鼻塞、流涕、打喷嚏、咳嗽等病症。小儿感冒还常见挟痰、挟滞、挟惊等兼证。

(1)萝卜生姜汁:萝卜 300 克,生姜 18 克。将萝卜、生姜洗净,萝卜连皮,生姜刮皮,2 味均切碎捣烂,用干净纱布绞汁。将上汁分次慢慢咽服。主治风寒感冒、咽喉肿痛;脾胃虚寒者不宜服用。不要与人参、地黄、何首乌等补药同服。

(2)豆豉 30 克,葱白 8 根,生姜 3 片,红糖 50 克。水适量烧开,放入豆豉、葱白、生姜浓煎 5 分钟,加入红糖煎 5 分钟。热服代茶。治风寒感冒。

(3)白菜根 5 个,绿豆 30 克,白糖适量。先将绿豆煮至半熟,再将白菜根洗净切片,加入绿豆汤中,同煎至绿豆裂开,菜根烂即可。可加糖调味后饮汤。治风热感冒。

6. 小儿咳嗽的食疗 咳嗽是小儿肺部疾病中的一种常见证候,是因感受外邪或脏腑功能失调,影响肺的正常肃降功能,造成肺气上逆作咳,咳吐痰涎。有声无痰为咳,有痰无声为嗽,两者又多并见,故多通称“咳嗽”。本证一年四季均可发病,尤以冬春为多。

(1)白萝卜 8 片,生姜 3 片,大枣 3 枚,蜂蜜 30 克。将萝卜、生姜、大枣加水适量煎沸约 30 分钟,去渣,加蜂蜜,再煮沸即可。温热服下。每日 1～2 次。治风寒感冒咳嗽。

(2)百合 60 克,蜂蜜 30 克。将百合洗净晾干,与蜂蜜拌匀,入锅隔水蒸熟。此蜜制百合可做点心让小儿吃。主治咽干燥咳。

(3)沙参 50 克,玉竹 25 克,莲子 25 克,百合 25 克,鸡蛋 1 个,白糖适量。将沙参、玉竹、莲子、百合洗净,同鸡蛋连壳一起下锅,同炖半小时,取出鸡蛋去壳,再炖至药物软烂。食鸡蛋饮汤,可加白糖调味。治气虚久咳、肺燥干咳。

(4)荸荠 35 克,百合 15 克,雪梨 2 个,冰糖适量。将荸荠洗净去皮捣烂,雪梨洗净连皮切碎去核,百合洗净后,三味混合加水煎煮,后加适量冰糖煮至熟烂汤稠。

温热食用。主治痰热咳嗽。

(5)鸭梨1个,川贝母6克,冰糖20克。将梨于柄部切开,挖空去核,将川贝母研成粉末后装入梨内,用牙签将柄部复原固定。放大碗中加入冰糖,加少量水,隔水蒸半小时。将蒸透的梨和其中的川贝母一起食入。主治久咳不愈。

7. 小儿肝炎的食疗 病毒性肝炎是由多种肝炎病毒引起的常见传染病,具有传染性强、传播途径复杂、流行面广、发病率高等特点。临床上主要表现为乏力、食欲减退、恶心、呕吐、肝区胀痛、肝大及肝功能损害,部分患者可有黄疸和发热。病毒性肝炎分甲型、乙型、丙型、丁型、戊型和庚型肝炎6种。

(1)猕猴桃根20克,鲜忍冬藤100克,大枣6枚,冰糖适量。猕猴桃根、鲜忍冬藤洗净切碎,入锅加水适量煎30分钟。冰糖适量调味。每日1剂,早晚分服,温服。主治小儿急性肝炎。

(2)板蓝根20克,田基黄20克,茵陈30克,鸡蛋2个。先将鸡蛋洗净外壳与板蓝根、田基黄、茵陈一起入锅,加水400毫升,共煮30分钟,滤出药渣。吃蛋喝汤,每日1剂,早、晚各1次服用,连服7日。预防肝炎流行。

(3)鲜金针菜20克,赤小豆50克,薏苡仁100克,白糖适量。鲜金针菜洗净切碎,入锅加水适量煎20分钟。去渣取汁,放入赤小豆、薏苡仁,煎煮至稠厚,白糖适量调味。每日1剂,早、晚各1次分服,温服。主治小儿急性肝炎。

(4)鲜黄瓜秧1根,鸡蛋1个。先将黄瓜秧洗净,剪断,加清水500克,煎煮20分钟,捞出黄瓜秧,打入鸡蛋,搅拌均匀,即成。每日2次,连服7日为1个疗程。主治小儿黄疸型肝炎。

8. 小儿便秘的食疗 便秘是小儿常见的病症。小儿脏腑娇嫩,胃肠易发生功能紊乱,而产生便秘。特别是婴幼儿,因对食物的适应能力差,当改换食品后,也易产生便秘。学龄前儿童,由于不能自觉养成排便习惯,也容易发生便秘。一般来说,小儿便秘多因喂养不当、饮食不节所致。因此,平时要注意饮食卫生,养成良好的生活习惯,定时大便,避免形成习惯性便秘。

(1)菠菜香油汤:菠菜250克,香油适量。将菠菜洗净后切段,置沸水锅中烫3分钟后捞出,拌适量香油。可根据食欲情况,每日2次分服,连用数日或间隔数日反复服用。

(2)蜜奶芝麻羹:蜜糖15~30克,牛奶100~200毫升,芝麻10~20克。将芝麻炒熟,研细末,牛奶煮沸后,冲入蜂蜜,再将芝麻末放入调匀即成。宜每日早晨空腹食用。痰湿腹胀者忌服。

9. 小儿肥胖的食疗 肥胖症系指皮下脂肪储存过多或分布异常,通常以小儿体重超过同年龄小儿正常值的20%,即为肥胖。小儿肥胖多由于摄入食物量大大超过消耗,其中部分是由于小儿精神性过食,少数则由于代谢紊乱或神经系统疾病引起。食欲旺盛常是引起肥胖的原因。食欲旺盛可能与下丘脑的有关核团的功能

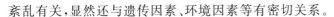

紊乱有关,显然还与遗传因素、环境因素等有密切关系。

(1)玉米须山楂饮:玉米须 80 克,山楂 20 克。将玉米须、山楂打碎,同入锅内,加水适量,水煎。去渣取汁,代茶。

(2)陈皮萝卜粥:广陈皮(研末)10 克,萝卜(切丝)50 克,粳米 50 克。先将粳米常法煮粥,半熟时加入陈皮末、萝卜丝,煮熟饮服。分早晚 2 次服。

(3)三瓜汤:冬瓜(连皮)500 克,西瓜(连皮)500 克,丝瓜(去皮)150 克。盐少量,常法煮汤,盐调味服食。可佐餐,每日 3 次。

(4)荷叶薏米冲剂:鲜荷叶 10 张,薏苡仁 100 克,山楂 100 克,陈皮 25 克。将鲜荷叶洗净,切成细丝,晒干。将荷叶、薏苡仁、山楂、陈皮研成末。分成 10 袋。每日 1 袋,沸水冲泡,代茶饮。

(5)冬瓜海带汁:冬瓜 10 克,海带 15 克。冬瓜连皮、子洗净,切碎;海带洗净,切碎。两味入锅同煮至熟烂,去渣,取汁服。每日数次代茶饮。

(五)常见外科病的饮食疗法

1. 痈、疽、疖的食疗　痈、疽、疖皆属疮疡一类外科疾病。它们是由于细菌及其他病原微生物侵入人体后,在机体抵抗力下降、皮肤不洁、素体蕴热的基础上,所引起的人体组织局部或全身的化脓性炎症反应。若不及时治疗,易导致败血症、毒血症。

痈是金黄色葡萄球菌引起的多个相邻的毛囊和皮脂腺或汗腺的急性化脓性炎症。初期为局部光软无头、红热肿痛,1 周后化脓,之后溃破,流出脓液。疖是一个毛囊及其所属皮脂腺的急性化脓性感染,初起为红肿痛的小结节,后渐增大疼痛,2～3 日后化脓,之后溃破排出脓液。疽的范围较广,分有头疽与无头疽。有头疽初起有粟粒状脓头,焮热红肿胀痛,易向周围及深部扩散,病变范围较痈为大,溃破后形如蜂窝;无头疽患部漫肿,肤色不变,有些疼痛不显著,有些则疼痛彻骨,病变难消、难溃、难敛,现已明确无头疽是一种骨与关节间的急性化脓性疾病。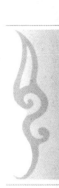

中医学将痈、疽、疖的发病过程分为初起、成脓、溃后 3 个阶段,分别立出了消法、托法、补法 3 个总的治疗原则。痈、有头疽、疖均属阳证,治疗多用清热解毒、凉血解毒等药物,食疗也宜用有清热消炎、凉血等功用的食物,如绿豆、西瓜、菊花、马兰头、芹菜、黄瓜等;无头疽属阴证,宜用温经通阳的药物、食物治疗。

痈、有头疽、疖的食疗有以下几种。

(1)绿豆 100 克,西瓜皮 500 克。先将绿豆与清水 1500 毫升煮汤,煮沸后 10 分钟,去绿豆留纯清绿豆汤,放入西瓜皮再煮,煮沸后离火,冷却后饮,每日分服。此方适用于痈疖初起的患者,皮肤红肿热痛,但未成脓,或有咽喉疼痛症状。本方属辛凉解表法,遵《内经》"汗之则疮已"之意。

(2)绿豆芽开水泡或烧成半生半熟拌粉丝,加少量麻油及盐成凉拌菜,经常佐餐服食。适用于火毒内蕴的患者,除皮肤红肿焮痛外,伴有发热、口渴、喜喝凉水、大便燥结、舌红苔黄等症状。本方为清热法,遵《内经》"热者寒之"之意。

(3)麒麟菜 60 克,水煮烊,与白糖 20 克调食。亦可用于火毒内蕴者。

2. 颈椎病的食疗 颈椎病是由于颈椎间盘退化导致颈椎间隙变窄、骨质增生,从而刺激或压迫神经根、脊髓、椎动脉或交感神经等组织,并引起相应的临床症状,是一种常见的中老年疾病。

中医学根据颈椎病的发病机制和临床症状,将其分为痹痛型、眩晕型和痉症型 3 种类型。若筋骨虚寒、风寒湿邪乘虚而入则发生为痹痛型,以上肢窜痛、麻木为特征;若肝阳上亢、气血亏虚或痰湿中阻则发生为眩晕型,以眩晕为特征;若肝肾亏虚、筋脉失养则发生为痉症型,以手足拘挛为特征。

颈椎病的饮食疗法有以下几种。

(1)牛肉 50 克切成肉丁,糯米 100 克,同放入砂锅内煮成粥,待肉烂粥熟后,加入姜、葱、油、盐等调味品。适用于颈椎病痉症型。

(2)紫菜 15 克,决明子 15 克煎服,时时饮服。适用于颈椎病眩晕型。

(3)葛根 15 克,水煎去渣取汁,加赤小豆 20 克,粳米 30 克煮粥。每日早、晚各 1 次饮服。适用于痹痛型。

3. 骨折的食疗 骨骼的完整性和连续性遭到破坏者,称为骨折。正常骨骼受到外力作用而发生骨折者,称外伤性骨折;若骨骼本身已经有某种病变,在轻微的外力作用下而发生骨折者,称为病理性骨折。临床上骨折症状有局部和全身两类。局部的症状首先可见骨折的特有症状,如骨畸形、骨的异常活动和骨擦音。以上 3 症若见 1 症即可判断为骨折。另外局部还可见疼痛和压痛、出血和肿胀、功能障碍或功能丧失。全身症状可见休克、发热、口渴、心烦、失眠等症状。一般情况下应做 X 线摄片明确诊断。

中医学将骨折分为 3 期:初期局部筋骨脉络损伤,血离经脉,瘀积不散,气血凝滞,经络受阻,治宜活血化瘀、消肿止痛。中期肿胀逐渐消退,疼痛明显减轻,瘀肿虽消但未尽,骨尚未连接,治宜接骨续筋。后期骨折虽已连接,但筋骨未坚,治宜壮筋骨、养气血、补肝肾。

(1)官桂、乳香、没药、木香、羌活、羊踯躅各 15 克,川芎、延胡索、紫荆皮、五加皮、牡丹皮、郁金、乌药各 30 克,上药研末入绢袋,入 500 毫升好酒中,煮 30 分钟,每次饮用 3～5 杯,可止痛。适用于骨折肿痛。

(2)菠菜 200 克,洗净,开水烫熟,沥干切细,加炒香芝麻 5 克,调味后拌和,佐餐。适用于骨折初期。

(3)干合欢花 30 克(鲜花用 50 克),粳米 50 克,红糖适量,共入砂锅中加水如常法煮粥,至米花粥稠,表面有油为度。每晚空腹在睡前温热顿服。适用于骨折肿痛。

(4)乌公鸡 1 只,去毛洗净,三七 5 克切片填入鸡腹中,加黄酒少许,隔水炖熟,蘸酱油服食。适用于骨折初、中期。

（5）牛肉 250 克，切成小块与大枣 10 枚文火炖熟，加盐、味精少许调味后服食。促进骨折伤口愈合。

4. 烧伤的食疗　烧伤常为火焰、沸水等对人体造成的急性损伤。临床上一般将烧伤分为三度。一度烧伤可见轻度红肿热痛，感觉灵敏，表面干燥，无水疱。二度烧伤分 2 型：浅二度烧伤可有剧痛，感觉灵敏，有水疱，疱皮剥脱后见到创面均匀发红，潮湿水肿明显；深二度烧伤可见痛觉迟钝，有水疱，基底苍白，间有红色斑点，创面潮湿，拔毛时痛，毛根有正常解剖结构。三度烧伤可见皮肤痛轻，感觉消失，无弹性，干燥无水疱，如皮革状，蜡白、焦黄，甚至炭化，拔毛不痛，毛根无正常解剖结构。

中医学认为烧伤乃强热侵害人体，热胜则肉腐，以致皮肉腐烂。根据不同的程度，治疗上应予以消肿止痛、活血化瘀、祛腐生肌等相应的方法。烧伤的饮食疗法有以下几种。

（1）鸡蛋清、香油各适量，调匀涂患处，适用于一度烧伤。

（2）蜂蜜 100 克文火熬，加入新鲜鸡蛋清 100 克，调匀搽患处。适用于一度烧伤。

（3）番茄 1 个，皮连肉质贴敷患处，每日换 2 次。适用于一度烧伤。

（4）干豆腐衣 100 克烧存性研末，加香油适量调成糊状搽患处。适用于轻度烧伤。

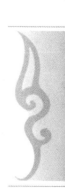

5. 乳腺炎的食疗　乳腺炎是乳房部乳腺组织的急性化脓性疾病，可见于妊娠期和哺乳期，但以哺乳期的初产妇多见，常于产后 3～4 周时发病。多由于乳汁一次不能被吸空，瘀积在内，或乳头被婴儿吮破，细菌侵入，沿淋巴蔓延至乳腺组织，经乳腺管上行至腺叶所致。

临床症状一般先有乳头皲裂，哺乳时感觉乳头刺痛，继而在乳房某一部分出现肿胀疼痛。患处有压痛的硬块，表面皮肤红热，同时伴有全身寒战、高热、倦怠不适、白细胞计数增加及患侧腋窝淋巴结肿大。

中医学称本病为乳痈。临床上根据病机不同分为 3 型。气滞热壅型，可见乳汁瘀积结块，皮色不变或微红，肿胀疼痛；热毒炽盛型，可见患者高热，乳房肿痛，皮肤焮红灼热，肿块变软，有应指感，或切开排脓后引流不畅，红肿热痛不消，多见于中期；正虚毒恋型，可见溃脓后乳房肿痛虽轻，但疮口脓水不断，脓汁清稀，愈合缓慢或形成乳漏，全身乏力，低热不退。治疗根据不同证型分别给予疏肝清胃，通乳消肿；清热解毒，托里透脓；益气和营托毒。

乳腺炎的饮食疗法有以下几种。

（1）南瓜蒂烧炭存性，研末，每次 2 个，用黄酒 60 毫升调服，早、晚各 1 次。适用于气滞热壅型。

（2）橘核 15 克,微炒,再用黄酒 30 毫升,煎后温服。适用于气滞热壅型。

（3）鲜油菜叶捣烂,涂于患处,每日更换 2 次,绞菜汁温饮 1 小杯,每日 3 次。适用于气滞热壅型。

（4）苍耳子仁 7～8 颗,研细末,与鸡蛋 2 个炒熟,分次服下。适用于气滞热壅型。

（5）柚叶 4～7 片,青皮、蒲公英各 30 克,水煎服,每日 2 次。适用于热毒炽盛型。

6. 肛裂的食疗　肛裂是指肛管的皮肤全层裂开,并形成溃疡的炎症性疾病。多见于 20—40 岁的青壮年。

临床可见症状主要为排便时疼痛,呈阵发性刀割样疼痛或灼痛,排便后数分钟到十余分钟内疼痛减轻,随后又因括约肌持续性痉挛而剧烈疼痛,往往持续数小时方缓解。同时可见大便时出血,一般为滴血。患者常有习惯性便秘,与肛裂形成恶性循环。

中医学认为本病是由于阴虚津液不足,或脏腑热结肠燥、大便秘结、粪便粗硬、排便努责,使肛门皮肤裂伤、湿热蕴阻、染毒而成。治疗上主要以清热养阴、润肠通便为主。肛裂的饮食疗法有以下几种。

（1）紫苏子 9 克,麻子仁 18 克,两者砸烂后加水浸搅,取汁放入锅中,加淘洗干净的粳米 200 克,熬粥食用。

（2）蜂蜜 65 克,香油 35 克。将香油冲入蜂蜜中,加沸水冲调服,早、晚各 1 次。

（3）生大黄 6 克,决明子 30 克,蜂蜜 20 克,上两味煎 30 分钟,去渣加入蜂蜜搅匀,每日 2 次,服 1 周。

（4）火麻仁 15 克,郁李仁 15 克,甜杏仁 10 克,桃仁 10 克,瓜蒌仁 15 克,粳米 100 克,前 5 味用纱布包,与粳米同入砂锅中,煮粥服食。每日 2 次,服 2 周。

7. 痔疮的食疗　痔是直肠末端黏膜下和肛管皮肤下的直肠静脉丛发生扩大、曲张所形成的柔软的静脉团。生于肛门齿状线以上,直肠末端黏膜下的痔内静脉丛扩大、曲张所形成的柔软静脉团,称为内痔;发于肛门齿状线之下,由痔外静脉丛扩大曲张或痔外静脉破裂或反复炎症纤维增生而成的疾病称为外痔。内、外痔相互沟通吻合,形成一整体者,称为混合痔。内痔多见便血,痔核脱出,肛门有重坠感;外痔多见患者自觉肛门坠胀、疼痛,有异物感,一般不出血,若静脉破裂,则肛部突然剧烈疼痛,并有暗紫色肿块;混合痔则可有内、外痔的双重症状。

中医学将本病分为 4 型:风伤肠络型,可见大便带血、滴血或喷血、色鲜红;湿热下注型,可见便血色鲜,量较多,肛门灼热,大便稀而臭秽;气滞血瘀型,可见肛内肿物脱出甚或嵌顿、坠胀疼痛甚至肛缘有血栓形成水肿;脾虚气陷型,可见肛门下坠感、痔核脱出、便血色鲜或淡,需手法复位。治疗时建议手术治疗为主,配合饮食疗法,宜用清热凉血祛风,或清热渗湿止血,或清热活血,或补气升提等方法。痔疮的饮食疗法有以下几种。

(1)蚌肉 250 克,洗净煮汤吃,适用于痔疮出血。

(2)南瓜子 1 000 克,煎水熏洗肛门,每日 2 次,熏 1～2 周。

(3)柿蒂 10 只,地榆炭 12 克,水煎服,每日 2 次,服 2 周。适用于风伤肠络患者。

(4)猪瘦肉 100 克,槐花 50 克,煮汤服食,每日 1 次,服 2 周。适用于风伤肠络患者。

(5)山豆根 15 克与猪大肠一段,洗净同炖煮烂,吃肠喝汤。适用于湿热下注患者。

(6)柿霜对痔疮出血有良好止血效果,每日取适量柿霜涂患处可止血。

(7)用黑木耳 10 克,水发洗净,与冰糖 30 克加水清炖食用。适用于痔疮患者。

(8)红糖 120 克,金针菜 120 克。将金针菜加水煎 40 分钟,调入红糖温服,每日 1 次。可活血消肿。

(9)鲫鱼 1 条(200 克左右),韭菜 50 克,盐、葱、姜各适量,将鲫鱼剖腹洗净,与韭菜、葱、姜、盐同入锅中煮熟。适用于气虚邪恋型患者。

8. 老年性骨质疏松症的食疗　老年性骨质疏松症是一种骨量减少,骨显微结构破坏,脆性增加,容易发生股骨颈、椎体和腕部骨折的疾病。其主要表现在骨骼特定的承载部位骨形态或功能关系失常,临床上以疼痛、身长缩短、驼背、骨折以及呼吸系统改变等为表现特点。

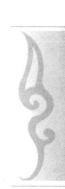

中医学认为,老年性骨质疏松症的形成,系因年老体弱,脏腑虚衰,或精血不足,或因久病,耗损正气,气血两虚,不能濡养筋骨而酿成本病。若肾阳虚衰,气化无力,精微输布失常,不能温养筋骨经脉,可致筋骨失用,不受重压;肾虚下元不充,故可见腰背酸痛、胫酸膝软、足跟疼痛;肾阴不足,精血不布,骨髓空虚,可见关节酸痛。

中医治疗本病主要用滋阴、温肾、补精、填髓的方药。食疗亦依此治则。

(1)虾皮 50 克开水闷泡 10 分钟,沥干水。嫩豆腐 750 克捣烂,盖上虾皮,加葱花 25 克,姜末 25 克,麻油 10 毫升,精盐、味精各适量,拌匀即成。随餐服食。适用于各类骨质疏松症患者。

(2)新鲜羊骨 500 克砸碎,羊肾 2 只切片,同入砂锅煮汤,调味即成。适用于腰背酸痛、形寒肢冷、小便清长的肾阳虚型患者。

(3)核桃仁 20 克研末,牛奶 250 毫升,小火煮沸,调入核桃仁粉,再加蜂蜜 20 克,搅匀即成,适用于肾阳虚型患者。

(4)黑芝麻 250 克炒熟,与核桃仁 250 克共研细末,加红糖 50 克,拌匀,随意服食。本方适用于腰膝酸痛、五心烦热、耳鸣盗汗的肾阴虚型患者。

9. 单纯性骨关节病的食疗　单纯性骨关节病是一种慢性疾病,主要病变是关节软骨的退行性变和继发性骨质增生。可分为原发性和继发性两种。原发性指人体关节因老年而普遍的退行性变;继发性指由创伤、疾病或畸形导致的软骨损害。以关节疼痛、活动不便为主要症状特点。

中医学认为本病的发生是由于肝肾不足、筋骨失荣为本,外力所伤、瘀血或外邪侵入为标,两者相互影响,虚实夹杂为患。

中医治疗本病多采用祛风湿、通经络、补肝肾、调气血的治法。食疗亦依此治则。

(1)桃仁15克捣烂如泥,入粳米160克煮为粥。本方适用于关节疼痛、痛处不移、按之痛加、舌紫暗的血瘀患者。

(2)桂心15克研末,好酒1000毫升,酒温热,和桂心末,空腹分为2次,拌粥适量食之。适用于骨关节病腰膝冷痛者。

(3)鹿肉200克,山药250克,置砂锅中煨炖,待鹿肉酥烂,调味服食。

(4)鹿角胶20克,生姜3克,粳米100克,熬粥服食。

(六)常见皮肤病的饮食疗法

1. 带状疱疹的食疗 带状疱疹是由水痘-带状疱疹病毒引起的急性疱疹性皮肤病。一般好发于春秋季节,成年人多见。

本病发病时初可有较轻度发热、疲倦无力、患部皮肤灼热等症状,后沿神经分布区域发生不规则红斑,继而出现成群簇集水疱,数日后皮损结痂,痂脱即愈。皮损多沿某一周围神经分布,排列成带状,常发于身体一侧,一般不过中线。一次发病后一般可获得终身免疫。

中医学本病称为蛇丹,发生于胸腰者称缠腰火丹;发生于面部、下肢者称蜘蛛疮、蛇串疮。本病病因主要为风、湿、热毒邪蕴于内而发于外所致。临床分为3型:肝火热毒型,可见皮损鲜红、灼热刺痛、口苦咽干、大便干、小便黄;脾湿毒郁型,可见疱疹色暗、疱壁松弛、食少腹胀;气滞血瘀型,多见于皮疹色暗,经久不退或退后局部疼痛不止。治疗则宜清热泻火,或健脾利湿,清热解毒,或活血化瘀,行气止痛。带状疱疹的饮食疗法主要有以下几种。

(1)冰糖30克,金银花30克,枸杞子20克,加适量水煎汤代茶。适用于肝火热毒患者。

(2)鲜荸荠300克,洗净,加冰糖及水适量,煮沸1小时,成荸荠汤。适用于火热内盛患者。

(3)白菊花10克,金银花10克,野菊花10克,清水3碗煎至1碗半,去渣,加红糖适量。适用于肝火热毒患者。

(4)绿豆50克,加水适量煮沸,再加百合30克煮熟,再加入冰糖30克,待溶化饮用。适用于火热内盛患者。

2. 荨麻疹的食疗 荨麻疹是皮肤黏膜血管扩张,通透性增加而出现的一种暂

时性局限性的水肿反应。其病因主要为先天性过敏体质中某种过敏原的作用下引起的变态反应。

本病临床上可表现为突然发病,先有瘙痒,很快出现风团,风团大小不等,圆形或不规则形,色淡红或苍白,可泛发于全身或局限在某些部位,可自行消退,消退后不留痕迹。若消化道受累时,可有恶心、呕吐、腹痛及腹泻;喉头或气管受累时,有咽部发紧、声哑、胸闷、呼吸困难等症状。一般急性荨麻疹病程为 1～2 周,可逐渐好转,若持续 4 至 6 周仍反复发作者,为慢性荨麻疹,症状较急性期轻,但长期反复发作达数月或数年。

中医学认为本病总由禀赋虚怯,对某些物质敏感引起。临床上可分为 3 型:风热犯表型,可见风团鲜红、灼热剧痒,伴有发热、恶寒、咽喉肿痛,遇热皮疹加重;风寒束表型,可见皮疹色白,遇风寒加重,得温则减轻;血虚风燥型,反复发作,迁延日久,午后或夜间加剧。治疗时宜疏风清热,或祛风散寒,或养血祛风润燥。荨麻疹的饮食疗法主要有以下几种。

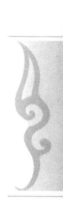

(1)冬瓜皮(要经霜的)20 克,黄菊花 15 克,赤芍 12 克,蜂蜜少许。水煎代茶饮。适用于风热型患者。

(2)米醋 100 毫升,木瓜 60 克,生姜 9 克,放入砂锅中煎煮,待醋煮干后,取出木瓜、生姜,早、晚各 1 次吃完。每日 1 剂,服 1 周。适用于风寒型患者。

(3)蜜糖 30 克,黄酒 60 毫升,将两味和匀后炖温,空腹服,每日 1 剂,以治愈为度。适用于风寒型患者。

(4)土茯苓 30 克,木瓜 15 克,米醋适量,共同煎服,每日 1 剂,以愈为度。适用于肠胃湿热患者。

(5)猪胰子 1 个,切成小块,炒熟,加盐后与大枣 250 克炖汤。分 2 次服完。每日 1 剂,连服 10～15 剂。适用于气血两虚型患者。

3. 湿疹的食疗　湿疹是一种常见的皮肤病,病因较复杂,与变态反应有密切关系。过敏体质者,因食物、药物、感染、物理化学刺激等均可诱发本病。

临床表现为多种形态的皮疹,有渗出倾向,瘙痒剧烈,常泛发或对称分布,病程较长,易迁延而成慢性湿疹。常见有红斑、肿胀、丘疹、丘疱疹、水疱及渗出、糜烂、结痂、鳞屑、苔藓样变等。任何部位均可发生,好发于头面部、手、小腿、脐部、乳房等处。临床上根据不同的表现分为急性、亚急性、慢性 3 种。急性湿疹持续 2～3 周可痊愈,但易复发;慢性湿疹则病程很长,不易治愈。

中医学将本病称为湿疮、浸淫疮。病因主要为禀赋不佳,风湿热阻于皮肤而成。临床分为 3 型:湿热浸淫型,皮损潮红灼热,瘙痒无休,渗液流汁;脾虚湿蕴型,皮损潮红,瘙痒,抓后糜烂渗出,可见鳞屑,伴有食少神疲,腹胀便溏;血虚风燥型,久病不愈,皮损色暗或色素沉着、剧痒,或皮损粗糙肥厚。急性以温热为主,亚急性多与脾虚湿蕴有关,慢性则多与血燥生血有关。治疗则根据不同证型,采取清热利湿、健脾化湿、养血祛风。湿疹的饮食疗法主要有以下几种。

(1)绿豆 30 克,海带 20 克,鱼腥草 15 克,白糖适量,煮熟,喝汤,吃海带与绿豆。每日 1 剂,连服 6～7 剂。适用于湿热型患者。

(2)鲜马齿苋 250～500 克,洗净切碎,煎汤服食,每日 1 剂,连服 5～7 剂。适用于湿热型患者。

(3)薏苡仁 30 克,赤小豆 15 克,玉米须 15 克,煮熟。喝汤,食薏苡仁、赤小豆。每日 1 剂,连服 1 周。适用于湿热型患者。

(4)土茯苓 30 克,乌龟 1 只,一起炖烂。喝汤,吃龟,每日 1 次,服 1 周。适用于脾虚型患者。

4.痤疮的食疗　痤疮是一种毛囊皮脂腺的慢性炎症。好发于青年男女颜面及胸背部。其病因与内分泌障碍、细菌感染、代谢紊乱、胃肠功能障碍等有关。临床表现为面部、胸背部散在的毛囊性丘疹,部分顶部可见小脓疱,破溃痊愈后可遗留色素沉着或凹陷性的瘢痕。有的还可形成结节或囊肿,常伴有皮脂过多、毛孔粗大。病程缠绵,往往此起彼伏,可迁延数年至十余年,一般至 30 岁左右可逐渐痊愈。

中医学称本病为肺风粉刺、面疮。临床上分为 3 型:肺经风热型,可见丘疹色红,或有痒痛;肠胃湿热型,可见皮疹红肿疼痛,或有脓疱、口臭、便秘等症状;脾虚湿蕴型,可见皮疹结成囊肿,或有食欲缺乏、大便稀溏。治疗则分别应疏风宣肺清热、清热化湿通腑、健脾化湿。痤疮的饮食疗法主要有以下几种。

(1)生山楂 50 克,生薏苡仁 30 克,加水煎汁,加适量砂糖调味。适用于脾虚湿蕴型患者。

(2)芥菜 300 克,大枣 50 克,煲汤分次服食。适用于肠胃湿热型患者。

(3)鲜荸荠 500 克,金银花 30 克,加砂糖及水适量,煮沸 1 小时取荸荠汤,每日 1 次或分次服完。适用于肺经风热型患者。

(4)冬瓜 300 克,薏苡仁 50 克,煎汤代茶饮,每日 1 次,加适量砂糖调味。适用于肠胃湿热型患者。

(5)胡萝卜 200 克,洗净切片,大枣 10 枚,加清水 3 碗煲至 1 碗,1 日内分 2～3 次饮用,亦可加少量冰糖调味。适用于脾失健运型患者。

5.脂溢性皮炎的食疗　脂溢性皮炎是一种皮脂溢出部位的慢性皮肤炎症。确切的病因尚不清楚,可能是在皮脂溢出的基础上继续发生真菌和细菌感染;另外也可能与遗传、代谢障碍、物理或化学刺激、不良卫生习惯等因素有关。多见于皮脂腺分泌旺盛的青壮年。临床症状可见黄红色或鲜红色斑片,上覆油腻鳞屑或痂皮,好发于面部、头皮、胸背部等皮脂腺分布较多的部位,病程较长,但随着进入中老年期,可逐渐缓解。

中医学根据本病发病部位不同,分为头部称白屑风,面部称为面游风,颈胸部称为纽扣风。根据病机可分为 3 型:肺胃热盛型,发病急,皮损色红,有渗出、糜烂、结痂、痒剧、口渴、大便干结;脾虚湿困型,发病较缓,皮损淡红或黄,有灰白色鳞屑;血虚风燥型,皮肤干燥,有糠秕状鳞屑、瘙痒、头发干燥无光,常伴有脱发。治宜清热止痒、健脾渗湿、养血润燥。脂溢性皮炎的饮食疗法主要有以下几种。

(1)大枣 90～120 克,生猪油(或生羊油)60 克。同加水煮熟,连枣及汤同食。每周 2～3 次,连服 3～5 周。适用于血虚风燥型患者。

(2)生、熟地黄各 90 克,何首乌 90 克,当归 30 克,桑葚 30 克,黑芝麻 60 克,共同研成细末,用蜂蜜为丸,每丸重 9 克。每日 2 次,每次 1 丸。适用于血虚肝肾不足型患者。

(3)马齿苋 30 克,萝卜缨 30 克,薏苡仁 30 克,水煎服。每日 1 剂,服 4～5 周。适用于肺胃热盛型患者。

(4)山楂 60～120 克,荷叶 1 张,生甘草适量,水煎服,每日 1 剂,服 3～4 周。适用于肺胃热盛兼有脾虚患者。

(5)金针菜或金针菜根 50 克,用水煮汤饮,适用于脾虚湿热内蕴患者。

(6)扁豆 100 克,薏苡仁 100 克,糯米 50 克,小麦 60 克,煲成粥,加糖适量调味用。适用于脾虚湿蕴患者。

第四讲 《黄帝内经》论食补

一、概　　论

"民以食为天",食物是人赖以生存的最基本的外部条件之一。食物的营养不仅是维持生命活动正常进行的物质基础,同时也是维护人体健康的重要保证。《素问·六节藏象论》言:"天食人以五气,地食人以五味,五气入鼻,藏于心肺,上使五色修明,音声能彰;五味入口,藏于肠胃,味有所藏,以养五气,气和而生,津液相成,神乃自生"。中国古人在两千多年前就充分认识到饮食五味在人的生命活动中起着主要的作用,是生命物质能量和精神活动的主要来源。

(一)食补的重要作用

《内经》云:"风雨寒热,不得虚,邪不能独伤人""邪之所凑,其气必虚""正气存内,邪不可干"。所以,正气虚损是人体受外邪侵袭而发病的主要内因。所谓"食补"就是指运用食物或者在食物中加上中药(即药膳)来补益人体正气、增强机体抵抗力,达到强壮身体、防病治病的目的。《素问·六元正纪大论》言:"食发谷以全其真,避虚邪以安其正"。就是说在饮食方面要食用与发气所宜的谷类,以保全体内真气。在起居方面则应防避虚邪贼风,以安其正气。中医有"药补不如食补"的说法,食补常常能起到单纯用药物不能起到的作用,甚至比单纯用药物补益的效果更为显著。

1. **后天之本"脾胃"与食补**　脾胃位于中焦,脾主运化水谷,胃主受纳饮食。脾气主升,胃气性降,两者共司中气,为后天之本,气血生化之源,两者互为表里,共同协调以完成饮食水谷的受纳腐熟和消化吸收。所以,脾胃是"后天之本",指的是人所喝的水和吃的食物,要靠脾胃进行消化,而饮食中的营养物质,也要靠脾胃的功能来吸收,并输送到人体的五脏六腑、头面四肢,以供应人体生命活动的需要。所以《素问·灵兰秘典》言:"脾胃者,仓廪之官,五味出焉",就是说脾胃是受纳五谷的,因此称它为仓廪之官,而五味对人体的营养作用,都是由脾胃的消化和吸收产生出来的。《灵枢·五味》言:"胃者,五脏六腑之海也,水谷皆入于胃,五脏六腑皆禀气于胃"。《素问·玉机真藏论》言:"五藏者,皆禀气于胃,胃者五藏之本也"。

《素问·五藏别论》亦言："胃者，水谷之海，六腑之大源也。五味入口，藏于胃以养五脏气"。由此可以看出，脾胃在以饮食五味补益人体气血的过程中起着极为重要的作用。

人体对食物的消化吸收的代谢过程是属全身性生理活动。所以，除上面提到的胃的受纳、腐熟、消磨，小肠的泌别清浊，大肠的传导，脾的运化输布外，还需肝的条达疏泄，胆汁的排泄帮助消化，肾阳的蒸腾温煦，肺气的宣发肃降，心脏的运输等相互配合协作。如果其中某一环节发生功能障碍，都会影响人体对食物的消化吸收和代谢功能的正常进行。所以，《素问·经脉别论》言："食气入胃，散精于肝，淫气于筋；食气入胃，浊气归心，淫精于脉；脉气流经，经气归于肺，肺朝百脉，输精于皮毛；毛脉合精，行气于府，府精神明，留于四脏；气归于权衡，权衡以平，气口成寸，以决死生"。就是说五谷入胃以后，经过胃的消化，将分化的精气输送至脾，其中的精微之气散之于肝。肝主筋，再由肝将此精微之气滋养于筋。五谷入胃以后，经过胃的消化，将其精气之厚者，输送至心；心主血脉，再由心将此精气充养于脉中。血脉中的水谷精气，流行于经脉，而所有经脉之气，均归于肺，因而有肺朝百脉之说。肺主皮毛，经脉之气至肺后，再由肺输送至全身的皮毛。毛属肺气而脉属心血，毛脉合精是气血与肺所输送来的精气相汇合的意思，两者汇合以后再行至六腑，六腑中的精气集聚充足以后，则心之神明乃生；同时又流入其他四脏，留而补养四脏之气。精气充足于全身，则全身脉气的流行自然就会平衡，而没有偏胜和不及的现象（假如有了不平衡的现象就是病态）。脉气出于两手腕寸口处，寸口为百脉之会，脏腑有病均会表现于此，所以寸口脉可以决断生死。

以上就是《内经》中所描述的食物在人体内消化吸收的全过程，这一独特的认识成为后世运用食物补养五脏六腑气血，并且防病治病的理论依据。而脾胃功能的正常发挥在食补中有着至关重要的意义，是食物补养功效得以实现的重要保证。

2. 现代营养学与食补 人离不开饮食，每日必须通过膳食来吸取身体所必需的各种营养物质，以维持人体的生长、发育、组织器官的新陈代谢和一切生命活动。人体必需的营养物质有蛋白质、脂肪、糖类（碳水化合物）、各种维生素、水和无机盐。各种营养物质都有一定的生理功能，一种营养物质也可兼有几种生理功能。

由于各种营养物质都有它的特殊功能，所以任何一种营养物质都是不可缺少的。营养物质的质与量分配得当，可使人们精力充沛、体格健壮，生产、工作和学习效率提高，对疾病的抵抗力增强，防止过早衰老。营养不足可使人精神不振、身体瘦弱、容易疲劳、工作效率不高，对疾病的抵抗力降低，甚至出现各种营养缺乏症，如维生素 C 缺乏症（坏血病）、软骨病、夜盲症等。正如《素问·太阴阳明论》所言："四肢不得禀水谷气，日以益衰，筋骨肌肉无气以生，故不用焉"。因此，一定要合理安排饮食，以保证必需营养物质的供给；但是，也要防止不合理的营养，以免造成病理性肥胖。

在正常情况下,一个成年人维持最基本的生理活动,也就是说不走动、不工作,只是维持心跳、呼吸等生理活动,每昼夜要消耗4180～7530千焦(1000～1800千卡)热量。加上劳动,每昼夜要消耗10 460～16 700千焦(2500～4000千卡)的热量。这些热量就是蛋白质、脂肪、糖类在生物氧化过程中释放出来的。据试验分析,1克糖或1克蛋白质各能产生约17 150千焦(4100千卡)的热量,而1克脂肪则能产生38.9千焦(9.3千卡)的热量。它们产生的热量,一部分用来维持体温,一部分则储存起来,随时供应身体的需要。

可以根据每人每日所吃进食物的克数(包括补品、补药的克数),按每克营养物质能产生多少热量,计算出每日所获得的营养物质是否已经达到了人体需要的热量,这样就不致因为长期进食量多于消耗量而使热量在体内过多蓄积,转化成脂肪,使人变得肥胖起来;也不致因摄入量(进食量)少于消耗量,而过多地动用体内储存的热量而使身体过分地消瘦。

人无论休息或劳动,都在不断地消耗着热量,只是消耗的热量多少有所不同而已。人们消耗的热量主要靠糖类、脂肪、蛋白质等来补充。这些营养物质对人体的健康起着重要的作用,人体内缺乏这些物质就会引起各种代谢紊乱,甚至产生种种疾病。

(1)蛋白质:在各种营养物质中,以蛋白质对人体最为重要,它对于生命活动具有极为重要的作用。在鸡蛋、瘦肉、鱼类、乳品、豆类和花生等食物中,蛋白质含量非常高。蛋白质是人体内含量最多的一种有机物,占体重的16.3%左右,是机体细胞不可缺少的一种成分。蛋白质还是构成肌肉、内脏、血液等的重要物质。体内调节新陈代谢的酶和一部分激素的化学本质就是蛋白质。血浆中的蛋白质,特别是清蛋白,还起着维持血管内胶体渗透压、实现体液循环和体液平衡等作用。此外,蛋白质在分解代谢过程中产生的能量,是人体活动能量的一个重要来源。人体内各种各样的蛋白质都分别担负着复杂的职能。总而言之,没有蛋白质就没有生命。

在食物中动物性食物和豆类的蛋白质营养价值较高。将含不同蛋白质的食物混合食用,可以提高蛋白质的营养价值。一个从事普通劳动的、体重约60千克的成年人,每日总共需要90克左右的蛋白质。如果蛋白质的摄入量长期不足,则会导致儿童和青少年发育迟缓,成年人则可导致体重减轻,抗病能力降低,甚至出现贫血、水肿等症状。对于受外伤或患某些消耗性疾病的人来说,则会延长病期。

引起蛋白质缺乏的原因很多,如摄入的蛋白质量不够,或者质量差;各种胃肠道疾病,或者其他重要脏器的严重病变影响食欲,影响蛋白质消化、吸收和利用;因某些疾病引起人体蛋白质大量或长期丧失,或者加速分解代谢。对于老年人,由于脏器功能日趋衰退,对疾病和代谢紊乱的耐受性降低,更容易产生营养不良和蛋白质缺乏。儿童因生长发育需要蛋白质特别多,如果因为食入过多零食或偏食,影响正常饭菜的摄入,或者严重感染寄生虫病,蛋白质被寄生虫消耗过多,也容易发生蛋白质缺乏症。

蛋白质缺乏的早期，一般并无明显自觉症状，仅表现为体重逐渐减轻，但减轻到一定程度时，可稳定于一定范围，这时人体的活动水平就较正常为低。如果蛋白质缺乏较严重时，才出现疲劳乏力，劳动力、记忆力和各项生理功能衰退，皮肤松弛、肌肉软弱。因血浆蛋白质浓度降低，常有不同程度的水肿；又因抵抗力显著减弱，易受感染。

蛋白质是由各种氨基酸组成，其中的大多数在人体内能通过生物化学反应自行合成，称为非必需氨基酸。另有 8 种氨基酸，必须由食物供应，称为必需氨基酸。如果食物中有 1～2 个必需氨基酸缺乏或含量不足，其他氨基酸虽供应充足，仍将影响体内蛋白质的利用和合成。一般动物蛋白质（如鱼、肉类、蛋类、乳制品）所含各种必需氨基酸比较完全，因此营养价值较高；植物蛋白质以黄豆较佳，而小麦、玉米、薯类等所含必需氨基酸较不完全或某种含量较少，但只要这些植物蛋白质混合食用，也可相互补偿，增加其营养价值，而不一定要强调采用动物蛋白质。一般说来，如果进食的蛋白质质量较好，热量供应足够，成年人每日进食蛋白质 30 克左右，已经能够满足人体需要。但重体力劳动者、消耗性疾病患者，以及生长发育旺盛时期，需要量应该适当增加。如果进食的蛋白质质量较差，则蛋白质需要量也应相应增多。一般以每日每千克体重 1～1.5 克作为成年人需要量的标准。

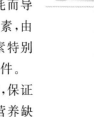

预防蛋白质的缺乏，除了在食物中要供应一定质量和数量的蛋白质成分外，还必须通过食物提供足够的热量和维生素。如果摄入食物的热量不足，体内蛋白质就被利用转化为热能，这时虽给予较多蛋白质，仍不能避免蛋白质的过度消耗而导致缺乏。因此，一般食物中还必须供应充足的糖类和适量的脂肪。至于维生素，由于很多维生素都参加体内代谢过程，影响蛋白质的合成利用，因此各类维生素特别是 B 族维生素必须供应充足，这些都是在饮食上预防蛋白质缺乏症的必要条件。

当然，纠正不良的饮食习惯，按时进食，配合适当的体育活动和体力劳动，保证充分的睡眠和休息，及时治愈各种疾病，这些也是预防蛋白质缺乏症和各种营养缺乏症的必要措施。

一旦发生蛋白质缺乏症，在饮食上的调理必须根据不同的情况，分别予以处理。对于症状较轻者，如果无胃肠道功能紊乱，可给予较高蛋白质及高热量正常饭菜或软食，以少食多餐为宜，每日蛋白质可达 60～80 克，其中包括一部分动物蛋白质，如肉、蛋、乳类等食品。

年老体弱及重症患者，由于其消化功能显著不良，蛋白质的补充不能操之过急。例如：各种胃肠道疾病及胃大部切除术后不久的患者，由于消化吸收能力降低，虽然需及时补充蛋白质，但不能一次大量给予，宜从流食或半流食开始，易于消化吸收。如进食量不足，还需静脉补液。若食后过度胀气，还要避免进产气食物，并要减少饮食量。进食方式宜少食多餐，如果吃得过饱，不但不能改变症状，反而会出现腹泻、腹胀等症状。只有待情况好转后,才能逐渐增加饮食;并要鼓励患者适当进行活动,有计划地增加运动和工作量,以利于肌肉恢复以及避免脂肪过多积聚。

如果是大面积烧伤、创伤、脓肿溃烂引起的大量蛋白质丧失,由于这些患者的肠胃功能一般尚好,饮食中的蛋白质含量可较大幅度地增加,以加速病变、损伤组织的修复。

对于慢性消耗性疾病,如长期发热、甲状腺功能亢进、重度结核病等患者,由于对蛋白质的利用加速,也要及时经常性地给予较多的补给,同时要提供足够的糖类和适量脂肪,以避免蛋白质的过多消耗。

(2)脂肪:脂类是油脂和类脂的总称。油脂包括油和脂肪,都是中性甘油酯。主要含不饱和脂肪酸的甘油酯,熔点低,常温下为液态者叫油;主要含饱和脂肪酸的甘油酯,熔点较高,常温下呈固体状态者,则称为脂肪。在一定条件下,人体食入的糖类和蛋白质也可在体内转化成脂肪。脂肪是组成细胞膜和细胞核的必需物质。脂肪也是人体能量的一种重要来源,而且是促进脂溶性维生素吸收的良好溶剂。

此外,还有一种脂类,如食物中的磷脂(卵磷脂、脑磷脂)、胆固醇等称为类脂。一个卵磷脂分子,在卵磷脂酶的作用下,可以脱掉一个脂肪酸分子而生成溶血性卵磷脂。溶血性卵磷脂有较强的抑制血小板黏聚作用,从而可阻止血栓的形成,保护血管壁,这对于预防老年人的血管栓塞是大有好处的。兔子肉中就含有丰富的卵磷脂。

一般情况下,成年人每日需要脂肪50克左右;如果长期缺乏脂肪,人就会变得消瘦,容易疲劳乏力,毛发皮肤干燥、无光泽,并可造成脂溶性维生素缺乏。当然,吃脂肪过多也不好,容易使人肥胖。

所谓肥胖就是指人体脂肪积聚过多。当进食热量超过消耗量,多余的物质便主动转化为脂肪,储存于各组织和皮下,使人胖起来。男性的脂肪多沉积在腹部,女性则大多沉积在乳房、臀部、大腿等。肥胖又可分为两类:①单纯性肥胖。由代谢调节障碍引起,但不伴有显著的神经或内分泌的功能和形态变化,这类肥胖最为常见。②继发性肥胖。由其他神经或内分泌疾病引起。例如,因各种脑炎、脑膜炎、脑部损伤、肿瘤等导致下丘脑或垂体病变时,可引起肥胖;又如肾上腺皮质功能亢进、性腺功能不足、甲状腺功能过低,以及胰岛素分泌过多性低糖血症等,也均可引起肥胖。

肥胖可发生于任何年龄,但以40岁以上占多数;女性比男性多见,尤其是在绝经期后。少数幼年、青年肥胖者,大都与遗传和家庭内的不良饮食及生活习惯有关。单纯性肥胖主要就是因为吃得多而消耗得少的关系。一般从事体力劳动的人,虽然吃得很多,但消耗量也很大,所以不会发胖;而很少参加体力劳动的人,虽然吃得不多,但因为消耗少,也容易肥胖。在正常人中,由于体内神经、内分泌系统的调节作用,食物的摄入量和消耗量之间常维持着一定的相对平衡。当调节失常而摄入食物的热量又超过身体的消耗时,就会引起肥胖。

适量的脂肪对人体健康是不可缺少的,但脂肪过多就会出现一系列妨碍健康的症状。轻度肥胖的人,可以没有什么症状;显著肥胖时,由于大量脂肪的积聚,机体负担加重,氧消耗量较正常状态增加 $30\%\sim40\%$ 。因而胖人怕热、多汗。胖人的横膈大多抬高,影响呼吸和血液循环,因此易感疲劳、呼吸短促、不能耐受较重的体力劳动;平时还常有头晕、头痛、心悸、腹胀、下肢水肿等症状。在极度肥胖时,因肺泡换气不足,可出现缺氧、嗜睡症状,并可因血容量和心排血量增加,引起左心室肥大,严重时可导致心肺功能衰竭。另外,肥胖者对感染的抵抗力一般较低,而且还容易并发冠状动脉粥样硬化性心脏病、高血压、糖尿病、痛风、胆石症、胰腺炎等疾病。

预防肥胖主要是适当控制进食量,特别要限制高脂肪和糖类饮食,坚持参加体育锻炼或一般的体力劳动。这在儿童、青春期、妇女产后及绝经期、男性中年以上和病后恢复期,以及有肥胖家庭史者,更应严格执行。

（3）糖类:糖是供给人体能量的直接来源。当糖类缺乏时,身体就动用脂肪和蛋白质作为能源,可间接引起蛋白质和脂肪的缺乏。糖类充足时,体内的部分糖又可转化为糖原,储存在肝脏、肌肉、肾脏等组织器官内,有的则转化为脂肪和其他糖类物质。

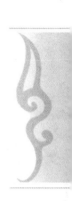

糖是单糖(葡萄糖、果糖、半乳糖)、双糖(蔗糖、乳糖、麦芽糖)、多糖(淀粉、纤维素、糖原)的总称。糖类是由碳、氢、氧3种元素构成的,其中氢和氧原子数目之比恰与水中氢和氧原子数目之比相同,其分子式用 $C_n(H_2O)_m$ 表示,故又称为碳水化合物。人每日需要从食物中得到 $100\sim400$ 克糖,其中大部分是淀粉。过多地摄入糖类食物可使人肥胖,肥胖者中高血压、冠心病等疾病的发病率比正常人高。

（4）维生素:维生素是人体活动所必需的物质,对机体的新陈代谢、生长、发育及健康有着极为重要的作用。维生素的种类很多,目前已知有 30 种以上。维生素分为脂溶性和水溶性两大类。大多数维生素不能在体内合成,必须从食物中获得。

维生素不能产生热量,但对身体的神经反射调节、能量的转换和各种物质代谢却有很大的影响。大多数的维生素是酶系统的组成部分。无机盐的利用要靠其参与,人的生长发育要靠它来促进,免疫和解毒作用同样离不开维生素。

①维生素 A 的作用:一是维持上皮组织的正常发育;二是参与视网膜内视紫质的形成;三是维持人体正常的生长发育。缺乏维生素 A,就会出现皮肤干燥、眼发干、气管和消化道的黏膜易受感染、食欲缺乏、夜盲。夜盲中医学称之为“雀目”或“鸡盲眼”,早在唐代大医家孙思邈就在其所著的《千金方》中记载用羊肝治疗本病。缺乏维生素 A 还可导致儿童生长发育停滞,骨骼、牙齿发育不良;女性还可引

起生殖功能紊乱。

缺乏维生素A的原因主要为食物中维生素A含量不足;其次为身体需要量增加,供不应求,如孕妇、乳母、需要视力集中的职业等;也可因胃肠道吸收障碍,或者消耗、损失过多,如患慢性腹泻或其他疾病时;少数为肝脏功能先天缺陷,不能利用维生素A原,亦不能贮藏维生素A。

经常食用含维生素A较丰富的食物,是防治维生素A缺乏病最重要的措施。哪些食物含有丰富的维生素A呢?蔬菜中有胡萝卜、菠菜、韭菜、荠菜、雪里蕻、莴笋叶等。凡新鲜蔬菜叶子的绿色越深,所含维生素A也就越多;水果中有杏干;还有动物肝脏,特别是鸡肝、鱼肝;市场上供应的鱼肝油就是含维生素A的制品。其他如蛋类等,维生素A的含量也很多。总之,只要不偏食,能多吃一点蔬菜,维生素A一般是不会缺少的。怀孕、哺乳期妇女,或视力消耗过多时,上述食品还应适当增加一些。一旦发现有维生素A缺乏症状时,除通过饮食补充外,还必须全面检查,去除发病原因,必要时可给予维生素A药物补充。

②B族维生素(包括B_1、B_2、B_6、B_{12}等)的主要作用是调节蛋白质、脂肪和糖的代谢,维持神经传导。缺乏B族维生素中的一种,就会相应出现食欲减退或便秘,引起脚气病或口角炎、舌炎、角膜炎,或者发生脂溢性皮炎、神经炎、贫血等疾病。

维生素B_1缺乏症亦称脚气病。我国唐朝名医孙思邈著的《千金方》中,就已详述类似本病的症状与防治方法,并在民间沿用至今。维生素B_1缺乏的临床表现多种多样,可有肢端感觉减退、异常、肌力下降、肌肉萎缩,以及深反射减退或消失等周围神经炎的症状;亦可有下肢水肿,甚至心包、胸腔积液。维生素B_1广泛存在于粮食和动物食品中,以酵母含量最多,在豆类、花生、糙米、玉米、麦类、肉类、肝、心、肾中,含量也极为丰富。米麦类食物中的维生素B_1多储存于外胚层中,精制时常有丧失。精白米中维生素B_1含量仅为糙米的1/3左右。所以,精白米和精白面粉的营养价值低于糙米和粗制面粉。维生素B_1为水溶性物质,在水洗和蒸煮时,米中的维生素B_1常溶解于米泔水中流失。因此,淘米时不要用手搓,淘米时间不应过长,蒸煮时不要弃去米汤。

青春发育期及妇女妊娠、哺乳期和强体力劳动者,因所需总热量增加,维生素B_1的需要量亦相应增多,上述食物亦需多供应一些。对长期发热、甲状腺功能亢进和其他慢性消耗性疾病患者,也需特别注意膳食中维生素B_1的含量,必要时可辅以酵母片或维生素B_1制剂。对已经有维生素B_1缺乏的患者,一方面应仔细寻找病因,积极治疗原发疾病;另一方面除通过饮食补充维生素B_1外,还可通过口服或注射维生素B_1制剂及时纠正。特别是那些食欲减退、吸收障碍或病情危重的患者,药物常能在短期内取得明显疗效。

维生素B_2又称核黄素,当人体绝对或相对缺乏时,在口腔和阴囊发生病变,称为核黄素缺乏病。正常人每日需要核黄素1~3毫克,一般不会缺少。只有在饮食习惯突然改变、核黄素摄入减少,或胃肠不能适应、吸收障碍时,才易患病。如果这时劳动强度又增大或长期食用高脂肪、低蛋白饮食,核黄素的需要量就会相应增加,更容易引起本病。主要临床症状为阴囊炎和舌炎,其次为唇炎和口角炎。

维生素 B_2 是一种耐热、易被碱和光破坏的、低度水溶性维生素。广泛存在于绿色蔬菜、粮食和一般动物类食品中。一般来说,富含维生素 B_1 的食物亦含有大量维生素 B_2。多吃新鲜蔬菜(或野菜),可以防治本病。蔬菜不宜储存过久(必需存放时,要避光避水),食用时要先洗后切,不要在水中浸泡过久,烹煮时间也不能太长,进食时要连菜汤一起吃。动物的肝、肾、瘦肉、鱼、牛奶、鸡蛋等含维生素 B_2 很多,可以经常食用。一旦患有维生素 B_2 缺乏症,要运用维生素 B_2 药物和酵母片来治疗。

③维生素 C 是人体细胞间质组成所必需的。体内缺乏维生素 C,能使结缔组织形成不良、毛细血管管壁脆性增加,引起全身各个部位出血。同时,长骨骨骺与骨干稀疏,骨与软骨连接部位生长停止,代之以缺乏骨组织的结缔组织,以致骺部与骨干连接处易于骨折和分离,这时患者极感倦怠乏力、精神抑郁、食欲差,常有重度贫血,易于感染。小儿可影响发育,使生长迟缓。

维生素 C 广泛存在于水果、蔬菜之中,如橘、柚、柠檬、山楂、枣子、大白菜、卷心菜、青辣椒、番茄、菠菜及其他绿色蔬菜。动物类食品中以肝脏、肾脏、脾脏等含量较多。维生素 C 在光、热和碱性的情况下易于破坏。因此,凡有条件的地方,蔬菜应尽量吃新鲜的,最好是现采现用。蔬菜从地里采回经 2～3 日后要损失维生素 C 50％左右。泡、腌蔬菜时维生素 C 亦有大量损失。一棵菜中,外层菜叶较内层菜叶的维生素 C 含量要多,叶部较基部为多,所以要尽量少弃菜叶。维生素 C 易溶于水,故存放时不要浸水,并要先洗后切。烹调时要采用急火快炒法,更不宜倾倒菜汤,食用时要连菜带汤一起吃。因为维生素 C 在酸性环境中不易被破坏,所以炒菜时最好加少量醋。这些做法都可尽量避免维生素 C 的损失。对于人工喂养的乳儿,也应添加含维生素 C 的食物,如喂菜汤、果汁,或给维生素 C 药物。

④维生素 D 是一组抗佝偻病物质的统称,是骨骼生长的必要因素。若有缺乏,在婴儿可引起佝偻病;在成人则发生骨软化病。佝偻病又称软骨病,多见于 2 岁以下婴儿。由于在母亲体内维生素 D 摄取不足,或离开母体后缺乏维生素 D 的补充而起病。骨软化病多见于孕妇和乳母,这时维生素 D 的需要量增多,但未能及时足够补充而致病。由于维生素 D 的前体要经过阳光紫外线的照射才变为有效的维生素 D,因此,缺少阳光照射也是本病的一个重要因素。

因为维生素 D 与人体钙、磷的代谢和骨骼的形成有着密切关系,当维生素 D 缺乏时,新生的骨样组织便不能骨化,骨骼因缺钙而疏松、软化,这时佝偻病患儿除表现为易激动、好哭、多汗、手足抽搐等症状外,在骨骼发育上受到严重影响,可见囟门闭合延迟、方头、胸廓畸形、脊柱弯曲、下肢长骨弓形弯曲等,牙齿发育亦受到阻碍。骨软病患者则先有髋关节和背部疼痛,以后可出现多处自发性骨折,并产生骨盆和脊柱畸形,孕妇可引起分娩困难。

维生素 D 缺乏病是完全可以预防的。但有些人认为佝偻病和骨软化病主要是由于缺钙引起,因此,常单独给予服用大量钙片,却不能有效预防本病。这是因为一般食品中钙质并不缺乏,而发生本病的主要原因是缺乏维生素 D 的缘故。肉类、动物肝脏(特别是鱼肝油)、牛奶、蛋类、蕈类、酵母等富含维生素 D,这些食物对于预防孕妇或乳妇的维生素 D 缺乏病有一定意义。但对于婴儿,主要应提倡母乳喂养;6 个月后则要及时添加辅助食品,包括蛋黄、牛奶等。若为人工喂养,更应注意营养的调配。

多晒太阳是预防佝偻病最重要的措施。春、夏季出生的孩子,满月后即可抱出户外;秋、冬季出生的孩子,3 个月后也可抱出户外。起初,每次在外逗留 15 分钟左右,以后逐渐延长时间。如果在屋内晒太阳,应当开窗户,因为玻璃可阻挡紫外线射入,而维生素 D 的前体要变为有效的维生素 D,必须要有紫外线的照射。同样道理,在多雾的山区,由于紫外线被雾阻挡,晒太阳的时间也应当长些。治疗维生素 D 缺乏病,除了上述预防措施外,还可辅以维生素 D 制剂,不过在用药前应先给予一定量的钙剂做准备,以免因大剂量维生素 D 进入人体,引起血钙下降而发生手足抽搐症。

(5)无机盐:已知自然界中存在的 100 多种元素,其中约有一半以上可在人体内找到,除碳、氮、氧、硫外,还有钙、钠、钾、镁、磷、氯、铁、锌、锰、钴、碘及氟等。人体中的无机盐,一部分用于构成骨骼,对人体起支撑作用;另一部分用于细胞内液和细胞间液中,与蛋白质共同维持着体液渗透压。在保持人体水、电解质的平衡及酸碱平衡中,无机盐起着极为重要的作用。水、电解质在体内的分布平衡和体液酸碱平衡一旦被打破,人就会生病。

不同的无机盐都具有其特殊的功能。钙可以调节神经、肌肉的兴奋性,参与肌肉的收缩运动和凝血过程;磷在糖类、脂肪及核酸的代谢中起着重要作用;钠和钾是维持细胞内外渗透压的主要物质,钾参与细胞内糖与蛋白质的代谢,在心肌活动中发挥重要作用,钠和钾的增高还可以增强神经、肌肉的兴奋性;铁是造血的必要成分;碘是甲状腺素的重要成分,甲状腺素可以调节体内氧化作用,维持人体的正常新陈代谢,与人体的生长发育有密切关系;铜、钴是造血的物质;氟是构成骨组织与牙齿釉质的成分;锰可以构成某些酶的激活剂,从而促进代谢;锌在组织的气体交换中有一定的作用,它对蛋白质和核酸的合成,对红细胞膜和造血过程都有重要作用;镁对心肌周围神经有抑制作用,也是骨生成所必需的元素。

无机盐类还是酶系统的激活剂或者是酶的组成成分。如果没有酶,体内新陈代谢过程的一切生化反应就无法进行,人就一天也不能生存。酶的种类很多,几乎每种生化反应都有一种特殊的酶参加。而酶自己也需要某种激活物质,无机盐类就具有这样的作用。

(6)水:水是人体内最平凡又最重要的营养物质,其重要性仅次于空气。水占整个体重的70%,人体内的一切代谢过程都是在有水的环境中进行的。另外,水还是血液的构成成分,没有水,人体血管内的血液就不会流动。没有了水,人的一切生命活动都不能进行。人可以绝食数日不毙命,但断水数日则可使生命终止。

饮食和健康的关系极为重要,合理的饮食能够保证人的正常生长发育,可以维持成年人的充沛精力,可以保证人们从事正常的工作、学习和劳动。合理的饮食又可增强人的体质,增强人体抵抗疾病的能力,延缓衰老过程,并延长寿命。

饮食与药物的关系也极为密切,人们经常食用的食物有的本身就是药物。如粮食中的大米、高粱,中医药学中分别称之为粳米、秫米,均可入药。姜、葱、蒜、韭菜等调味品,既是蔬菜,又是中药。我国明代伟大的医学家李时珍著的《本草纲目》中就有大量"亦药亦食"治疗疾病的记载。

在烹调菜肴时使用调料,是中药入食的开始。人们在长期的生活实践中发现,烹制菜肴时加入一些中药,不但可以提高菜肴的营养价值及增加色、香、味,而且还可使菜肴具备一定的补益身体、防病治病的功效,这就逐渐形成了独具特色的中国"药膳";饮食疗法已经成为中医学重要的组成部分,而且,中国的药膳已经被世界上许多国家的人们接受和认可,成为世界饮食文化的一枝奇葩。

(二)食补中的辩证思维

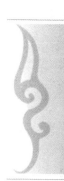

在中医传统养生文化中,饮食调养具有十分重要的作用,而这种饮食调养的指导原则主要是阴阳平衡理论。在古代养生家看来,各种食物和中药一样,具有寒、热、温、凉四性之异,以及酸、苦、甘、辛、咸五味之分。如果食物的性味配合得当,则有助于保持人体的阴阳平衡状态,从而对健康有益;反之,若性味配合失宜,则会打破机体的平衡状态,从而损害健康。具体来说,物性温热的食物易伤阴精,物性寒凉的食物易伤阳气。除了食物的四性分别具有阴阳属性之外,食物的五味也同样可以归入阴阳范畴,即所谓"辛甘发散为阳,酸苦涌泄为阴;咸味涌泄为阴,淡味渗泄为阳"。正因为如此,从养生的角度来看,人们的饮食只有做到谨和五味、平衡阴阳,才可能有益于健康。所以,《素问·生气通天论》言:"是故谨和五味,骨正筋柔,气血以流,腠理以密,如是则骨气以精,谨道如法,长有天命"。

1. 食物的升降沉浮 升降沉浮反映药物和食物作用的趋向性,是说明药物和食物作用性质的概念之一。

气机升降出入是人体生命活动的基础。气机升降出入发生障碍,机体便处于疾病状态,产生不同的病势趋向。病势趋向常表现为向上(如呕吐、喘咳),向下(如泄利、脱肛),向外(如自汗、盗汗),向内(如表证不解)。能够针对病情,改善或消除这些病症的药物和食物,相对说来也就分别具有向下、向上、向内、向外的作用趋向。

升是上升,降是下降,浮表示发散,沉表示收敛固藏和泄利二便,因而沉实际上包含着向内和向下两种作用趋向。升降沉浮之中,升浮属阳,沉降属阴。一般具有升阳发表、祛风散寒、涌吐、开窍等功效的药物,都能上行向外,药性都是升浮的;具有泻下、清热、利水渗湿、重镇安神、潜阳息风、消积导滞、降逆止呕、收敛固涩、止咳平喘等功效的药物,则能下行向内,药性都是沉降的。有的药物升降沉浮的特性不明显,如南瓜子的杀虫功效。有的药物则存在双向性,如麻黄既能发汗解表,又能利水消肿。

食物进入人体之后,由于其食性的不同,故能分别产生上升、下降、发散和泻痢等作用,这就是食物的升降沉浮。实际生活中就是利用这些作用,来祛除一些在上、在下、在表和在里的病邪,以及补益纠正一些病势上逆或下陷的偏向,从而达到治疗的目的。如用西瓜清热利尿,大枣调补中气防其下陷等。升降沉浮的性质,主要决定于食物的味道厚薄和质地轻重。厚是指食物的味道浓厚,薄是指气味清淡。一般来说,升浮食物多为辛甘温热,沉降食物多为苦酸咸凉。食物质轻者升,质重者降。食物的花叶多能升浮,子实根茎多能沉降。另外,食物升降沉浮的性质,可因配伍或加工制作,使之发生变化。如身体虚寒患者,一般以食用温热性食物为宜,如果想吃寒凉的食物,就可在寒凉食物中再加些升浮温热的食物,如姜、葱、酒、芥末、胡椒等,以改变或减弱寒凉食物的性质,使病人食后亦可无恙。反之,如想改温热食物的性质,就可在温热食物中加些沉降寒凉的食物,如辣椒中加入苦瓜,可使辣椒的热性大减。有的食物经过酒炒则升,姜炒则散,醋炒则敛,盐水炒则下行。总而言之,使用饮食补益方法,必须掌握食物的不同食性和食物的升降沉浮作用,才能取得良好的效果,益于身体的健康。

2. 食物的应用 中医有"吃啥补啥""以脏补脏"的理论,同样可以用在食物补益中,如以肉类食品中的动物内脏器官来补益人的五脏气血。因为人的某一个脏腑有病,都会使这个脏腑的物质基础和功能受到损害。采用"以脏补脏"的办法,不仅为患者增加了营养物质,而且还可以补充其损害的物质和功能,从而达到辅助治病以及预防疾病的目的。例如,神经衰弱的人可以经常吃些动物的脑髓;肝脏病患者,可经常吃些动物的肝脏;肺病,可经常吃动物的肺脏;贫血或机体抵抗力较差,可经常吃些猪血、牛羊血或动物骨髓。而动物的脑髓中含有能加强神经功能的卵磷脂,所以常吃些鸡头、鱼头、猪牛羊脑等,对于增加脑细胞的功能甚为有益。再比如猪肚为治胃病之要品,而现代医学中已用猪肚制成"胃膜素",能滋补和调节人胃的功能,使过高的胃酸受到抑制,消化酶得到补充,用于治疗胃与十二指肠溃疡病可收到良效。

食物应用中的配伍与禁忌:一是指利用食物间的相互协同或拮抗作用,来控制短处,发挥长处,以便取得更好的补益效果;二是指某些病人或某种疾病,对某些食物必须加以"忌口",否则,就会使病情加重或复发,以至造成不良的后果。

食物的"配伍",大致有以下 3 种方法:①用功能相同或不同的食物互相配伍,使之产生协同作用,借以提高治疗效果。如用辣椒与醋各适量配伍,煲酸辣汤预防或治疗风寒感冒;羊肉与葱姜配伍,炖服补益阳气;薏苡仁与大枣配伍,熬粥食用以补脾益胃;其作用比单味食物的使用要强得多。②用一种食物制约另一种食物的性能,使之产生拮抗作用,或改变其性能,更好地发挥治疗作用。比如河蟹,虽有除热散结、活血通络和治疗漆疮之效,但因为其性味咸寒,所以对那些有肢冷、便溏、畏寒症状的阳虚之人,则不宜食用。如果在烹制河蟹时放些生姜,就可以抵消或减轻河蟹的咸寒性味,使那些阳虚的人,吃了不但没有不良反应,而且会起到很好的治疗效果。③单味食物增加其分量,以发挥专有的作用。比如用绿豆汤解毒、干姜治疗脾胃虚寒证等,往往也可以收到良好的效果。

食物的"忌口",则主要根据患者的体质和疾病的性质来决定。一般来说,热证和阴虚的患者,要忌食辛热的食物;寒证和阳虚的患者,要忌食咸寒或甜腻食物;患肿痛热毒和皮肤病的人,要忌食鱼虾等腥味食物和一些辛燥食物,因为这些"发物"会加重病情。

食物应用中还要讲究正确的加工处理方法和烹调方法。比如淘米能损失许多营养物质,特别是 B 族维生素和矿物质,因为它们有很大一部分含在米粒的外层,又容易溶解在水里。据研究,普通的大米淘洗 2~3 次,矿物质会损耗 15%,维生素则损失 40% 左右,就连蛋白质也会损耗 10% 以上。如果用力搓洗,则损耗更多。因此,要尽量减少淘米次数,米里砂粒可在淘米前先拣出去,然后轻轻淘洗 1~2 次即可。为了防止营养物质在煮饭过程中随水蒸气丧失,最好吃焖饭。不要捞米蒸饭,如果要捞米蒸饭,则米汤不应扔掉,因为 B 族维生素多溶解在汤里。另外,熬粥不应加碱,因为有些维生素,特别是维生素 B_1、维生素 B_2 和维生素 C,遇碱就会加速破坏。同时,熬粥要盖上锅盖,以免水溶性维生素和其他营养物质随水蒸气跑掉。

面食的不同做法对营养物质的破坏程度也不同:如蒸馒头或蒸窝头,对维生素破坏较少,只是在发面时损失 20% 左右。但油炸的食物,维生素 B_1 几乎全被破坏,维生素 B_2 亦损失 50% 以上,因为维生素都怕高温。烧饼,维生素 B_1 约损失 30%,但维生素 B_2 则损失较少;烙饼,由于受高热时间短,维生素的损失也不太多;煮面条,维生素 B_1、维生素 B_2 有 50% 溶解到汤里去了,所以吃面条的同时要喝面汤。

蔬菜里含有丰富的维生素、无机盐和其他营养物质,都是人体十分需要的,但如果烹调方法不当,蔬菜中的营养物质很容易丢失。要尽量食用新鲜蔬菜,因为新鲜蔬菜所含的营养物质要比干菜、咸菜多,特别是维生素 C。一时吃不完的蔬菜,要妥善保存,切忌把菜泡在水里、或让太阳晒、或放在吹风剧烈的地方。食用蔬菜时要连老叶一起吃,因为蔬菜外面的叶子比菜心所含的营养成分高,所以不要将外面的老叶全扔掉,更不能光吃嫩菜心,不吃外围菜边。能带皮吃的瓜果和菜类不要去皮,因为皮内含维生素 C 最多,如南瓜、土豆、萝卜、番茄、黄瓜、苹果、杏、李子等。

瓜、菜要先洗后切,因为它们所含的多种维生素都能溶解在水里,如果先切后洗,这些维生素就会通过瓜、菜上的切口"跑"到洗菜的水里去而被抛弃。蔬菜切好后应尽快下锅,瓜菜中的维生素多半不大稳定,如果切碎后迟迟不下锅,则瓜菜中的维生素便通过切口与空气接触,并被空气氧化而损失掉。另外,煮菜时间不能太长,瓜菜中的各种维生素,受热都易破坏,因此,煮菜时间应尽量缩短,一般以急火快炒为好,同时水不要加得太多,火候大小要适当。煮菜时应盖上锅盖,因为 B 族维生素、维生素 C 和其他一些营养物质,会溶解在水里,不盖锅盖会使它们随水蒸气跑掉,同时还可能减少菜的香味。因此,做菜时应盖上锅盖,而且盖得愈严密愈好。炒菜或做汤时可加适量醋或淀粉,因为醋对于维生素 C 有保护作用,且能调味;淀粉也能保护维生素少受损失。虽然加碱能使食物容易煮酥,但碱能破坏食物中的维生素 C 和 B 族维生素,所以,烧菜或煮豆时都不宜加碱。

动物性食物大多比植物性食物难于消化,故烹调肉类、鱼类时要烧熟、烧透,最好煮烂,以利于消化吸收。一般在烧肉类时,食盐应放得迟一点,否则不易煮烂。在炒肉丝、肉片、猪肝等食物时,若下锅前先用淀粉和酱油拌一下再炒,不但能保护其中的维生素和蛋白质,而且会使炒肉新鲜可口。另外,烧混合菜时要掌握各种菜下锅的先后次序和烧煮、爆炒的时间。特别是动物性食物与蔬菜合做时,一般应先将肉类、鱼类炒过或煮熟,然后再加入蔬菜同做。如果同时烧煮,时间长了,蔬菜中的大量维生素就要被破坏掉。

不能只喝汤,不吃肉。一般人都认为鸡汤、肉汤、鱼汤等是很滋补的,而其内的鸡肉等只是一些渣子,没什么营养,因此就只喝汤而不吃肉。其实这种看法是很片面的,汤里的营养成分并不高,主要的营养还是在肉里;就拿蛋白质来说,汤里的含量仅为肉中所含的 7% 左右,其他如脂肪、无机盐、维生素等,汤里的含量也不很高。所以,从科学的营养角度来看,肉汤和肉都应食用。

还有一点要注意的是,凡是用来补益身体的食物,一般不应采取炸、烤、熬、爆等烹调方法,以免有效成分遭到破坏,或者使其性质发生变化,而失去其补益作用。应该采取蒸、炖、煮或者煲汤等烹调方法,以保存食物的性味,发挥其良好的作用。再就是进食的数量,每次不宜过多。这是因为食物应该少量多餐,细水长流,长期食用才能收到好的效果。切忌一次吃得过多,以免消化不良,而达不到补益的目的。另外,一次烹制也不要太多,以免一次吃不完,导致食物发馊变质,而改变其食性和补益的功能,使其功效下降,甚至引起食物中毒。

(三)食补的应用范围

对于食补人们有多种看法,有人认为越补越好,有人认为不管什么情况只要补就有益,有人认为体虚才可以补。前两种看法是不对的,因为补益方法是对虚证而设的,有虚才能补,这符合有的放矢的原则。就像人参这样的补药,并不是任何人用了都是有益的。只有气虚症状明显的人用了才补,才能真正起到补益作用;而对阳盛或内热之人却不能用,用了反而会出现头痛、咽痛、便干、出血、烦躁等反应。

那么如何进行食补呢? 按照中医的理论应当辨证施补,也就是说要根据所虚而补。比如气虚者补气,血虚者补血,阴虚者滋阴,阳虚者补阳。为了兼顾气与血、阴与阳的关系,对于久虚者,补气兼补血,补血兼补气,补阴以滋阴为主兼补阳,补阳以补阳为主兼补阴。还应当根据男女老幼的不同生理特点,以及不同季节和不同地域的特点,分别有针对性地进行补益。如《内经》所言:"春夏养阳,秋冬养阴"。《素问·阴阳应象大论》言:"形不足者,温之以气,精不足者,补之以味"。元代忽思慧所著的《饮膳正要》中,还提出了"春宜升补,夏宜清补,秋宜平补,冬宜温补"的理论。要做到正确补益,首先要掌握好各种虚证的表现和诊断要点,然后掌握常用的补品包括补药的性能,还要掌握常用补益方,这样才能做到辨证施补。

1. 老年人的食补 当年龄进入老年期后,绝大部分人的器官功能已逐渐减退,血流速度减慢,血流量也有所减少,缺血也可以导致贫血,出现血虚的症状。随着年龄的增高,器官功能衰老退化,又会出现肌肉萎缩、牙齿脱落、咀嚼能力差、头发白而稀少、耳聋眼花、健忘失眠、腰膝酸软、小便频数、骨质疏松变脆等现象。中医学认为,老年人的上述症状是肝肾不足、气血虚损的表现。针对这些症状,适当地应用补益食物和滋补中药制作的膳食来补养身体,能够增加抗病能力,延缓衰老,祛病强身。

老年人胃肠功能减弱,消化吸收能力下降,常发生营养不良,易出现头昏、眼花、精力不足、容易感冒、皮脂腺萎缩等情况。老年人不宜多食油炸的、黏性大的以及不易消化的食物,也不宜多食含胆固醇高的食物如猪油、羊油、牛油、肥肉、动物内脏等。平常可选用人参、何首乌、山药、枸杞子、杜仲、冬虫夏草、西洋参、蜂蜜、核桃仁、鸽肉、海参等补药和补品,以及苋菜、西红柿、柑橘、黄豆、牛奶、鸡蛋、胡萝卜、菠菜、油菜等富含钙磷铁及维生素的食品。

2. 少年儿童的食补 儿童是人一生中生长发育最快、代谢最旺盛的时期,对热量和各种营养物质的需要量大。以乳儿为例,每千克体重每日约需热量251千焦(60千卡)。如果营养供给不足,可使儿童发育迟缓。由于儿童的胃肠功能尚未健全,消化、吸收和排泄的能力较差,又不知节制食欲,所以容易患消化不良症。中医学认为,小儿系"稚阴稚阳"之体,稚阴者,指小儿体内的精血津液还不充实;稚阳者,指小儿内脏功能尚未健全。所以,小儿脏腑娇嫩,易虚易实,应当用一些健脾胃、助消化的补品和补药,如大枣、茯苓、山药等补充营养,以利其健康成长。

中医学还认为,人的生长发育与"肾气"有关。小儿肾气未充,表现为牙齿、骨骼、智力等发育尚未完善,所以在补充营养物质时,还应当考虑适当用一些补肾气的补品,如核桃仁、山药、龙眼、蜂乳等,以促进儿童的生长发育。

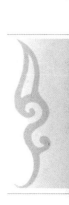

青少年同样处于生长发育的旺盛时期。由于青少年缺乏生活经验,卫生保健知识不足。过度活动,不注意劳逸结合,也可导致身体日渐虚弱。在这种情况下,也要适当地用一些补品和补药来补益身体。

青少年在学习过程中,如果精神高度紧张,或长时间睡眠不足,或不注意用脑卫生等,便可造成大脑的兴奋和抑制功能失调,产生失眠、多梦、健忘等神经衰弱症状。一些女孩子由于月经来潮,不注意及时补充营养,可引起贫血,而出现食欲缺乏、倦怠乏力、面色苍白、精力不足等症状,这样会对学习产生不良影响。而以上这些症状在中医学属于心脾两虚、心肾不足、气血亏虚的范畴。宜选用百合、莲子、山药、核桃仁、枸杞子、阿胶、龙眼、蜂王浆、海参、牛羊肝肾等富含多种维生素、补气养血、养心健脾补肾的食物和补药。

3. 女性的食补　由于女性有月经、妊娠、产育等生理特点,而且正常的月经、妊娠、产育、哺乳等都与营养有密切的关系。中医学认为女子以血为本,事实上,妇女所需要的营养物质,如脂肪、蛋白质、糖、维生素、铁、无机盐等,都比一般人需要量大。

从能量的角度来看,孕妇需要的能量比普通妇女高 25% 左右。因此,一般的膳食已经不能满足孕妇的需要。如果孕妇的营养不足,常可导致胎儿生长发育缓慢,产后乳汁不足。所以孕妇除了应大量补充新鲜蔬菜、水果等富含维生素的食物外,还需补充富含蛋白质、铁质的食物,如豆制品类、畜肉类、鸡鸭鱼虾类等。及时补充含铁和维生素 A、维生素 D 的食物,如动物肝脏等,也可以预防贫血和软骨症。妇女妊娠期可以适当用一些补药,应选择既能保胎安胎,又能健脾补肾的药物,比如白术、砂仁、枸杞子、菟丝子、山药、薏苡仁等。

对于 12 岁以前,月经尚未初潮的女孩子,宜选用促进红细胞生成以及增强身体免疫能力的食物,如蛋类、猪肝、大枣等;也可选用一些滋补中药,如熟地黄、当归、枸杞子、白术等。

青壮年妇女,其新陈代谢旺盛,有月经、妊娠、胎产、哺乳等生理特点,体内营养消耗较大,容易发生贫血。应多选用富含铁质的补品和补药,如羊肝、猪肝、牛肝、鸡蛋等,以及熟地黄、阿胶、枸杞子、当归等。中医学认为,脾胃为气血生化之源。所以,在使用补血食物和补药的同时,也应用一些补脾的药物,如大枣、饴糖、山药、白术、党参等。

对于老年妇女,应当选用能延缓衰老、恢复器官功能、抗贫血及调节大脑功能的补品和补药,如当归、大枣、杜仲、西洋参、蜂王浆、甲鱼、动物脑髓、鸽肉、鸡肉、海参等。

4. 食补的灵活应用　单纯性肥胖的人常因过多地摄入糖类等营养物质,在体内过剩积累并转化为脂肪,并且缺乏体育锻炼所致。中医学认为:"胖人多气虚""胖人多痰饮"。气虚、痰饮内蕴可导致气短、心悸、自汗、乏力、嗜睡、胸闷、痰多等。

治宜健脾、益气、化痰,可选用党参、茯苓、白术、薏苡仁、黄芪等补药烹制的菜肴食之,并逐渐减少糖类(米、面、食糖)以及高脂肪、高热量食物的摄入量,还应当适当进行体育锻炼。

消瘦多因摄入量小于消耗量,一些慢性消耗性疾病也常可使人消瘦。消瘦体弱如属阳虚者,其症状表现为畏寒肢冷、腰膝酸软、大便稀溏、小便清长、唇舌淡白等,应选用鹿茸、羊肉、狗肉、杜仲、山药等补品食之。如属于阴虚者,其症状表现为手足心热、口舌干燥、大便干结、口鼻出血、心烦失眠等,宜选用百合、银耳、兔肉、鸭肉、蜂蜜等补品食之。

不同的劳动方式和劳动强度,对体内营养物质的消耗、能量的转化和储存,都有不同程度的影响。重体力劳动者在劳动中消耗的能量多,比如劳动时大量出汗,随着汗液的排出,钠的丢失也增多。中医认为汗为津液之一,出汗多可耗气伤阴,所以宜选用补益气阴的补品,如黄芪、西洋参、鸽肉、鲫鱼等食用。而脑力劳动者则应注意补充含磷及糖类的食物和补药。中医学认为,思虑过度可损伤心脾,久之亦可引起肝肾不足和气血虚弱,常可出现心悸、失眠、乏力、头晕眼花、健忘等症状,应当选用黄芪、党参、龙眼、山药、枸杞子、大枣、动物脑髓和心脏等补药和补品食之。

工作和居住环境不良,如高温、低温、潮湿、干燥等,对人体健康都有一定的影响,所以,应选择适应某种环境特性的补品来补益身体,以增强人体对环境的适应能力,达到减少疾病、增进健康的目的。

常在高温车间或炉前工作,或居住在热带地区,由于环境温度高,会使人大量出汗来散发热量,以调节体温,从而使人体丢失大量水分和钠盐。中医学认为出汗过多可耗气伤阴,所以,应选用补气养阴之品如黄芪、党参、百合、麦冬、枸杞子、银耳、鸭肉、兔肉、鸽肉等食之。而在冷库中工作的人,或居住在高寒地区,由于寒冷使人代谢减缓,器官功能相对减弱。中医学认为,阴寒盛可使人阳气不足,因此,宜选用温补阳气,促进代谢和血液循环的补品和补药,如鹿茸、鹿肉、羊肉、狗肉等。

如果长期在潮湿环境工作或居住,湿浸肌肤、脾受湿困,亦可致病,应常用健脾祛湿之品,如薏苡仁、山药、白术、茯苓、砂仁、豆蔻、辣椒等,以预防疾病,增进健康。中医学认为燥盛伤津液,易使人体阴液不足。如果长期处在过于干燥的环境中,或久旱无雨,气候干燥,出现皮肤干燥、皲裂、口鼻干燥、喉痛、便秘等症状,燥宜滋润,应选择养阴润燥之品(如蜂蜜、百合、麦冬等)食之。

5. 健康人的食补　健康人同样需要食补。中医讲的补益,一方面是指补虚,即补充身体气血的虚损;另一方面是指增加营养,增强身体抗病能力,减少疾病的发生,做到防患于未然。《内经》言:"正气存内,邪不可干""邪之所凑,其气必虚"。病邪侵袭,使人生病,必定是由于正气虚弱、抵抗力低下的缘故。要防止病邪侵犯或使已侵入人体的病邪很快的消退,关键在于人体的正气应该强盛。而恰当地应用滋补食品和滋补中药来补益身体,是扶助正气的一种有效途径和方法。

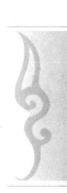

无病者的补益还可以使人保持旺盛精力,提高工作效率。一个身体强壮的人,精力一定很充沛,工作起来就不易疲劳,且效率高,成绩大。但是,要使一个人经常能保持充沛的精力,就必须不断补充各组织器官所消耗的脂肪、蛋白质、维生素、糖及各种无机盐。当人体摄入的各种营养物质不足时,就会精力不足,容易疲劳、工作效率低下。

人们在紧张的工作之余,还要参与各种活动,这就要消耗大量的能量。如果用滋补中药做成营养丰富的膳食来补充,则是一种很好的补能方法。对于家庭烹调来讲,当获得某种名贵的滋补品时,就应考虑如何将其利用得更好一些,如何充分获取其中的营养物质以利于身体健康。这就须用药膳食谱作为指南,学习一些中药菜谱知识,这样就可以将这些滋补食品和中药烹调得更富于营养,色、香、味俱佳,做成很好的家庭补益药膳。

(四)食补妄用的危害

《素问·上古天真论》言:"上古之人,其知道者,法于阴阳,和于术数,饮食有节,起居有常,不妄作劳,故能形与神俱,而尽终其天年,度百岁乃去"。饮食调理是中国传统养生术中极为重要的一个环节,"饮食有节"就是古代养生家总结出来的重要经验之一。所谓"节"就是指"节制"与"节度",它包括饮食的种类要合理搭配、饮食的量要严格控制、饮食的冷热要适中、饮食的时间要有规律等内容。在食补过程中,如果"饮食无节",不但起不到补益身体的作用,反而会对身体造成不同程度的伤害,甚至直接导致某些疾病的产生。

《素问·经脉别论》言:"故春秋冬夏四时阴阳,生病起于过用,此为常也"。食饮不节就包括了食物五味的过用,所以《素问·生气通天论》言:"阴之所生,本在五味,阴之五官,伤在五味。是故味过于酸,肝气以津,脾气乃绝。味过于咸,大骨气劳,短肌,心气抑。味过于甘,心气喘满,色黑,肾气不衡。味过于苦,脾气不濡,胃气乃厚。味过于辛,筋脉沮弛,精神乃央"。《灵枢·五味论》则言:"五味入于口也,各有所走,各有所病。酸走筋,多食之,令人癃;咸走血,多食之,令人渴;辛走气,多食之,令人洞心;苦走骨,多食之,令人变呕;甘走肉,多食之,令人悗心"。所以,过量偏嗜食物中的某一味,必然损伤五脏功能,令其产生上述种种病变。另外,如果过量摄入食物,暴饮暴食,同样会损害人的健康。如《素问·生气通天论》言:"因而饱食,筋脉横解,肠澼为痔;因而大饮,则气逆"。就是指过量进食会导致胃肠充满、筋脉弛张,肠内若经常蓄积着不消化的水谷,那么筋脉也就长期处于弛张状态,可能形成肠澼或者痔疮。《素问·痹论》言:"饮食自倍,肠胃乃伤",暴饮暴食对肠胃的损伤是显而易见的,而胃又是五脏六腑之本,五脏皆禀气于胃,胃腑一病,全身脏腑功能的正常发挥将得不到保证,身体健康也就无从谈起了。所以,《素问·厥论》言:"胃不和,则精气竭,精气竭,则不营其四肢也"。

"饮食有节"体现在食物种类的合理搭配上,只有这样人体才能获得全面的营养物质,以维持生命活动的正常进行。所以,《素问·脏气法时论》言:"毒药攻邪,五谷为养,五果为助,五畜为益,五菜为充,气味合而服之,以补益精气"。气味合而服之是食补中一个重要的原则,只有严格遵守这一原则,食物五味才能真正起到补益身体的作用。

二、食 物 补 益

(一)"五谷"类补品

1. 粟米　粟米,俗称小米,软者亦名秫。

(1)性味归经:粟米味甘、咸,性凉,入脾、胃、肾经。其成分含蛋白质、脂肪、糖类、钙、磷、铁及维生素 B_1、维生素 B_2 与烟酸、淀粉。其中蛋白质含有谷蛋白、醇溶蛋白、球蛋白。种子蛋白质含谷氨酸、脯氨酸、丙氨酸、蛋氨酸等,所以小米含有丰富的营养物质。

(2)功效:①补脾胃、养气血。可以辅助治疗消化不良、肢体乏力、泄泻等症。②滋胃阴、清虚热。可以消除胃阴虚有热之口渴多饮、善饥、五心烦热等症状。

(3)注意禁忌:①本品以颗粒饱满、色泽鲜亮为佳,如发霉变质则不宜食用。②本品与杏仁同食则令人吐泻。

(4)验方参考

①粟米红糖粥:粟米 100 克洗净,放砂锅中加水煮粥,然后加入适量红糖,米熟后食用。适用于体弱者补益,或妇女产后气血不足的调养。

②粟米山药大枣粥:粟米 50～100 克,山药 15～20 克,大枣5～10 枚。粟米、山药洗净,大枣去核,共煮粥食用。本粥具有健脾胃、养气血之功效。适用于气血不足体弱者的补益,以及辅助治疗脾胃虚弱之泄泻。

③粟米山药糊:粟米与山药等量,炒黄后共研细末,加水煮成面糊,加入适量白糖食用。可用于小儿脾虚之消化不良症。

④粟米 20 克,制半夏 10 克,煎汤服用可治疗胃弱或消化不良引起的失眠。

⑤粟米、黄芪各 50 克,每日 3 次水煎服,可治疗妇女妊娠白带过多。

2. 粳米

(1)性味归经:粳米味甘,性平,入脾、胃经。其成分为淀粉、蛋白质、维生素、糖类、无机盐等,而脂肪含量较少。

(2)功效:补中气,健脾胃,养胃生津,明目益智,止渴除烦,固肠止泻。多用于体虚瘦弱,热病津伤烦渴,小便短少,眼目昏花等症。

(3)注意禁忌:粳米是日常用的粮食,入药用陈久多年者为佳,但霉变则弃之不用。

(4)验方参考

①《粥记》载:"每日起食粥一大碗,空腹胃虚,谷气便作,所补不小,又极柔腻,与肠胃相得,最为饮食之妙诀"。

②《随息居饮食谱》载:"若大众之家,大锅煮粥时,俟粥锅滚起沫团,浓滑如膏者,名曰米油,亦曰粥油。撇取淡服,或加食盐少许服亦可,大能补液填精,有裨赢老。至病人、产妇,粥养最宜"。

③粳米炒焦磨粉,每次 6～10 克,每日 3 次。治腹泻。

④粳米 25 克,炒焦,用水 1 杯煎服。治小儿吐乳。

3. 糯米　糯米又称江米。它由黏性很强的支链淀粉构成,加热后产生较多可溶性的糊精和麦芽糖成分,煮熟后胶结成团,有黏性。

(1)性味归经:糯米味甘,性温,入脾、胃经。其成分含蛋白质、脂肪、糖类、钙、磷、铁及维生素 B_1、维生素 B_2。

(2)功效:补脾胃,温中益气。主治脾胃虚寒,久泻食减,自汗不止等症。

(3)注意禁忌:①咳嗽发热、痰黄黏者忌用;②淋证及湿热之午后发热者忌用;③因为糯米煮熟后性热黏滞,不易消化,故老年人和小孩不可多吃。

(4)验方参考

①糯米与芡实各 200 克,洗净后熬粥食用。可补肾气、固精,治肾虚遗精。

②糯米入猪肚内蒸熟,捣作丸子,日日服之。可以补虚劳不足。

③用糯米爆炒后,与桑根、桑白皮各等份,加水煎煮,渴则饮,不拘时。适用于糖尿病口渴不止。

④糯米小麦粥:糯米 50 克,小麦 50 克,共煮粥,加入适量红糖或白糖食用。可补脾胃、益心肾、增力气。适用于中气不足之疲劳乏力,以及心肾不交之失眠健忘。

⑤糯米百合莲子粥:糯米 100 克,百合 25～50 克,莲子 20 克,红糖适量。上几味共煮粥食用。每日 1 次,可连服 7～15 日。糯米补脾胃,且能缓痛;百合滋阴清热,安神;莲子健脾胃,养心。几味合用可以养胃缓痛,养心安神。用于治疗脾胃虚寒之胃脘痛。

(二)"五果"类补品

1. 苹果　苹果又名天然子、频婆,为蔷薇科植物苹果的果实。

(1)性味归经:苹果性凉,味甘,入脾、胃经。其成分含维生素 B_1、维生素 B_2、维生素 C、钙、磷、铁、钾、糖、苹果酸、枸橼酸、酒石酸等。

(2)功效:健脾益胃,生津止渴,润肺化痰,除烦解暑,开胃醒酒。

(3)注意禁忌:吃苹果可以降低胆固醇。苹果中含有大量的果胶,果胶能阻止肠内胆酸的重吸收,并能使之排出体外;苹果在肠道内分解出来的乙酸有利于胆固醇代谢;吃苹果还能促进胆固醇从胆汁中排出。此外,苹果中含有丰富的维生素 C、果糖、微量元素镁等,它们均有利于胆固醇的代谢。

(4)验方参考

①拔丝苹果：苹果 750 克，鸡蛋 3 只，淀粉 100 克，面粉少许，白糖、生菜油、香油各适量。制作方法：苹果洗净，去皮核，切成小块，用干面粉拌匀。取 1 小碗，磕入鸡蛋打散，放入淀粉调成稀糊。油锅置火上，烧热生菜油，将蘸匀干面粉的苹果块裹上调好的糊下入油中炸透，捞出放在碗中待用。油倒出锅，擦净锅底，加少许清水，再倒入白糖，溶化后，用小火慢慢地炒至糖泡减少，颜色发黄时，遂将炸过的苹果块放入，迅速翻炒均匀，倒在抹好香油的盘子内即可。其功效生津止渴，健脾止泻。

②山楂果羹：鲜苹果 2 个，白糖 150 克，清水 1000 毫升，山楂丁 25 克。制作方法：将苹果去皮，用刀将四面切掉，切成小丁；锅放火上加入水，将白糖放入化开，再下入苹果丁，汤沸时撇去浮沫，勾芡盛在汤碗内，撒上山楂丁即可食用。此羹以苹果为主料，味道清香，鲜美可口。可健胃和中，消食化积，并有解酒醒酒的功效。

③皂仁果羹：皂仁 100 克，苹果 150 克，清水 750 毫升，白糖 200 克，鸡蛋 2 个。制作方法：将皂仁用清水淘洗干净，温水泡涨装入蒸碗，加清水在笼中蒸软烂。苹果削皮，去核切成指甲片。炒锅洗净置中火上，掺清水加糖溶化烧沸，将鸡蛋掸散，倒入清白糖水 2 次，放进苹果片，随即在笼中取出皂仁，捞入锅内烧沸，盛于汤碗中即成。此羹用料特别，用皂仁配以苹果制成，柔润清香，解酒去腻，香甜生津止渴开胃，为夏秋季汤中佳品。

2. 梨　梨又名快果、玉乳、蜜父。为蔷薇科植物白梨、沙梨等的果实。

(1)性味归经：梨性凉，味甘、微酸，入肺、胃、心经。其成分有钙、磷、维生素 C、苹果酸及枸橼酸等。

(2)功效：养阴清热，生津止渴，清心润肺，除烦利尿，润喉消痰，降火止咳。

(3)注意禁忌：脾胃虚寒、便溏及产妇血虚者慎食。咳嗽无热者亦不宜食用。

(4)验方参考

①大梨 1 个，去皮挖心，装入川贝母粉 5 克或冰糖 15 克，蒸熟后食用。有滋阴润肺止咳作用，治疗肺热咳嗽或慢性支气管炎。

②大梨 1 个，挖去核心，装入麻黄 1 克，或川贝母 5 克，或橘皮 10 克，放入锅中蒸熟，除去药渣，食梨饮汁。治百日咳。

3. 桃　桃又名桃实、桃子，为蔷薇科植物桃的果实。

(1)性味归经：桃性微温，味甘、酸，入肺、胃、脾经。其成分有蛋白质、维生素、蔗糖、果糖、葡萄糖、脂肪等。据测定，每 100 克果肉中含糖类 15 克，有机酸 0.7 克，蛋白质 0.8 克，脂肪 0.5 克，钙 8 毫克，磷 20 毫克，铁 1 毫克，维生素 C 4 毫克等。

(2)功效：补中益气，养阴生津，润肠通便，适用于气血亏虚、面黄肌瘦、心悸气短、便秘、闭经、淤血肿痛等症。桃的果仁(桃仁)是常用的中药，能活血化瘀、润肠通便，适用于淤血腹痛、跌打损伤、血燥便秘等症。

(3)注意禁忌：桃子一般鲜食或作脯食。因其有缓和的活血化瘀作用，故妇女经期时宜食。尤其是少女在月经初潮后一段时间,往往月经尚未正常来潮,可多吃桃或桃脯。对因过食生冷而引起痛经者更宜。

(4)验方参考

蜜汁鲜桃:鲜桃 1000 克,白糖 150 克,蜂蜜适量。制作方法为把桃一破两半,取出桃核,上屉蒸熟后把桃的外皮揭掉,再将每半桃切两半,放在小盆里凉凉。把勺放火上,放入白糖、蜂蜜和适量的水,待糖汁变浓时,倒出,凉凉,放在桃上即成。可以益胃生津止渴。

4. 李子

(1)性味归经:李子性微温,味甘酸或苦涩,入肝、胃经。每 100 克李子含蛋白质 0.5 克,糖类 8.8 克,热量 163 千卡,钙 17 毫克,磷 20 毫克,铁 0.5 毫克,胡萝卜素 0.11 毫克,维生素 C 1.5 毫克。

(2)功效:生津止渴,开胃消食,清肝热。可适用于骨蒸劳热、消渴引饮、肝硬化腹水等症。

(3)注意禁忌:李子的品种繁多,我国大部分地区都有出产。本品成熟后,色泽鲜艳,酸甜可口,除鲜果生食外,还可制成李脯、话李,晒制李干,加工成蜜饯等。李性入肝,迁延性肝炎和肝硬化患者常食有辅助治疗作用,但每次不宜多食,多食损齿、伤脾胃。

5. 杏

(1)性味归经:杏子性温,味酸、甘,入肝、心、胃经。杏的果肉含有丰富的糖、蛋白质、胡萝卜素、维生素 C、维生素 B_1、维生素 B_2、烟酸以及磷、钙等矿物质。

(2)功效:生津止渴,润肺止咳。适用于肺燥干咳、咽干口渴、慢性腹泻等症。

(3)注意禁忌:俗话说"桃饱杏伤人",不宜多吃鲜杏。因为杏的酸性大,多食容易激增胃里的酸液以致伤胃引起胃病。杏酸还能腐蚀牙齿的釉质,牙齿发育尚未健全的儿童最易受害造成龋齿。杏仁尤其苦杏仁更不能多吃,苦杏仁中含有苦杏仁苷、苦杏仁油和苦杏仁酶。苦杏仁酶能促使苦杏仁苷水解产生一种有毒的氢氰酸,生食过量便会中毒。如果将苦杏仁煮熟,就能破坏苦杏仁酶,从而抑制氢氰酸的形成,这样就不会中毒了。

(4)说明:杏仁所含的营养大大高于杏肉,其中,脂肪含量高达 50%～60%,蛋白质高达 23%。杏仁是重要的中药材,有止咳平喘、润肠通便的功效。杏仁除药用外,还是制作许多名贵糕点的原料,并可加工成杏仁霜、杏仁粉等。杏仁是我国传统的出口商品之一,我国苦杏仁的出口量约占国际市场杏仁贸易量的 70%。杏的果实除鲜食外,还可制成杏脯、杏干、杏汁、杏酱和杏罐头等。北京的杏脯、新疆的杏干都是驰名中外的我国特产。

(5)验方参考

①杏仁茶:甜杏仁 120 克,大米 30 克,白糖 200 克。甜杏仁用开水略泡片刻,

剥去外衣,洗净,剁成碎粒,用冷水浸泡。大米洗净,亦用冷水浸泡。把杏仁和大米捞在一起,加入清水 650 毫升磨成细浆,过滤去渣。锅置火上,放入清水 500 毫升,加入白糖,待糖溶化后,将杏仁浆慢慢倒入锅内,随倒随搅(以防煳底),搅成浓汁,熟后盖上锅熄火稍闷片刻,即可。功效为滋阴益肺、止咳定喘、润肠通便。适用于急、慢性气管炎,肺结核等患有咳喘病者,亦可作为癌症患者的辅助食疗。

②鲫鱼杏仁汤:鲫鱼 1 条,甜杏仁 10 克,红糖适量。将鲫鱼去鳞、鳃及内脏,洗净后同甜杏仁共入锅中,加水适量煮熟,调入红糖稍煮即成。功效为健脾益肺。可辅助治疗咳嗽多痰、痰质稀白、面青肢冷、形体消瘦,以及痰湿型慢性支气管炎等症。

③杏仁银肺汤:猪肺 1 副(气管和肺叶不破),甜杏仁 150 克,白鸡汤适量,葱、姜、盐、料酒、味精、胡椒粉各适量。将猪肺肺叶的血液冲净,全成白色控去水,葱、姜拍破。开水中下入葱、姜、料酒,把肺叶炖烂,捞出切成厚片。杏仁泡涨去皮,装容器内,加水煮烂。烧开鸡汤,将切好的肺片和杏仁(连汁)放入,调好味烧开,撇沫即成。功效为补益肺气。

6. 香蕉　香蕉又名蕉子、蕉果,为芭蕉科植物香蕉的果实。

(1)性味归经:香蕉性寒,味甘,入肺、脾、大肠经。其成分含淀粉、蛋白质、脂肪、糖类、维生素 B_1、维生素 B_2、维生素 C、维生素 E、胡萝卜素及少量的5-羟色胺、去甲肾上腺素等。每 100 克果肉中,含糖类 20 克,蛋白质 1.2 克,脂肪0.6克,果酸0.19 克,粗纤维 0.9 克,钙 18 毫克,铁 0.6 毫克,磷 28 毫克。香蕉中钾的含量居水果之首,每 100 克中高达 470 毫克。钾对维持人体细胞功能和体内酸碱平衡以及增进心肌功能均有明显作用。

(2)功效:润肺清热,生津止渴,润肠通便,通血脉,增精髓。适用于烦渴、风热、便秘、痔疮、热疖肿毒等症。

(3)注意禁忌:香蕉是热带和亚热带地区的主要水果之一。其果肉软润细嫩、糯甜可口、芳香沁人,富含多种营养物质。每 100 克香蕉果肉中含 377 千焦的热量,高于大米、小麦和土豆,所以,香蕉又是很好的草本粮食。直到现在,非洲、美洲和亚洲的一些热带地区居民还以香蕉作为主食。香蕉果实除供鲜食和提取香精外,还可加工成蕉干、蕉粉制成各种面食、糕点,酿制出果汁、果酒、汽水、糖浆等多种饮料。美洲的不少国家还一直保持着用香蕉做菜的习惯。

(4)验方参考

①香蕉汤:香蕉 250 克,白糖 150 克,清水 1000 毫升。将香蕉去皮切成小骰子丁。将锅洗净置火上,倒入清水,下入白糖。糖化水沸时撇去浮沫,放入香蕉丁,待丁漂起,起锅盛入汤碗内即可。此汤鲜甜爽口,去腥解腻开胃,有独特的香蕉风味。

②什锦果羹:白糖 150 克,香蕉 50 克,苹果 50 克,梨 50 克,橘子 50 克。把几种水果去皮、去核,切成小丁,放入盆里待用。把切好的小果丁倒入锅内的冷水中,

加入白糖、淀粉熬成浓汁,待成稠糊状时,盛入碗内,即可食用。此羹香甜适宜,清爽可口,开胃和中。

③香蕉 2 根,冰糖煮食,每日 1～2 次,连食数日。可以滋阴润肺、通便,治疗咳嗽日久、便秘。

(三)"五菜"类补品

1. 韭菜　韭菜是我国特有的蔬菜之一,有着悠久的食用和栽培历史。韭菜四季常青,可终年食用,其叶、根、子均可入药。

(1)性味归经:韭菜性温,味辛、甘,入肝、脾、肾经。韭菜中含有丰富的维生素 A、维生素 B_2、维生素 C、蛋白质、胡萝卜素、挥发油及钙、磷、铁等。

(2)功效:补肾壮阳,温中理气,调和脏腑。适用于由肾阳虚引起的阳痿、早泄、遗精、多尿、腰膝酸痛、白带增多等症。冠心病、高脂血症患者,常食之有辅助治疗作用,健康人食之则能益肾健体。

(3)注意禁忌:因韭菜性偏热,因此阴虚火旺、湿热内盛以及痈肿疮痛患者忌食。

2. 菜花

(1)性味归经:菜花性平,味甘,入脾、胃经。每 100 克菜花含蛋白质 2.4 克,钙 18 毫克,磷 53 毫克,铁 0.7 毫克,维生素 C 88 毫克,以及少量维生素 B_1、维生素 B_2、维生素 E 和胡萝卜素等。

(2)功效:益胃生津,润肺和中。

(3)注意禁忌:美国科学家将菜花列为 10 种最佳营养食物之一,向人们推荐,并认为常吃菜花可减少胃肠及呼吸道癌的发病率,已被一些营养学家列为抗癌食品之一。

3. 胡萝卜　胡萝卜又名红萝卜、金笋、丁香萝卜,为伞形科植物胡萝卜的根。

(1)性味归经:胡萝卜性平,味甘,入脾、肺、胃经。其成分含有胡萝卜素、类胡萝卜素、维生素 B_1、维生素 B_2、维生素 C、氨基酸、糖类、蛋白质、槲皮素、山奈酚、钙、磷、铁等。

(2)功效:补脾健胃,宽中下气,明目补虚。凡脾虚食滞、气滞、久病虚损、老幼体虚者,皆宜常食。

(3)注意禁忌:胡萝卜中的水质素,有提高机体抗癌免疫力和间接消灭癌细胞的作用。胡萝卜含有 9 种氨基酸,其中人体必需氨基酸占 5 种,尤以赖氨酸含量较多。胡萝卜含降血糖、降血压、降血脂的成分,因此又是糖尿病、高血压、动脉硬化、高脂血症等患者的良好食品。胡萝卜在西方被视为菜中上品,荷兰人还把它列为"国菜"之一。有的科学家指出,日本人的长寿与常吃胡萝卜有关。美国科学家认为胡萝卜是防癌佳品。

由于胡萝卜素为脂溶性物质,凉拌生食不利于吸收,应当以油炒或与肉同煮为宜。

4. 白萝卜 白萝卜又名芦菔、温菘、土酥、莱菔。为十字花科植物莱菔的根。

(1)性味归经:白萝卜性凉,味辛、甘,入脾、肺、肾经。其成分含葡萄糖、果糖、多种氨基酸、咖啡酸、香亚酸、维生素 B_1、维生素 B_2、维生素 C、胡萝卜素、钙、磷等。

(2)功效:健脾开胃,润肺生津,消积化痰,宽中下气,止咳定喘,活血消肿。白萝卜是慢性支气管炎、咳喘多痰、胸腹满闷、食积饱胀及消渴患者的理想食品。白萝卜可捣烂取汁饮,专治咳嗽、失音、咯血、痢疾等症,外涂治跌打损伤及烫伤。

(3)注意禁忌:脾胃虚寒者应慎食。服人参及滋补药期间应忌食之。

5. 菠菜

(1)性味归经:菠菜性凉,味甘,入肠、胃、膀胱经。其成分含有蛋白质、脂肪、叶绿素、维生素 A、B 族维生素、维生素 C、钙、磷、铁以及草酸等。

(2)功效:养血润燥,敛阴止血,利五脏,通肠胃,开胸膈,下气调中。可用于衄血、便血、维生素 C 缺乏症、肠燥便秘、高血压、糖尿病、夜盲症、贫血等。常吃菠菜可以帮助人体增强抗病能力,维持正常视力。对于儿童来说,可促进其生长发育。

(3)注意禁忌:菠菜的不足之处是含草酸较多,食用时有涩味,且草酸易和其他食物的钙质结合成为草酸钙,不易被人体吸收利用,若在烹调前用开水把菠菜焯一下,就可以除去草酸。另外,脾胃虚寒者应忌食之。

6. 芹菜

(1)性味归经:芹菜性凉,味甘,入肺、肾、胃经。其成分含有芫荽苷、挥发油、蛋白质、脂肪、烟酸、甘露醇、维生素等,尤其是维生素 P 的含量较多。

(2)功效:健脾养胃,醒神健脑,降血压,利小便。适用于烦热口渴、肝热阳亢、头晕目眩、胃热呕逆、热淋尿血、小便不利等症。芹菜还有降血压作用,可辅助治疗高血压。

(3)注意禁忌:芹菜有水芹、旱芹 2 种,性能相似,但药用以旱芹为佳,故又称"药芹"。人们通常只吃芹菜茎,其实芹菜叶中的维生素、矿物质等营养成分含量比茎高,弃之可惜;芹菜叶有苦味,吃时宜用开水焯过。

7. 西红柿

(1)性味归经:西红柿性平,味甘、酸,入肝、脾、胃经。其成分含有蛋白质、脂肪、果糖、葡萄糖、果酸、烟酸、胡萝卜素、维生素 B_1、维生素 B_2、维生素 C、钙、磷、铁及谷胱甘肽等。每 100 克西红柿含蛋白质 0.6 克,脂肪 0.2 克,糖3.3克,磷 22 毫克,铁0.3 毫克。

(2)功效:健脾消食,生津止渴,益胃和中,清热解毒。适用于热病口渴、咽喉干痛、食积腹胀、便秘血痢、乳痈疮毒以及高血压等症。

(3)注意禁忌:由于西红柿中含有多量果酸,保护了维生素 C,能使其在烹调加工过程中损失较少。西红柿还含有维生素 P,对治疗高血压有一定作用。另外,西红柿中含有一种抗癌、抗衰老的物质——谷胱甘肽。研究发现,随着人体中谷胱甘肽浓度的上升,癌症的发病率会明显下降,谷胱甘肽还可推迟某些细胞的衰老进程。西红柿有利尿作用,常吃西红柿对肾脏有益。由于西红柿所含的糖多半是果糖和葡萄糖,容易消化和吸收,具有营养心肌和保护肝脏的作用。所以,冠心病、心肌炎和肝脏病患者多吃西红柿对恢复健康大有益处。临床试验证实,西红柿可以抑制一些细菌和真菌,可用于口腔炎症的治疗。暑热天还可以多吃西红柿,或将西红柿切片熬汤,加入适量的盐当茶喝,有清热解暑的功效。

未成熟的青绿色西红柿不能食用,因其含有龙葵碱,味道苦涩,食后胃脘不适,严重时可导致中毒。

8. 土豆　土豆又名马铃薯、洋芋,为茄科植物马铃薯的块根。

(1)性味归经:土豆性平,味甘,入脾、胃经。其成分含大量淀粉、蛋白质、胶质、B族维生素、维生素 C、枸橼酸、乳酸、矿物质、龙葵素等。

(2)功效:健脾和胃,益气调中。对于胃痛、便秘有治疗作用。外用治皮肤湿疹。

(3)注意禁忌:土豆中含有龙葵素,而适量的龙葵素有缓解痉挛的作用,能减少胃液分泌,对胃痛有效。但大量的龙葵素则对人体有害,可引起恶心、呕吐、头晕、腹泻等中毒现象,严重的还会造成死亡。土豆经阳光暴晒后龙葵素的含量会增加,一般在土豆发芽、皮色变绿、变紫的情况下,龙葵素增多,不能食用;否则,会导致中毒。

9. 茄子　茄子又名矮瓜,为茄科植物茄的果实。

(1)性味归经:茄子性凉,味甘,入胃、大肠经。其成分含有蛋白质、脂肪、胡芦巴碱、水苏碱、胡萝卜素、B族维生素、维生素 C 等。每 100 克茄子中含蛋白质 2.3 克,脂肪 0.1 克,糖 3.1 克,钙 22 毫克,磷 31 毫克,铁 0.4 毫克。

(2)功效:健脾开胃,清热解毒,活血止痛,利尿消肿。适用于腹痛、腹泻、小便不利、肠风便血、热毒疮痈等症。

(3)注意禁忌:体质虚冷之人不宜多食。过老熟的茄子不宜吃。因为此时茄碱含量增多,易致人中毒。

10. 油菜　油菜又名芸薹菜。

(1)性味归经:油菜性温,味辛、甘,入肝、脾、肺经。其成分含蛋白质、维生素C、B族维生素、钙、磷等。

(2)功效:益胃生津,清热解毒,散血消肿。适用于劳伤吐血、产后血瘀、便秘、乳痈、体力虚弱等症。

(3)注意禁忌:麻疹后、产后、疮痈、外感、目疾等患者忌食。

(四)"五畜"类补品

1. 牛肉

(1)性味归经:牛肉性温,味甘,入脾、胃、肝经。其成分有蛋白质、脂肪、维生

素 B_1 及 B_2、胆甾醇、钙、磷、铁等。每 100 克牛肉中含蛋白质 20.1 克,脂肪 10.2 克,钙 7 毫克,铁 0.9 毫克,磷 170 毫克,维生素 B_2 0.5 毫克,以及多种氨基酸。

(2)功效:补中益气,健脾养胃,强筋健骨,补虚损,消水肿。适用于脾胃虚弱所致的泄泻、脱肛、消瘦、乏力、水肿等,以及精血亏虚引起的筋骨酸软、四肢无力等症。

(3)注意禁忌:牛肉性温,故患有疮毒、湿疹、瘙痒症等皮肤病的人忌食。肝炎、肾炎患者亦应慎食之。

(4)验方参考:牛肉 500 克,五香粉、大料、花椒、桂皮、葱、姜、酱油、白糖各适量。牛肉切 3 厘米见方块,用热油炸成杏黄色。葱切段、姜切片,花椒、大料、桂皮、五香粉以纱布包好。锅内放入清水,同时放入所有作料,待水开后放入炸过的牛肉,改用文火炖约 4 小时,待肉酥烂,汤近收干即成。功效补脾健胃,补气养血。

2. 羊肉

(1)性味归经:羊肉性温热,味甘,入脾、肾经。其成分有蛋白质、脂肪、糖类、钙、磷、铁、维生素(B_1、B_2、A)等。每 100 克羊瘦肉中含蛋白质 17.3 克,脂肪 13.6 克。

(2)功效:补虚养血,补肾壮阳,健脾养胃。适用于肾阳不足之腰膝酸软、遗精、滑精、阳痿、腰痛、手足发冷、神疲体乏等,以及脾胃虚寒之食少、泄泻、水肿、贫血、产后体弱等症。

(3)注意禁忌:①热盛之证,如牙痛、咽痛、骨蒸、烦热等忌食;②湿热所致的泻痢、小便不利等症忌食;③本品不宜同荞麦、豆浆同食,同食易发宿疾。

(4)说明:古人把羊肉与人参相比,认为两者均可"补虚去弱",而羊肉是血肉有形之品,因此"人参补气,羊肉补形"。金元四大家之一李东垣曾说:"羊肉甘热,能补血之虚,有形之物也,能补有形肌肉之气。"羊肉能够助阳,益肾气,对于肾阳不足引起的性功能减退,如阳痿、早泄、遗精、尿频等治疗颇佳。

(5)验方参考:当归羊肉汤。当归 15 克,羊肉 250 克,炮姜 10 克。先煮羊肉,肉熟后取汤,用汤煎当归、炮姜,煎半小时,饮汤食肉。功效为补气养血,温通经脉。适用于治疗产后血虚有寒的腹痛,以及下元虚寒的痛经。

(6)羊肾:羊肾又称羊腰子。性温,味甘,入肾经。其成分含蛋白质、脂肪、维生素、钙、磷、铁、烟酸等。功效为补肾阳,治疗肾阳不足之阳痿、早泄、尿频、肢冷、遗精等;补益肾精,治疗肾精不足之腰痛、消渴、盗汗、耳聋耳鸣等。

(7)羊肝:性寒,味甘苦,入肝经。其成分含蛋白质、脂肪、糖类、钙、磷、铁、维生素,其中维生素 A 含量较高。功效为补肝明目,治疗夜盲、眼花、视物模糊等病症,亦治肝虚有热所致的角膜炎;养肝补血,治疗贫血,亦可用于血虚体质的补养。

3. 狗肉

(1)性味归经:狗肉性温,味咸、酸,入肾、肝、胃经。其成分含蛋白质、脂肪、维

生素、肌肽、嘌呤、钠、钾、钙、铁等。

(2)功效:补肾壮阳,补气强身,安五脏,壮元气,补五劳七伤。适用于脾肾两虚引起的腰膝冷痛、阳痿早泄、带下清稀、腹痛腹泻、神疲乏力、四肢冰冷、尿频、遗精等。

(3)注意禁忌:阴虚内热及热性病患者忌食。

(4)说明:狗肉是冬令滋补佳品。常人食之可暖身健体;虚寒之人食之可温中祛寒。唐代孟诜在《食疗本草》中说:"狗肉补五劳七伤,益阳事,补血脉,厚肠胃,实下焦,真填髓"。宋代《日华子本草》说它有"补胃气、壮阳道、暖腰膝、益气力"的作用。用狗肉煮粥自古有之。宋代《食医心镜》中记载:"治脾胃虚冷,腹满刺痛,肥狗肉半斤,以水同盐和米,豉煮汁频食一二顿"。狗肉粥适用于肾虚体弱、阳气不足、畏寒肢冷、腰酸肢软,尤其是肾虚的老年人。

(5)验方参考:炖狗肉。狗肉 500 克,洗净切块,加入八角、小茴香、桂皮、草果、葱、姜和盐,将狗肉炖熟食用。功效为补益肾阳,健脾温胃。用于脾肾阳虚所致的脘腹胀满、腰膝冷痛、尿频、阳痿、早泄、腹泻、腹痛等症,亦用于老年阳虚体弱者的补益。

4. 猪肉　猪肉古称豚肉、豕肉、豨肉。

(1)性味归经:猪肉性微寒,味甘、咸。入脾、胃、肾经。其成分有蛋白质、脂肪、糖类、氨基酸、维生素、钙、磷、铁、钾、铜、硒等。每 100 克猪瘦肉中含蛋白质 16.7 克,脂肪 28.8 克,钙 5.5 毫克,磷 103 毫克,铁 1.25 毫克,维生素 B_1 0.3 毫克,维生素 PP 3 毫克。

(2)功效:滋养脏腑,补中益气,滋阴润燥,润滑肌肤。适用于热病伤津、消渴、瘦弱、燥咳、便秘、乏力体倦等症。《随息居饮食谱》载:"补肾液,充胃汁,滋肝阴,润肌肤,利二便,止消渴,起尪羸"。

(3)注意禁忌:猪肉多食助湿、生痰、动风,故肥胖身体及痰湿盛者宜少食;猪肉不宜与桔梗、乌梅、黄连、大黄等同用。

(4)说明:现代医学认为,猪肉含脂肪过高,胆固醇含量亦高,对动脉硬化、冠心病、高血压和肝炎、胃病患者及老年人不甚适宜。《随息居饮食谱》载:"多食助湿热,酿痰饮,招外感,昏神志,令人鄙俗"。

(5)验方参考

①猪瘦肉杞子汤:猪瘦肉 100～200 克,枸杞子 50 克。将枸杞子洗净,水煎。猪瘦肉切片,放入枸杞汤内,加少量盐,肉熟后,饮汤食肉及枸杞子。功效为滋补肝肾。适用于肝肾阴虚所致的头晕、眼花、腰酸膝软的辅助治疗。

②猪肚:猪肚性温、味甘,入脾、胃经。每 100 克猪肚含蛋白质 14.8 克,脂肪 3.7 克,磷 84 毫克,铁 0.9 毫克,维生素 B_2 0.2 毫克,维生素 PP 3.6 毫克。功效为健脾胃、补虚损。适用于虚劳羸瘦、小儿疳积、泄泻、消渴、胃虚隐痛等症。

③猪心:猪心味甘、咸,性平。其成分含蛋白质、脂肪、钙、磷、铁、维生素、烟酸等。功效为养心安神,补血止汗。适用于心气不足所致的心悸、失眠、自汗,以及血虚心悸、乏力等症。

④猪血:猪血性平,味咸。入肝、心、胃经。每 100 克猪血含蛋白质 19 克,脂肪 0.4 克,糖 0.6 克,铁 45 毫克。内含 18 种氨基酸,其中包括 8 种人体必需氨基酸。

猪血中的铁为极易被人体吸收的二价铁,具有良好的补血功能,尤其是对老年人、妇女和儿童缺铁性贫血具有很好的防治作用。研究还发现,猪血中所含的微量元素还有铬和钴,其中铬可防治动脉硬化,钴可防止恶性肿瘤的生长。功效为补血、健脾、益胃。适用于贫血、头昏、头晕、脾胃虚弱、病后体虚等症。

⑤猪蹄:猪蹄性平,味甘、咸,入脾、胃经。其成分含蛋白质、脂肪、胶质、钙、磷、铁等。功效为补血、通乳、托疮、美肤。《随息居饮食谱》载:"填肾精而健腰脚,滋胃液以滑皮肤,长肌肉,可愈漏疡,助血脉,能充乳汁,较肉尤补"。适用于贫血、产后乳少、痈疽疮毒、血栓闭塞性脉管炎、腰膝酸软、皮肤干裂等症。

5. 驴肉

(1)性味归经:驴肉性平,味甘、酸,入心、脾经。其成分有蛋白质、脂肪、维生素、钙、磷、铁、钾等。

(2)功效:补气养血,养心安神。适用于气血不足所致的体质虚弱、心悸烦闷、头晕目眩等。

(3)说明:补益以黑驴肉最佳。

(4)验方参考

①炖驴肉:驴肉适量,洗净切块,加入豆豉、五香粉、葱、姜、桂皮、盐各适量,加水煮,肉熟烂后食用。功效为补益气血,对于体虚身倦乏力、心悸心烦者可做补养用。

②阿胶:阿胶是驴皮经煎煮、浓缩制成的固体胶,捣成碎块或以蛤粉烫炒成珠用。阿胶性平,味甘,入肝、肺、肾经。其成分含胶原、氨基酸、钙、硫、铁等。功效为补血止血,用于血虚所致的心悸、眩晕、萎黄、月经少等。又能用于多种出血症,如吐血、衄血、咯血、便血、崩漏、血小板减少性紫癜等。滋补阴液。可用于治疗心阴虚所致的心烦、失眠,亦治疗肺阴虚所致的干咳无痰、咽喉干痛等。本品宜隔水炖化后服用,不宜直接水煎;本品性滋腻,有碍消化,胃弱便溏者慎用。

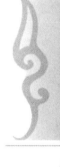

三、药膳补益

《素问·脏气法时论》言:"毒药攻邪,五谷为养,五果为助,五畜为益,五菜为充。气味合而服之,以补精益气"。药膳是"气味合而服之,以补精益气"的最佳方式。所谓"药膳"就是指在烹制荤素菜肴和粥汤时,加入补益五脏阴阳气血的中药,如人参、枸杞子、冬虫夏草、山药、黄芪、党参、白术、杜仲等,这样,药膳就使得一些普通的日常膳食具备了一定的补养和治疗作用。

药膳的运用在中国传统养生术中可谓历史悠久,《内经》十三方中的"半夏秫米汤"和"乌鲗骨芦茹丸"便是典型的药膳食疗方。药膳也是中国饮食文化中的一颗璀璨明珠,在享用美味佳肴的同时,又能使身体得到有益的滋补和调养,这就是中国药膳千百年来一直为人们推崇和喜爱的原因所在。今天,中国药膳已经走出了国门,并将中国传统饮食养生文化传播到了世界各地,从而为维护现代人的身体健康作出新的贡献。

(一)补气药膳

《内经》理论认为,气是构成物质世界的最基本的元素,宇宙中的一切事物都是由于气的运动变化而产生的,人当然也不例外。正如《素问·至真要大论》所言:"本乎天者,天之气也,本乎地者,地之气也,天地合气,六节分而万物化生矣"。而《灵枢·本神》则言:"天之在我者德也,地之在我者气也,德流气薄而生者也"。气是构成人体生命的基本物质,也是维持生命活动正常进行的基本能量。因此,《素问·调经论》言:"人之所有者,血与气耳"。

人体内的气是由水谷精气与肺吸入的自然界清气合并而成的。《灵枢·玉版》言:"人之所受气者,谷也",《灵枢·决气》言:"上焦开发,宣五谷味,熏肤充身泽毛,若雾露之溉,是谓气"。人体气虚多表现为全身或某一脏腑功能的衰退。导致气虚的原因,一方面是饮食失调,水谷精微摄入不足;另一方面是因为久病体虚,或劳累过度,或年老体弱等原因所致。人体正气虚弱后,会出现一系列的临床症状,以心、脾、肺三脏的气虚较为多见,临床表现有少气懒言、神疲乏力、头晕目眩、食少纳呆、脘腹胀满、心悸怔忡、胸闷气短、咳喘无力、自汗、舌淡苔白、脉虚无力。

气虚是人生病的主要内因之一。《素问·评热病论》言:"邪之所凑,其气必虚"。《内经》中还列举了五脏气虚的症状。《灵枢·本神》言:"肝气虚则恐,脾气虚则四肢不用、五脏不安,心气虚则悲,肺气虚则鼻塞不利、少气,肾气虚则厥"。

膳食补益是补气的最佳方法。《灵枢·五味》言:"故谷不入,半日则气衰,一日则气少矣",这里的气衰、气少,皆为气虚症状,只是程度不同而已。可见,对于气虚体质的人而言,应当经常食用补气的食物和药膳,特别是补气药膳,见效更快。下面我们就列举一些常用的补气药膳方供大家参考选用。

1. 补中益气糕

(1)原料:鸡蛋10个,党参、黄芪、大枣各20克,甘草、当归、白术、陈皮、生姜10克,升麻、柴胡各5克,白糖500克,小苏打2克。

(2)制作:将党参、黄芪、大枣、甘草、当归、白术、陈皮、生姜、升麻、柴胡去灰渣,烘干并研成细末。鸡蛋打入盆内,将白糖倒入并搅打,使蛋浆和白糖融为一体。加入面粉、中药粉末和小苏打继续搅打,使其合为一体。在蒸笼内垫一层细草纸,将蛋浆倒入摊平,蒸约 10 分钟,取出翻于案板上,用刀切成 20 个条形方块即成。

(3)功效:补中益气。本方适用于气虚所致的神疲乏力、少气懒言、自汗、食少等症。

2. 干蒸莲子

(1)原料:莲子 150 克,糯米 150 克,豆沙馅 60 克,冰糖 120 克,猪油、白糖、桂花酱、食用碱各适量。

(2)制作

①干莲子用温水稍泡 2～3 分钟,在锅内烧开水,放入少许食用碱(水不宜很多,浸没莲子即可),把莲子放入水内,把锅端离火。用刷子反复搓洗,去掉红皮,然后用温水换洗几次,去净碱味,捞出后用小刀切去两头的尖,并去掉莲心,用开水汆煮一下,捞出放碗内,加白糖少许,加开水,蒸到六成烂取出,凉凉备用。

②把糯米淘洗干净,用开水略汆煮,捞出,再用大火蒸透,取出备用。

③扣碗内抹上猪油,将莲子(孔向下)码入碗内,由碗底向上码完;把冰糖砸碎,撒在莲子上;另外把糯米饭加入猪油、白糖、桂花酱拌匀,取大部分放在莲子上,摊平,中间稍凹一点,放入豆沙馅,再把糯米饭放在最上面摊平,放入蒸笼蒸 1 小时取出,反扣在盘内即成。

(3)特点:油亮美观,香甜柔软,夏令佳品。

(4)功效:补气健脾,养心安神。适用于心脾两虚之心悸、失眠、胸闷、气短、食少、腹胀、泄泻等症的补益。

3. 红枣扒山药

(1)原料:山药 1000 克,大枣 150 克,罐头樱桃 10 粒,猪油、白糖、桂花酱及湿淀粉各适量。

(2)制作

①将山药洗净煮熟,冷后剥去皮。大枣用水洗净泥沙,剖成两半,去核。樱桃去核备用。

②于扣碗内抹上猪油,放入樱桃,把大枣围在樱桃周围。再将山药切成寸余长段,顺长一剖两半,用刀轻轻拍破,码在蜜枣上。码一层山药,撒上一层白糖,依次把山药码完,稍淋些猪油,最上层加入桂花酱,上笼蒸透。

③起菜时,把扣碗取出,挑净桂花渣,翻入盘内;同时在锅内注入清水,下白糖烧开溶化,用湿淀粉勾成稀芡,把扣碗拿掉,浇上糖汁即可。

(3)特点:油润香甜,颜色美观,四季皆宜。

(4)功效:补气健脾,养心安神。适用于心脾两虚之食欲缺乏、体倦乏力、心悸、胸闷、失眠、自汗等症。

4. 参芪白莲粥

(1)原料:西洋参 6 克,黄芪 30 克,大枣 15 枚,白莲子去心 60 克,甜杏仁 15

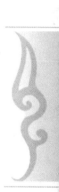

克,粳米 60 克。

（2）制作:先将西洋参、黄芪加清水 1000 毫升,文火煮取 500 毫升去渣。大枣去核,与莲子、甜杏仁、粳米共煮为粥。每日 1 剂,连续 1 周。

（3）功效:补气益肺。适用于脾肺气虚之体倦乏力、咳喘无力、气短懒言、恶风自汗、易患感冒等。

(二)补血药膳

血是人体最宝贵的物质之一,《素问·调经论》言:"人之所有者,血与气耳"。而血的生成与饮食水谷有直接的关系。《灵枢·决气》言:"中焦受气取汁,变化而赤,是谓血"。中焦是指脾胃,就是说血这种赤色的液体物质,源于中焦脾胃摄纳的水谷精气。血液内养脏腑,外濡皮毛筋骨,维持人体各脏腑组织器官的正常功能活动。所以,《素问·五脏生成篇》言:"肝受血而能视,足受血而能步,掌受血而能握,指受血而能摄"。

血虚是指血液亏虚,脏腑百脉失养,所表现的全身虚弱性症状。引起血虚的原因很多,如先天禀赋不足、后天失养、脾胃虚弱、生化之源不足、各种急慢性出血、久病伤气耗血、思虑过度暗耗阴血、因患肠内寄生虫病而致等。

血虚证以心、肝两脏多见,其临床表现为面白无华或萎黄、唇色淡白、爪甲苍白、头晕目眩、视力减退、四肢麻木、手足震颤,心悸怔忡、健忘失眠、女子月经量少或闭经等。

由于血液以水谷精气为其化源,所以食物补益是补血的最佳方法之一。血虚体质的人应经常食用补血的食物和药膳。下面列举一些常用的补血药膳供大家参考选用。

1. 桂圆山药糕

（1）原料:龙眼肉 30 克,山药 500 克,熟莲子 30 克,熟面粉 100 克,青梅 30 克,白糖 200 克,蛋糕 30 克,京糕 30 克,瓜子仁 30 克,猪油、蜂蜜、樱桃各适量。

（2）制作

①将山药打成细粉,加熟面粉和水,揉成山药面团;青梅切成柳叶片,蛋糕切成菱形片,京糕切成 3 厘米长的丝,樱桃、瓜子仁洗净。

②将山药面团揉成圆形,放在平盘内,按成圆饼,将莲子摆在圆饼周围,樱桃摆在圆饼第 2 圈,龙眼肉摆在第 3 圈,蛋糕摆在第 4 圈,瓜子仁摆在第 5 圈,青梅片在当中摆成花叶形,将余下的蛋糕切成小丁备用。

③用一张大绵纸盖在山药圆饼上面,上笼蒸约 15 分钟,然后取出,揭去绵纸,把京糕丝摆在圆糕中间使呈菊花形,撒上蛋糕丁做花蕊。

④将炒勺盛清水,加蜂蜜、白糖,用武火熬化,撇去浮沫,再倒入水淀粉勾芡汁,加猪油后,浇在山药糕上即成。

（3）功效:补血养心。适用于面白无华或萎黄、头晕目眩、心悸失眠、自汗、食少等症。

2. 龙眼玉枣

(1)原料:大枣 150 克,芋头 300 克,龙眼肉 100 克,糯米 200 克,白糖适量。

(2)制作

①将大枣去核,放碗内加少许清水旺火蒸约 20 分钟,取出碾碎,制成枣泥。把芋头蒸熟,剥去外皮,碾成芋泥。将枣泥搓成杏核形,用芋泥将其包住,制成玉枣,码放碗内。

②糯米、龙眼肉加水一起磨成糊状。无油净锅,入清水 750 毫升,加入白糖,烧开后撇沫,徐徐下入米糊轻搅,煮成羹状,浇在玉枣碗中即成。

(3)功效:补血、健脑、润肺。适用于健忘失眠、体虚乏力、心悸、眩晕、咳喘、自汗等症。

3. 猪肝枸杞汤

(1)原料:猪肝 100 克,枸杞子 30 克,鸡蛋 1 个,葱、姜、食盐、香油各适量。

(2)制作:将猪肝切片,枸杞子洗净,鸡蛋打入碗内。再将锅内水烧开,先煮枸杞子,约 10 分钟后,放入猪肝、葱末、姜末、盐,再煮 5~10 分钟,放入鸡蛋,淋入香油,即饮汤食肝、鸡蛋、枸杞子。

(3)功效:补血养肝。适用于肝血虚之头晕、目花、夜盲、手足麻木及贫血的调补。

4. 参归炖猪心

(1)原料:猪心 1 具,党参 50 克,当归 20 克,葱、姜、桂皮、八角、味精、食盐各适量。

(2)制作:将猪心去油脂,洗净。把党参、当归、猪心以及葱、姜、桂皮、八角放入砂锅内,加水适量,用文火炖煮,待熟后放入味精、食盐调味,饮汤食肉。

(3)功效:补血养心,补气益肺。适用于心血虚所致的心悸、怔忡、失眠、气短、多梦、自汗,以及肺气虚之咳嗽、乏力、懒言等症。

(三)补阳药膳

《素问·生气通天论》言:"阳气者,若天与日,失其所,则折寿而不彰,故天运当以日光明,是故阳因而上,卫外者也"。这就是说阳气好像天上的太阳一样,给大自然以光明和温暖。如果失去了它,万物便不能生存。人如果没有了阳气,体内就失去了新陈代谢的活力,就不能供给能量,这样生命就会停止。由此可见,天的健运不息,是借太阳的光明;人体的健康无病,则是借阳气的固密于外。所以,阳气在人的生命活动中起着极为重要的作用,是人体内必不可少的生命能量。《素问·生气通天论》言:"阳气者,精则养神,柔则养筋",这里的"神"就是指人体生命的外在活力。

阳虚就是指机体阳气不足所表现的证候。多因久病伤阳,或先天不足、肾阳亏

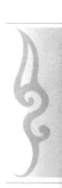

虚所致。临床以心、脾、肾三脏的阳气虚证多见。《素问·调经论》言："阳虚则外寒"。阳虚证的表现有神疲乏力、少气懒言、蜷卧嗜睡、畏寒肢冷、口淡不渴、腹胀纳少、腹痛喜按、心痛畏寒、面色苍白、阳痿早泄、小便清长、腰膝冷痛、食少便溏、宫冷不孕、周身水肿等。具有壮阳作用的食物很多,阳虚体质的人应经常食用补阳的食物和药膳。

1. 核桃酪

(1)原料:核桃仁 150 克,大枣 50 克,大米 60 克,白糖 250 克。

(2)制作:①核桃仁用开水稍泡片刻,剥去外皮,用刀切碎,用清水泡上。将大米淘洗干净后和核桃仁泡在一起。②大枣洗净、去核,上蒸笼蒸熟后取出,和核桃仁泡在一起。③将核桃仁、大米、大枣一同磨成细浆,用干净纱布过滤去渣。④将锅置火上,注入清水,把核桃仁浆倒入锅内,并搅动。在即将烧开时,加入白糖,待煮熟后,装碗即成。

(3)功效:补肾壮阳,益气和中。此甜点适用于腰膝冷痛、小便频数、神疲乏力、畏寒肢冷、阳痿遗精等症。

2. 狗肉汤

(1)原料:带骨狗肉 1000 克,鸡蛋 2 个,芝麻 30 克,香菜末 50 克,精盐、酱油、胡椒粉、辣椒面、香油、葱、姜、味精各适量。

(2)制作:①芝麻洗净,炒熟并碾碎。鸡蛋磕入碗内,狗肉用凉水泡 2 小时,捞出剁成大块,用水洗净,放入锅内,加水将狗肉块煮熟。捞出凉凉后,将骨头拆出,狗肉撕成细丝。②将熟狗肉丝放入盆内,再放入芝麻末、葱末、姜末、胡椒面、辣椒面、香油、味精、酱油、精盐,拌匀,腌 10 分钟,然后抓入碗中,撒上香菜末。③将狗肉汤烧开,锅离火,甩入鸡蛋汁,蛋片浮起时浇在狗肉丝碗内即可,饮汤食肉。

(3)功效:温补阳气,益肾健脾。适用于脾肾阳虚之畏寒肢冷、腰膝冷痛、神倦乏力、脘腹胀满、阳痿早泄、小便频数、五更泄泻等症。

3. 羊肉补阳汤

(1)原料:羊肉 500 克,羊脊骨 1 具,山药 50 克,肉苁蓉 20 克,核桃仁 10 克,粳米 100 克,葱、姜、花椒、八角、食盐、胡椒粉各适量。

(2)制作:①将羊脊骨剁成数节,用清水洗净。羊肉洗净后,余去血水,切成 4.5 厘米厚的条状块,将生姜、葱拍破。②将羊肉、羊骨、山药、肉苁蓉、桃核仁、粳米一同放入锅内,注入清水适量,武火烧沸,撇去浮沫;然后放入葱、姜、花椒、八角及料酒,移文火上继续煮,炖至肉烂为止。③将肉、汤出锅装碗,加胡椒粉、食盐调好味即可。

(3)功效:补益阳气,壮肾健脾。适用于阳气虚引起的面黄肌瘦、畏寒肢冷、腰膝酸痛、阳痿早泄、尿频腹泻等症。

4. 苁蓉炖猪心

(1)原料:猪心 1 具,肉苁蓉 50 克,柏子仁 30 克,核桃仁 30 克,葱、姜、食盐、料酒、味精各适量。

（2）制作：①将猪心去油脂，洗净血水。②将猪心、肉苁蓉、柏子仁、核桃仁、葱、姜、料酒一同放入锅内，武火烧沸，撇去浮沫，改用文火炖至猪心熟烂即可。③放入味精、食盐调味，饮汤食肉。

（3）功效：补益阳气，养心安神。适用于心阳虚引起的面色苍白、畏寒肢冷、神倦自汗、心痛胸闷、体虚乏力等症的补益。

（四）补阴药膳

阴，是指人体内的阴精和阴液。《素问·生气通天论》言："阴者，藏精而起亟也"，是指阴是蓄藏精气而守于内的。《灵枢·决气》言："谷入气满，淖泽注于骨，骨属曲伸，泄泽补益脑髓，润泽皮肤，是谓液。腠理发泄，汗出溱溱，是谓津"。阴精和阴液同样是维持人体生命活动正常进行的基本物质，发挥着极为重要的作用。孤阳不生，孤阴不长。《内经》言："阴平阳秘，精神乃治。"所以说，阴和阳是生命物质能量的两个同样重要的组成部分。《素问·痹论》言："阴气者，静则神藏，躁则消亡"，阴气和阳气一样，生命的活力——神潜藏于其间。《素问·五常政大论》言："阴精所奉其人寿"，阴精充盈则人的生命力强，不易衰老，而能健康长寿。

阴虚是指机体阴液和阴精不足所表现的证候，心、肝、脾、肺、肾皆有阴虚证。《素问·调经论》言："阴虚生内热"。阴虚多因久病伤阴，或汗、吐、下、失血过多，或先天不足，肾阴亏虚所致。其症状表现为：五心烦热，或午后潮热、形体消瘦、口燥咽干、眩晕、失眠、盗汗、颧红、大便秘结、小便黄赤。肝阴虚之双目干涩、胁肋灼痛；心阴虚之心悸怔忡、失眠多梦；脾阴虚之不饥不食、手足心热、咽干不渴；肺阴虚之干咳无痰、骨蒸潮热、声音嘶哑；肾阴虚之腰膝酸痛、发落齿脱、遗精经闭。下面列举一些常用的补阴药膳供大家选用。

1. 蜜蒸百合

（1）原料：百合 500 克，蜂蜜 500 克。

（2）制作：百合洗净，脱瓣。浸清水中半小时后捞出，放入碗内，加入蜂蜜，隔水蒸约 1 小时即成，分 10 次服用。

（3）功效：滋阴润肺。适用于虚火干咳、咯血、颧红、盗汗、五心烦热、咽喉干燥、声音嘶哑等症的滋补。

2. 川贝母酿梨

（1）原料：川贝母 15 克，雪梨 6 个，冬瓜条 100 克，糯米 100 克，冰糖 180 克，白矾适量。

（2）制作：①将糯米淘洗干净，蒸成米饭；冬瓜条切成黄豆大颗粒；川贝母打碎；白矾溶化成水。②将雪梨去皮后，由蒂把处下刀切下一块为盖，用小刀挖出梨核，浸没在白矾水内，以防变色。然后将梨在沸水中烫一下，捞出放入凉水中冲凉。再捞出放入碗内;川贝母分成 6 等份,分别装入雪梨中,盖好蒂把,装入碗内,然后上笼,沸水蒸约 50 分钟,即可出笼。③将锅内加清水约 300 毫升,置武火上烧沸后,放入冰糖、糯米饭、冬瓜粒,稍煮一会儿,待梨出笼时,逐个浇在雪梨上即成。

(3)功效:滋阴润肺,化痰止咳。适用于干咳无痰、声音嘶哑、骨蒸潮热、五心烦热、咽干、盗汗、消瘦等症的滋补。

3. 桂圆山药汤圆

(1)原料:龙眼肉 50 克,山药 150 克,糯米粉 250 克,糖 100 克,麦冬 30 克。

(2)制作:①将山药蒸熟,剥皮;龙眼肉、麦冬用沸水泡软,同熟山药一同放入大碗内,加入白糖,轻捣成泥状。②将糯米粉揉成软料团,以山药龙眼泥为馅包成汤圆,煮熟即可食用。

(3)功效:滋阴养心。适用于心阴虚之心悸、怔忡、失眠多梦、五心烦热、潮热盗汗、咽干颧赤等症的滋补。

4. 虫草炖鸭

(1)原料:鸭子 1 只,冬虫夏草 10 克,猪肉 60 克,火腿 30 克,葱、姜、料酒、奶汤、味精、食盐、花生油各适量。

(2)制作:①将鸭子去毛,从背部剖开,取出内脏,敲断颈骨;将火腿切小块,猪肉切大块。②将锅烧热,放花生油及葱、姜,然后放入鸭子爆炒,加入沸水,煨 1 分钟,捞起,沥去水,去掉葱、姜。③取大汤碗 1 只,按顺序放入火腿、冬虫夏草、猪肉、鸭子、葱、姜、料酒、食盐及开水,入蒸笼蒸 2 小时,取出,去掉葱、姜。把鸭子去掉胸骨、锁喉骨;撇去汤面浮沫,用纱布将原汤过滤留用。将鸭子放回汤碗内,鸭胸向上,鸭头放在胸上。倒入原汤(连冬虫夏草、猪肉、火腿),并倒入奶汤,再蒸 1 小时便成。冬虫夏草也可食用,味道鲜美。

(3)功效:滋阴益精,润肺补肾。适用于肺肾阴虚引起的腰膝酸软、耳鸣眼花、发脱齿落、遗精经闭、干咳少痰、咽喉干燥、潮热盗汗、五心烦热等症。

(五)补五脏药膳

1. 补心药膳

(1)柏子仁粥:柏子仁 15 克,粳米 50 克,蜂蜜适量。将柏子仁、粳米一同加水煮粥,待粥将熟时,加入蜂蜜,稍煮 1～2 沸即可。每日早、晚各温服 1 次。功效:养心安神,润肠通便。适用于心悸、失眠、健忘、便秘等症。平时大便稀溏者忌食。

(2)麦枣粥:小麦 30 克,粳米 100 克,大枣 10 枚。将小麦洗净,加水煎煮;捞去小麦取汁,再入粳米、大枣同煮。或先将小麦捣碎,同粳米、大枣煮粥食用。每日早、晚各温服 1 次。功效:养心安神。适用于心气不足、女子脏躁、精神恍惚、悲伤欲哭、心悸怔忡、失眠健忘等症。

2. 补肝药膳

(1)丹参黄豆汁:丹参 500 克,黄豆 1000 克,蜂蜜 250 克,冰糖 100 克,黄酒 1

匙。丹参洗净,放砂锅中,加凉水以浸没为度,浸泡 1 小时后,用武火烧开,改用文火煎约半小时,滤出汁。再加水如前法煎取第 2 道汁,滤出并与头道汁混合。黄豆拣选并洗净,用凉水浸泡 1 小时后,捞出倒入大锅内,加足量水,旺火烧开,放入黄酒,改小火煮约 3 小时,至黄豆酥烂,离火趁热将豆汁滤出。将丹参汁、豆汁同入瓷盆内,加蜂蜜、冰糖,盖上盖,上笼蒸约 2 小时,待凉后装瓷瓶封储。余下的黄豆可另做菜用。

服法与用量:每次 1 匙,饭后 1 小时开水冲服或米汤送下,每日 2 次。功效:补虚养肝,活血祛瘀。适用于慢性肝炎,兼见肝脾大者调补。

(2)糖枣花生仁:花生仁 100 克,大枣 50 克,冰糖 50 克。将花生、大枣洗净,与冰糖同放锅中,加水适量,武火烧开,改用文火煨煮,至花生仁熟烂即可。温热空腹食之,每日 2 次,半个月为 1 个疗程。功效为补中养肝,益气养血。适用于慢性肝炎引起的胸胁空痛、忧郁胆怯、神倦乏力、视力减退、眩晕心悸、四肢麻木等症的调补。

(3)萝须枣豆粥:胡萝卜 100 克,玉米须 60 克,大枣 30 克,黑豆 50 克。胡萝卜洗净切成小块。玉米须放锅中,加水适量,煮沸半小时后,捞出玉米须不用,然后下大枣、黑豆及胡萝卜块,再煮至豆烂即可食用。温热空腹服之,每日 2 次,连服数日。功效为益气养肝,健脾和中。适用于肝脾气虚引起的胸胁胀满、神倦乏力、不思饮食、忧郁烦闷等症。

3. 补脾药膳

(1)大枣糯米粥:糯米 60 克,大枣 20 克,白糖适量。糯米淘洗干净,大枣洗净;糯米、大枣一同煮粥,米熟后放入适量白糖食用。功效为补脾益气。适用于脾胃虚弱之食少纳差、消瘦乏力、腹胀腹痛等症的调补。

(2)羊肉桂茴汤:羊肉 500 克,肉桂 5 克,小茴香 10 克,葱、姜、食盐、味精各适量。将羊肉洗净,切成小块,放入锅中,再加入肉桂、小茴香、葱、姜、盐,水煮熟后,饮汤食肉。功效补脾养胃,温阳益气。适用于脾阳虚引起的形寒肢冷、胃痛隐隐、腹胀食少、体倦乏力、肠鸣泄泻等症的补益。

(3)豆豉鲫鱼汤:活鲫鱼 1 条,豆豉 20 克,胡椒 15 克,陈皮 20 克,葱、姜、食盐、味精、香油各适量。鲫鱼去鳞、去鳃及内脏,洗净,入沸水锅中稍烫捞出。将胡椒拍破备用。锅内加清水适量,下豆豉、胡椒、陈皮、葱、姜、食盐,旺火烧沸后下鲫鱼,改用文火煮约半小时即成,加少许味精、淋入香油,饮汤食肉。功效为补脾温胃。适用于脘腹胀满、体虚乏力、食少纳差、形寒肢冷、肢面水肿等症的调补。

4. 补肺药膳

(1)百合大枣粥:百合粉 30 克,大枣 15 枚,大米 100 克,蜂蜜适量。锅内注入清水,置火上,下大米、百合粉、大枣一同煮粥,待米熟后加入蜂蜜少许,即可食用。功效为补气益肺,生津止咳。适用于干咳无力、少气懒言、神倦疲乏、体虚自汗、易患感冒等症的调补。

(2) 杏桂炖银耳: 泡发银耳250克, 甜杏仁20克, 龙眼肉20克, 葱、姜、食盐、味精、白糖、花生油、食用碱水各适量。将甜杏仁去衣后, 放入沸水锅, 加入碱水, 用中火煮15分钟, 捞出, 净水冲洗去碱味, 然后同龙眼肉一起放入碗中, 入笼蒸45分钟取出。锅中注入清水, 烧至微沸, 放入银耳略煮半分钟, 倒入漏勺, 沥尽水。然后把锅烧热, 放入适量花生油, 放葱、姜末、银耳煸炒, 加入清水、龙眼肉、甜杏仁、食盐, 烧开后加入白糖、味精少许调味即可。功效为滋阴补肺, 生津止咳。适用于干咳少痰、烦热口渴、咽喉干燥、颧红盗汗、体虚乏力、声音嘶哑等症。

(3) 月宫银耳: 干银耳15克, 鸽蛋12个, 鸡清汤1500毫升, 火腿末、香菜、食盐、味精、料酒、猪油、食用碱、胡椒面各适量。将银耳用温开水泡发, 削去黑根, 再用碱水泡5分钟, 用清水冲2次去其碱味后, 上笼蒸熟备用。火腿、香菜切末备用。取12个圆形铁皮模子, 内壁抹上猪油, 将鸽蛋依次打破倒入, 上面放少许香菜末和火腿末, 上笼蒸5分钟, 取出铁皮模子, 放入冷水内, 将蒸熟的鸽蛋取出, 泡在冷水内。将鸡清汤烧开后下入料酒、食盐、胡椒面, 把银耳放入鸡清汤内, 再把鸽蛋捞入, 最后放味精调味, 即可装碗食用。功效为补肺和胃, 滋阴益气。适用于干咳少痰、体虚乏力、咽喉干燥、五心烦热、颧红盗汗、气短声哑等症的补益。

(4) 芙蓉燕窝: 干燕窝20克, 鸡蛋清20克, 火腿丝15克, 鸡清汤500毫升, 豆苗少许, 食盐、味精、料酒、鸡油、水淀粉各适量。食用碱少许。将燕窝放入碗中, 加温水泡发(约15分钟), 轻轻捞出, 用镊子择去燕毛和根, 用净水冲3遍(切不可揉搓), 以洗净灰土为度。把食用碱放入燕窝中, 加入适量开水, 用筷子慢慢拌匀, 待燕窝发涨, 沥去碱水, 再用开水冲2~3次以去碱味。随即用干净纱布挤去水分, 备用。在鸡蛋清内加清汤200毫升, 料酒、食盐少许, 搅匀(切不可打起), 上笼蒸熟。用手勺把蒸好的芙蓉舀在深盘内垫底, 把燕窝摆在上面。锅置火上, 放入剩余鸡清汤, 加料酒、味精适量, 用水淀粉勾芡浇入盘中, 撒上豆苗、火腿丝, 淋入鸡油即可。功效为滋阴补肺, 健脾益胃。适用于肺阴虚引起的干咳少痰、咽喉干燥、少气懒言、声音嘶哑以及食少纳差、体虚乏力、烦热口渴、盗汗自汗等症的补益。

5. 补肾药膳

(1) 核桃仁粥: 核桃仁30克, 小米100克, 红糖适量, 盐少许。将核桃仁与小米同煮为粥, 熟后加盐少许, 放入适量红糖, 温服之。功效为补肾强肾, 益气润肺。适用于肾虚腰痛、四肢乏力、小便频数、阳痿遗精、畏寒肢冷等症的补益。

(2) 枸杞油爆虾: 河虾100克, 枸杞子30克, 核桃仁30克, 葱、姜、料酒、精盐、白糖、味精、清汤、植物油各适量。虾剪去须, 洗净, 控去水。枸杞子、核桃仁放入碗内, 上笼蒸熟。锅置火上烧热, 放入植物油烧至八成热, 分2次将虾下锅中, 炸至虾壳发脆, 用漏勺捞出控净油。锅内留底油, 放入葱、姜末、清汤、料酒、精盐、白糖、味精, 烧开后放入炸好的虾、蒸熟的枸杞子和核桃仁, 煮3~5分钟,淋入香油即可。功效为补肾壮阳。适用于肾虚阳痿、腰膝冷痛、畏寒肢冷、神倦无力、食少便溏、小便频数等症的调补。

（3）杜仲炖羊肉：羊肉 1000 克，杜仲 30 克，大枣 20 克，清汤2000毫升，葱、姜、八角、花椒、料酒、食盐、味精、花生油各适量。羊肉洗净血水后切成小块。葱切段、姜切片备用。锅置火上烧热后，放入适量花生油，下葱、姜、羊肉煸炒，烹料酒炝锅，炒透后，放入杜仲、大枣、八角、花椒、食盐、清汤，用武火烧开，改用文火煨炖，待肉熟烂后，放入适量味精调味，饮汤食肉。功效补肾壮阳，益气温中。适用于肾虚腰痛、四肢无力、畏寒肢冷、阳痿早泄、女子经少、五更泄泻、小便频数等症的调补。

第五讲 《黄帝内经》论食忌

一、概　　论

(一)《内经》关于食忌的概念

食忌理论的产生渊源大致有以下几个方面。

1. 劳动实践创造了食忌理论　在我国的先秦时期,也就是原始时代,我们的祖先在采食植物及捕获猎物过程中,逐步接触并了解到某些植物及动物对人体的影响,不可避免地发现了一些不良反应和中毒现象,甚至引起死亡,这就促使我们的祖先懂得了在采集食物过程中要有所辨别及选择。上述经验引起了一些人对某些动植物的毒性及药效作用的注意,并经过无数次有意识的试验、观察,逐步形成了最初的药学知识和食疗知识。这也是中医学中"医食同宗""药食同源"学术思想形成的渊源。我国古籍中记载的"神农尝百草之滋味……一日而遇七十毒"的传说,生动而形象地描述了药物学和食疗学在初级阶段的实践过程,也说明了食忌的重要性。

当时人类用于充饥的食物,大多是植物类,因此最先使用的是植物食疗方法。在渔猎生产开始后,人类又逐步接触动物,并发现了肉类、脂肪、血液、内脏、鱼类及甲壳类的食疗作用。同时,人类偶然从野果与谷物自然发酵的启示中,总结出了古代酒的酿造技术,并发现酒不仅是一种饮料,还具有"温通百脉、引经、发挥药势"等作用,并发现酒可以作为溶媒,能使药物的有效成分溶解到酒中而发挥食疗作用。所以,古人又称酒为"百药之长"。

2. 火的发现与食忌　火的发现,是人类的重大进步。火不仅可以抵御风寒,预防野兽的夜间攻击,更重要的是它改变了人们获取食物的方法。当人类因遭遇雷击过后找寻食物时,偶然发现了熟食较生食好吃,且熟食较生食易于消化,从而主动用火烧烤食物,这就大大缩短了人体消化食物的过程,杀灭了食物中的寄生虫,减少了许多胃肠疾病。如此简单的自我保护措施,构成了人类最早的食疗保健。

《内经》中的"饮食有节"包含着三层意思。一是饮食要有节制,这是告诫我们在平时应饮食适量,不要大饱、大醉,"饮食自倍,肠胃乃伤",给我们的身体造成不必要的伤害;二是既病之后,要在饮食的品种和饮食的量上有所节制,以免加重病情,如疾病初愈,不节饮食还可造成病情反复,中医学称此为"食复";三是饮食有法,要求不但食物清洁,不要腐败,还要求食物无毒、无菌、无病原微生物、无寄生虫。用火给食品加热,可以分解一些毒素,可以杀死大部分的细菌、病原微生物和寄生虫,避免一些疾病的发生。这就使得"火"在食物制作过程中起到了不可替代的作用。此外,在食品的加工制作过程中,"火候"的大小,也对食疗作用产生一定的影响。

3. 食物的四气、五味、归经与食忌

(1)人得其全,物得其偏的辩证思想:《内经》认为,任何疾病的发生发展变化过程,都是由于致病因素作用于人体后,引起机体阴阳偏盛偏衰,以致脏腑经络、气机升降、气血运行功能失常。而食疗的基本作用是扶正固本、祛除外邪,协调脏腑功能,纠正阴阳的偏盛偏衰,促使机体向阴平阳秘的正常状态转化。食疗之所以能够针对不同的病情而发挥上述的基本作用,是因为各种食物各自具有若干的特性和作用,古人称之为食物的偏性。所以说:"人得阴阳之全,物得阴阳之偏,以物之偏,调人体阴阳偏盛或不及"。也就是说,人体只有在阴阳相对的动态平衡状态下,才能健康无病。一旦这种阴阳的相对平衡被打乱,就会发生疾病,而食物因四气五味的不同,所禀受的阴阳之气有偏盛或不及,要用食物的阴阳偏性来纠正人体疾病所表现的阴阳偏盛或偏衰。例如,高血压患者见有头痛、烦躁、目赤耳鸣、口苦咽干、眩晕不已、溲赤便干等一派肝火上炎、肝阳上亢的表现,此时若给患者服食羊肉、辣椒等温热辛辣、升阳动火的食物,显然非其所宜。如果给患者饮一些菊花茶,多吃一些玉米、燕麦、荞麦、大豆、小米等杂粮,选一些牛肉、鸡、兔、鱼等肉食品,挑选一些芹菜、菠菜、西红柿、苦瓜、香菇、海带、茄子、大蓟、小蓟等蔬菜,再选一些山楂、苹果、猕猴桃、桑葚、核桃、葵花子、香蕉等干鲜果品经常食用,会收到事半功倍的效果。再如,梨能止咳,人所共知,但只适应于阴虚肺热、干咳无痰、声音嘶哑、口燥咽干的肺燥咳嗽。因为梨的性味甘寒,能滋阴清热,润肺止咳。如果将其用于痰湿壅盛的咳嗽,则会加重病情。清代著名医家徐大椿总结说:"凡药之用,或取其气,或取其味……各以其所偏盛而即资之疗效,故能补偏救弊、调和脏腑,深求其理,可自得之"。中医学这种"以偏纠偏"的食疗理论,至今仍在有效地指导临床实践。

此外,食物产生疗效,固然与食物所特有的偏性有关。但有些食物的性味组合具有多种治疗作用。例如,梨子、西瓜均属甘寒之品,梨能清肺,润燥止咳;西瓜能清热除烦,消暑解渴。两者均能清热滋阴润燥,但如用于肺胃阴虚、燥热内盛的消渴症则绝非所宜。因为寒性虽能清热,而甘甜之味则对消渴不利。

(2)食物的四气、五味与归经:详见本书第三章。

(二)食忌——"无使过之"的原则

《内经》指出,"谷肉果实,食养尽之,无使过之,伤其正也"。讲的是病邪被驱除体外后,应以五谷、五肉、五果、五菜根据五脏阴阳虚实情况而食之,以尽除其病,但是不要令五味太过或太偏,以免对脏腑造成损害。

"无使过之"讲的是人们应"食饮有节,起居有常,不妄作劳",不应"以酒为浆,以妄为常,醉以入房……务快其心,逆于生乐,起居无节,故半百而衰也"。当前人类正在痛快地吞进"现代文明病",在用自己的牙齿给自己挖掘坟墓。我国宋代名人辛弃疾有句名言:"物无美恶,过则为灾。"细细品味其言,至理存焉。长期的食物过饱,可以导致人体的血液过久地积存于胃肠以帮助消化,造成脑组织的缺血、缺氧而妨碍脑细胞的发育,降低智商。现代研究发现,长期饱食,可使血液和组织中吞噬细胞和淋巴细胞的敏感性降低,导致免疫力下降,加速衰老进程。可以说是:过饱生众疾,一胖百病罹,傻吃则真傻,智商会降低。

"饱生众疾""过则为灾"。由于我国城市儿童营养失衡,肥胖者逐年递增,导致儿童性发育失常。据哈尔滨市"男性少年青春发育前期体格检查"结果显示,被调查303人,发育异常者达93人。少年肥胖、脂肪沉积,使脑垂体后叶脂肪化,导致垂体功能低下。不能释放男性激素,可导致睾丸缩小、阴茎不能正常发育、第二性征缺乏、女性化等疾病。所以,"儿童饮食结构要调整,儿童生长发育要适度"的指导思想是非常重要的。

例如,正常人体内的微量元素缺少了不行,如果体内的微量元素过多了,也同样会给人体造成损害。由于地球的自然环境变迁,冰川融化,将大陆上的碘几乎全部融入海洋,造成了人们生存环境的碘缺乏。环境缺碘,使水、庄稼、谷物、蔬菜、肉、蛋、奶含碘量不足。而碘属于智力元素,是人体合成甲状腺素的必需材料。甲状腺激素参与脑发育时期的脑细胞增殖与分化,从而直接影响智力发育。可见碘元素的充足与否,关系到人的脑发育水平,关系到人智商的高低。我国政府以法令的形式,强制食盐中必须适量加碘的规定,已基本消除了碘元素缺乏给人类造成的影响。但是,甲状腺功能亢进患者就不应食用海带、海藻、昆布等大量含碘食品,以免影响对病情的判断,干扰药物的治疗。而高碘不仅会引起甲状腺肿,并且会对脑、肾、胚胎发育以及子代的代谢造成不良影响。

1. 勿使五味过之　《内经》中指出:"五味各走其所喜,谷味酸,先走肝;谷味苦,先走心;谷味甘,先走脾;谷味辛,先走肺;谷味咸,先走肾"。说明五味对五脏各有所喜,各有所偏,各有所养。这是古人从长期的生活和医疗实践中总结出来的,是中医五味理论的基础,也是食养疗法的根据。中医学理论认为,肝主筋,脾主肌肉,肾主骨,肺主皮毛,心主血脉。以酸味为例,酸味主要入肝脏,对肝脏有滋养作用,所以《内经》中称之为"酸生肝,肝生筋"。但是,如果酸味太过了,就会形成"酸伤筋""酸走筋,过则伤筋而拘挛"的病证。再以甘味为例,甜味主要入脾脏,对脾脏和所主的肌肉有滋养作用,所以《内经》中称之为"甘生脾,脾生肉"。但是,如果甘味太盛了,就会引发"甘伤肉""甘走肉,过则伤肉而消瘦"的病证。

此外,在五行生克关系中,肝克脾、脾克肾、肾克心、心克肺、肺克肝,也就是木克制土、土克制水、水克制火、火克制金、金克制木。失去了这种正常的克制关系,就会造成五脏之中某一脏的太过或不及而发生疾病,而长期偏嗜五味中的任何一味,都会打破五脏之间的动态平衡,形成某一脏的太过或不及。以辛味为例,辛入心,可补益心气,而心属火,长期偏嗜辛味,不但会引起血热妄行,而出现各种出血,还会升阳助火,伤肺金,形成胸痛、咳嗽少痰、痰中带血、口咽干燥等病症。

此外,中医食忌理论还提出,某一病证,需忌食某一味道食品的"忌口"学说,对指导临床实践有一定的意义。医圣张仲景在《金匮要略》中明确指出:"所食之味,有与病相宜,有与身为害。若得益则益体,害则成灾。"即是此意。

2. 勿使补泻过之　世界卫生组织总干事曾经严峻地指出:"大约在 2015 年,发达国家和发展中国家的死亡原因大致相同——生活方式引起的疾病将成为世界头号杀手"。这说明建立科学的生活方式,培养良好的饮食习惯,对保障人类健康是非常重要的。中医"药食同源"的思想指出饮食和药物一样,都具有一定的偏性,临床常见因不懂得食忌盲目补泻,而诱发疾病的例子。

自从有了人类,健康长寿就成了人们孜孜不倦的追求,这也许是人的一种本能。一个人能否健康长寿,除遗传因素以外,还应"法于阴阳,和于术数,起居有常,不妄作劳,故能形与神俱而尽终其天年,度百岁乃去"。单纯靠补品是不可能获得健康长寿的,因为人参、燕窝、龟鳖、猴头等营养成分并不齐全,都具有食物的偏性,如能有的放矢地用于营养不良、体弱多病、肿瘤放化疗后等病症,可能会收到一定的疗效。如果不懂食忌理论,不根据个体实际情况,不了解体内缺什么,就盲目地乱补,轻则对身体无益,重则对身体造成伤害。任何企图以补求健、以补增寿的做法都是错误的。这样乱补会引起营养失衡,导致代谢紊乱,甚至诱发高血压、高血脂、糖尿病等病症。

正当蛮补方兴未艾时,一股盲目减肥的浪潮已经到来。随着人类进入高科技、智能化的时代,人类大幅度地降低了体力的付出,吃得越来越好,动得越来越少,致使肥胖患者猛增。以致新世纪之初,国际肥胖症大会就宣布,全世界因患肥胖症死亡的人数,已超过全球饿死的人数。由肥胖引发的疾病越来越多,各种不恰当地减肥办法,也应运而生。有人频频服用减肥茶、减肥口服液或泻下药,导致营养失衡,功能紊乱。更有甚者,采取"饥饿疗法",不吃不喝,直至出现胃肠功能紊乱、消化功能瘫痪、神经性厌食症,骨瘦如柴,甚至住进医院进行抢救,由此导致死亡也屡见报道。

其实,肥胖症的形成与遗传因素、饮食习惯、消耗减少及社会心理因素有关。盲目地泻下减肥与蛮补一样对人体有害而无益。南宋著名学者郑樵提出了著名的饮食六要论,即:"食品无伤于淆杂,其要在于专简;食味无务于浓酽,其要在于醇和;食料无务于丰盈,其要在于从俭;食物无伤于奇异,其要在于守常;食制无伤于

脍炙生鲜,其要在于蒸烹如法;食物无伤于厌饫口腹,其要在于饮饱之中"。他的这些观点,即使在今天也是非常难能可贵的。

3. 勿使寒热过之 "寒者热之,热者寒之,微者逆之,甚者从之"是《内经》中关于药物和饮食疗法的基本观点。意思是治疗虚寒性的疾病,要用温热性质的药物和食物;治疗实热性的疾病,要用寒凉性质的药物和食物;治疗轻微的寒性或热性疾病,可用温热或寒凉的药物或饮食,逆其病势而治;治疗严重的以致出现真寒假热或真热假寒的病证,就要用顺从其虚假表面现象的药物和食物治疗。

"治寒以热,治热以寒"属疾病的正治法,但要注意的是"勿使过之"。用热不要像烈火一样炙热,用寒不要像冰雪一样寒冷。《内经》中所说的"热无灼灼,寒无沧沧"就是此意。其实,在日常生活中也是这样。比如在炎炎夏季,人们都想吃一些寒凉解暑的冷饮,以清热除烦,但不能过于贪凉饮冷,以免寒邪伤脾害胃,形成腹满胃胀、恶心欲呕、食欲缺乏的寒邪伤中证候。同样,在寒冷的冬季,人们多喜欢吃一些辛辣温热的食品,以促进血供、驱赶寒邪。但也不能过量,以防升阳动火、迫血妄行、血压升高、口舌生疮。所以,《内经》说:"水谷之寒热,感则害人六腑"。

4. 勿使食量过之 合理膳食,适量运动,戒烟限酒,心理平衡,是人体健康的四大基石。在健康的四个条件中,合理膳食是非常重要的。医学界已将肥胖列入病理范畴,认为它属于营养失调症。不加节制地暴饮暴食是肥胖的主要原因。由于"饮食不节"所导致的病症已不下上百种。《东谷赘言》中说:"多食之人有五患,一者大便数,二者小便数,三者扰睡眠,四者身重不堪修养,五者多患食不消化"。说明古代很提倡饮食宜节量。《内经》认为"饮食自倍,肠胃乃伤",说的是饮食要有节制,如长期饮食无度,可以对胃肠等消化系统造成伤害。又说"因而饱食,筋脉横解,肠澼为痔,因而大饮,则气逆"。说的是过度饱食无度,可以造成人体筋脉弛缓痿软不收的病症,或引起下利脓血的痢疾与痔疮等疾病。人体的气机以下降为顺,如果长期过量饮酒,就会造成气机上逆的病证。

饮食"勿使过之"讲的是一个方面;另一方面还要注意由于节食减肥造成的营养不良。据科学研究,细嚼慢咽,少食多餐,每餐不超七分饱,对人体是十分有益的。

二、《内经》中食忌的辨证观点

(一)忌不辨体质、脏腑的阴阳盛衰

1. 忌不辨体质的盛衰 体质就是人体的素质。它是在先天遗传性和后天获得性基础上表现出的人体形态结构、生理功能和心理因素的综合的、相对稳定的特征,即体质是人体形态、功能、素质、心理和适应能力的综合反应。所以说,体质是人的生命活动和劳动工作能力的物质基础。体质既反映着人体生命活动的水平,也反映着人体的身体运动水平。

《内经》十分重视"食忌"与体质的关系,把人分为阴脏体质与阳脏体质两大类,并认为人体的体质与年龄、工作性质、居住地以及后天调养有十分密切的关系。

(1)忌不辨阴脏体质与阳脏体质:中医学把人的体质分为两大类:一类偏热性的体质称为阳脏体质;另一类偏寒性的体质称为阴脏体质。一般来讲,阳脏体质的人平素贪凉,如果吃了辛热食物后,就会出现面红耳赤、口渴喜冷饮、口苦咽干、口舌糜烂、便干溲赤等变化。所以,阳脏体质的人在日常生活中应避免食用辛热助阳的食物,多吃一些平性或凉性食品,如萝卜、白菜、秋梨、鸭肉、大米、绿豆等。阴脏体质的人平素喜欢温热饮食,如果吃了寒凉饮食后,就会出现手足冰冷、面色苍白、尿频便溏、畏寒喜暖、脘腹隐痛等变化。所以,阴脏体质的人在日常生活中应避免食用寒凉伤阳的食物,多吃一些辛热温暖的食物,如柑橘、羊肉、鸡肉、面粉、葱、姜、蒜等。

由于人们的体质有阴阳的不同,所以患病后的症状表现也不一致,用药和食疗也有差别。例如,同样感受了外邪的侵袭,阳脏体质的患者发病后以热性症状为主,此时不可用温热药及温热食品,应重投寒凉之剂。而阴脏体质的患者发病后,以寒性症状为主,在治疗时不可用寒凉之品,应重投温热辛散之品。所以古人说:"桂枝下咽,阳胜则毙;石膏下咽,阴盛则亡。"要求医生应充分认识体质偏热、偏寒的重要性,这对分析疾病性质、指导临床用药及食疗的宜与忌,具有十分积极的意义。

(2)忌不辨体质随着年龄变化:《内经》指出:"人生十岁,五脏始定,血气已通,其气在下,故好走;二十岁,血气始盛,肌肉方长,故好趋;三十岁,五脏大定,肌肉坚固,血脉盛满,故好步;四十岁,五脏六腑,十二经脉,皆大盛以平定,腠理始疏,荣华颓落,发鬓斑白,平盛不摇,故好坐;五十岁,肝气始衰,肝叶始薄,胆汁始减,目始不明;六十岁,心气始衰,苦忧悲,血气懈惰,故好卧;七十岁,脾气虚,皮肤枯;八十岁,肺气衰,魄离,故言善误;九十岁,肾气焦,四脏经脉空虚;百岁,五脏皆虚,神气皆去,形骸独居而终矣"。

上段论述说明两层意思,一是体质随着年龄的增长而变化;二是体质的盛衰,决定于五脏坚与不坚、精气盛满与否。人的体质不但与先天有关,而且后天的充养和调摄也是非常重要的。如果先天禀赋薄弱,后天犹能资培,这就是后天生先天的理论。虽先天不足,后天调养得当,可使五脏坚固、血脉和调及精、气、神充沛旺盛,也能享大寿、臻高年,达到尽终其"天年"的目的。

人们的体质随年龄的增长而逐步下降,机体的活力及耐受力也在逐步衰减。老年人患病后易虚易实,易于转变。所以,药物疗法及食疗的宜与忌均应充分考虑年龄的因素,以免加重病情。

(3)忌不辨体质与工作性质的关系:人们的体质与工作性质也有明显的关系。

长期从事体力劳动的人,终日劳碌,筋骨隆盛,肌肉饱满,正气充盛,消化力强,不易被外邪侵袭,不易为饮食所伤。既病之后,一般也正盛邪实,其治疗也以祛邪为主。长期从事脑力劳动的人,多静少动,消化力弱,脂肪易于淤积,易被饮食及外邪所伤。既病多因正虚邪入,其治疗也应攻补兼施。

(4)忌不辨体质与居住饮食的关系:《内经》指出:"故东方之域,天地之所生也。鱼盐之地,海滨傍水,其民食鱼而嗜咸,皆安其处,美其食。鱼者使人热中,盐者胜血。故其民皆黑色疏理,其病皆为痈疡,其治宜砭石……中央者,其地平以湿,天地所以生万物也众。其民食杂而不劳,故其病多痿厥寒热,其治宜导引按跷。"本段所论述的中心意思是:第一,由于人们居住地和饮食习惯的不同,所以体质也不相同;第二,由于体质的差异,人们所患病症的性质不相同,故其治疗方法也就不尽一致了。

本文所论述的体质差异和各种治疗方法,是从东西南北中等不同居住地及不同饮食习惯、不同体质和发病实际情况总结出来的。因此,启示我们在临床上用药物治疗或饮食治疗时,必须结合不同的自然居住环境、不同的饮食习惯以及个体差异等具体情况,正确掌握因时制宜、因地制宜、因人治宜的治疗原则。

(5)忌不辨体质与后天调理的关系:《内经》指出:"上古之人,其知道者,法于阴阳,和于术数,食饮有节,起居有常,不妄作劳,故能形与神俱,而尽终其天年,度百岁乃去。"本段说的是,远古之人,也就是人类生活的早期时代,那些懂得养生道理的人,效法自然界寒暑往来变化的规律,选用一些适合的调摄精神、锻炼身体的方法,饮食有节制,起居有规律,不违背常规的劳心、劳力、劳房。所以,能做到形体与精神共存、协调,活到百余岁才去世。又指出:"今时之人不然也,以酒为浆,以妄为常,醉以入房,以欲竭其精,以耗散其真,不知持满,不时御神,务快其心,逆于生乐,起居无节,故半百衰也。"本段论述的是,现代的人与古代不同了,饮食不节,嗜酒无度,把酒当成一般饮料来饮,把反常的生活方式当作正常的生活方式,酒醉后肆行房事,因为自己的欲望耗竭其精气、自己的所好耗竭其真精,不懂得保持精气充满,不善于调养精神,贪图一时的欢乐,违背养生的乐趣,饮食起居没有规律,所以到了五六十岁就精气衰竭了。

食忌在人们的后天调养中具有十分重要的作用。人们体质的强弱,主要在于后天是否遵循养生法则。遵守此道,才能度百岁乃去。现代的人违背养生法则,则半百而衰。说明人寿命的长短,不在时世之异,也不全在于先天因素,而主要在于后天的调养。这对于体质的强弱、寿命的长短有着很重要的意义。

2. 忌不辨脏腑的阴阳盛衰 阴阳,是古代哲学的一对重要范畴,是用于认识世界和解释世界的一种世界观和方法论。《内经》说:"阴阳者,有名而无形",说明阴阳是一种属性概念,并不代表某种具体事物。《内经》非常重视阴阳学说,认为任何事物内部无不存在着相互对立的两个方面。这两个方面的对立统一运动,是事物变化和发展的动力。《内经》说："阴阳者,天地之道也,万物之纲纪,变化之父母,生杀之本始,神明之府也。"讲的是,阴阳是自然界的一般法则和规律,是万物生长消亡变化的纲领,阴阳二气对立统一的运动产生了万物,是一切事物新生和消亡的根本,也是自然界万物运动变化的内在动力。

脏腑,是人体内五脏和六腑的统称。就其属性而言,心、肝、脾、肺、肾等五脏属阴;胆、胃、大肠、小肠、膀胱、三焦等六腑属阳。《内经》认为,五脏接近于实体器官,主持人体的意识思维活动,储藏精气。六腑的形态类似管腔性器官,主持饮食物消化、吸收和排泄。

就五脏六腑来说,每一脏腑,都包含着阴阳对立统一的两个方面。以肝脏为例,其功能升发、向上、条达属阳;而肝为血海,乙癸同源,又属阴的范畴,所以称其为"体阴而用阳"。但是,这种阴阳是相对动态平衡的,"阴平阳秘,精神乃治"讲的就是这个道理。一旦这种平衡被打破,人们就会发生疾病。打破这种平衡的主要因素有内因和外因。饮食因素在致病的诸多原因中,扮演着比较常见的角色。此外,正如前文所讲述的,人尚有阳脏体质和阴脏体质之别,这说明正常人的脏腑本身或脏腑之间阴阳相对的偏盛或不足。而强调食忌就是要让人们少犯"损其不足,益其有余""虚虚实实"的错误。

(二)忌不辨食物的四气五味和归经属性

1. 忌不辨食物的四气　食物中的寒热温凉四气,实际上是指寒凉与温热两种不同性质的食物。寒凉属阴,温热属阳。

《内经》认为,人体之所以发病,是阴阳失调的结果。"阳盛则阴病,阴盛则阳病""阳盛则热,阴盛则寒""阴平阳秘,精神乃治,阴阳离绝,精气乃竭",讲的都是这个道理。治疗疾病的手段就是"寒者热之,热者寒之",从而使阴阳之间达到新的动态平衡而疾病向愈。

食忌与四气的关系,简单地讲,就是饮食疗法也和药物疗法一样,不能"治寒以寒,治热以热",以温热食物来治疗火热内盛的疾病,犹如负薪救火,愈演愈烈;以寒凉食物来治疗阴寒偏盛的疾病,犹如雪上加霜,火上浇油。《饮膳正要》说:"饮食百味,要其精粹,牢其有补益助养之宜,新陈之宜,温凉寒热之性,五味偏走之病。若滋味偏嗜,新陈不择,制造失度,俱皆致病。"还说:"可者行之,不可者忌之,如妊妇不慎行,乳母不忌口,则子受患。若贪爽口而忘避忌,则疾病潜生而中,不悟有年之身,而忘于一时之味,其可惜哉。"此乃至理名言。

2. 忌不辨食物的五味　中医学中食物的辛甘酸苦咸五味,是食物的真实滋味和治疗作用相结合的产物,是古人从长期的生活和医疗实践中总结出来的,是中医学五味理论的基础,也是食疗和食忌法则的理论根据。在《内经》"药食同源"理论基础上,后世对食物五味的作用做了进一步的补充和发挥,认为辛味能散能行,具有发散、行气、行血等作用;甘味能补、能缓、能和,具有补益和中、缓急止痛等作用;

酸味能收、能涩,具有收敛固涩作用;苦味能燥、能泄;咸味能软坚、能下,具有化痰、软坚散结和泻下的作用。

五味分入五脏,发挥其防病治病和养生保健作用,但不能偏嗜和过度,过则为害。正如《养生四要》所说:"五味稍薄,则能养人,令人神爽;稍多则随其脏腑各有所伤",讲的就是这个道理。医圣张仲景曾说:"所食之味,有与病相宜,有与身为害。若相宜,则益体,害则成疾"。这充分指明了关于五味与食忌的原则。

药食各有气味。由于各自的气味不同,因而其性能各异。只有气没有味,或只有味没有气的药食是不存在的。药食的气与味应结合起来进行分析,药食的气味不但有厚薄之分,而且有寒热温凉、辛甘酸苦咸之别。一般来说,具有辛味和甘味的食品,性多温热;具有咸味、苦味和酸味的食品,性多偏寒凉。正如《内经》所说:"气味辛甘发散为阳,酸苦涌泄为阴。"既然疾病的产生缘于脏腑的阴阳失调,其治也必然以气味之阴阳来调节人体阴阳的偏盛或不足,这也是食忌理论的根本所在。

3. 忌不辨食物的归经　食物归经理论是在中医学五味学说的基础上发展起来的,这是古人从医疗实践及预防保健中总结出来的。食忌的辨证观点,也是在此基础上发展而来的。

食物归经是以脏腑经络理论为基础,是以所治病证为依据而确定的。有的食品只归一经,有的食品则归数经,这说明不同食物的作用范围有广义和狭义之分。

人们所食的食物,只有归某一经,才能对某个脏腑有防病和治病作用。如果不归某经,则对这个脏腑的作用较少或没有作用。如龙眼肉甘温,归心、脾经,其功能是补益心脾气血、安神,用于治疗虚劳羸弱、失眠、健忘、惊悸、怔忡等症。如见其性属甘温,而用其补益肺气,则绝非所宜。再如食疗佳品生姜,性味辛温,入肺、胃、脾经,功能是发表、散寒、止呕、开痰。用于治疗风寒感冒、呕吐、痰饮、喘咳、胀满、泄泻等疾病较为适宜。如果只见其性属辛温而用于肾阳虚证,也不可能产生疗效。

《内经》指出:"阴之所生,本在五味;阴之五宫,伤在五味。是故味过于酸,肝气以津,脾气乃绝……味过于辛,筋脉沮弛,精神乃央,是故谨和五味,骨正筋柔,气血以流,腠理以密,如是则骨气以精,谨道如法,长有天命。"说的就是,五味各归其经,而五脏阴精的产生,本源于饮食五味。但是,如果五味过极,也可对贮藏真精的五脏造成伤害。只有谨慎地调和五味,才能身体健康、尽其天年。

总之,《内经》中的食忌原则要求我们在临床实践中,要熟悉食物的气味属性以及食物的归经,掌握食物与疾病的相宜与相忌,"形不足者,温之以气;精不足者,补之以味""适事为故"。

(三)忌不辨食物的君臣佐使和采集加工的配伍原则

1. 忌不辨食疗处方的君臣佐使　食疗处方是在中医"药食同源""医食同宗"的思想指导下,受中医方剂学的影响,由单个食物治病进而同多种食物联合治病的基础上形成的,是辨病论治与辨证论治相结合的产物。

　　单味食品的作用各有所长,各有所短。只有通过合理的配伍,调其偏性,降低毒性,增强功能,消除或缓解对人体的不利因素,发挥其相辅相成或相反相成的综合作用,使各具特性的食物联合成一个新的有机整体,才能符合临床要求,充分发挥食疗作用,以适应比较复杂病证的治疗需要。

　　每一个食疗处方的组成,必然要根据临床的需要,在辨证的基础上选择合适的食品,但在配伍组成方面,还必须严格遵循处方的组成原则,该原则最早见于《内经》。如《素问·至真要大论》中说:"主病之为君,佐君之谓臣,应臣之为使。""君一臣二,制之小也。君一臣三佐五,制之中也。君一臣三佐九,制之大也。""君一臣二,奇之制也。君二臣四,偶之制也。君二臣三,奇之制也。君二臣六,偶之制也"。由此可以看出,君、臣、佐、使是组方的基本原则,关于君、臣、佐、使的作用,可以归纳为以下几点。

　　君:是针对主病或主证起主要治疗作用的食物,是食疗处方中不可缺少的成分。

　　臣:有两种意义。一是辅助君加强治疗主病或主证的食物;二是针对兼证或兼病起主要治疗作用的食物。

　　佐:有三种意义。一是配合君、臣以加强治疗作用,或直接治疗次要症状的食物;二是用于消除或减弱君、臣食物的毒性,或能制约君、臣峻烈之性的食物;三是反佐作用,与君性味相反,但又能在治疗中起相成作用的食物。

　　使:有两种意义。一是引经,引导方中其他食品直达病所;二是调和,具有调和方中各种食物的作用。

　　以张仲景《金匮要略》中的著名食疗处方当归生姜羊肉汤为例,该方用于妇女产后血亏、虚寒腹痛,方剂组成是:当归 20 克,生姜 30 克,羊肉 500 克,黄酒、食盐适量。当归、生姜洗净,浸软切片,羊肉洗净切块,加水煮沸去浮沫,文火炖烂。

　　方中当归补血,活血,调经止痛为君;生姜温里散寒止痛和羊肉温中补虚、缓急止痛为臣;黄酒辛温,散寒止痛为佐,但又能引经为使,食盐调和诸味,并能引入血分亦为使。

　　综上所述,除君以外,臣、佐、使都具有两种以上的意义。在组合食疗处方时,除君以外,其他各类食品可以不完全具备。此外,要充分注意食忌的观点,根据中医学理论,将其组成一个有机的整体,使之更好地发挥疗效,不要蛮补妄补,也不要诛伐无过。

　　2. 忌不辨食物的采集加工方法与配伍原则

　　(1)忌不辨食物的产地:食物的来源,除部分人工制品外,主要来自动物和植物。长期的临床医疗实践证明,食物的疗效和质量与产地有密切关系。在我国的广袤大地、江河湖泽、山陵丘壑、平原沃野及辽阔海疆,自然地理状况十分复杂,水土、日照、气候、生物、分布等生态环境各地不完全相同,有的甚至差别很大。所以,食物的产地与质量有密切的关系。

例如,梨能润肺止咳,生津止渴,但以山东莱阳所产最佳;鹿肉能补血壮阳,强身健体,但以东北梅花鹿最优;大枣补脾和胃,益气生津,但以河北中部所产为上;菊花平肝明目,甘寒养阴,但以安徽滁州所产为优。

总之,中医食忌理论认为,由于自然条件的不同,所以各地生产的食品质量也优劣各异,这就产生了"道地食品"的概念,至今仍有效地指导临床实践。

(2)忌不辨采集时间:植物类食物,随不同的生长发育阶段,其中的化学成分积累是不相同的,甚至会有很大区别。首先,植物生长期限的长短与所含化学成分的质和量有着密切关系。其次,时辰的变更也与其有效成分含量密切相关。例如,东北三江平原的大米与江南的三茬大米比较起来,前者因生长周期长,其营养成分、疗效以至口感均明显优于后者。再如甘寒清热的金银花,一日之内以早晨 9 时以前采摘最为适宜,否则因花蕾开放而质量降低。鹿茸应在清明后 45～60 天截取,过此时则角化而无用。至于制作阿胶的驴皮应在冬至后剥取,因此时皮厚而质佳。我国著名医学家孙思邈在《千金翼方》中指出:"不依时采取与朽木不殊,虚费人工,卒无裨益。"讲的就是要按时采集药食的道理。

(3)忌不辨加工方法:食物的加工,是指将所采集到的食物原材料进行必要的加工处理。其目的是,根据临床医疗的要求,去除食物的无用部分及有毒成分,增强食品的作用,改变食品的性能或功效,改变食品的某些性状,除去食品的异味,以适应病情的需要。正如古人所说,食物加工"不及则功效难求,太过则性味反失"。

《内经》提出的汤液醪醴的制作方法是:"必以稻米,炊以稻薪,稻米者完,稻薪者坚。"因为稻生于阴水之精,首戴天阳之气,得天地之合而能至完;秋气劲切,霜露凝结之时伐之而能至坚。完全则酒清冷,坚劲则气迅疾而效速。并明确指出它的治疗作用是"邪气时至,服之万全。"时至今日,仍有一定的临床意义。

中医食忌理论认为,食品加工应有一定的法则,如果不按照这一法则来加工食品,不仅达不到治疗目的,反而可以对身体造成一定的伤害。据《周礼·天官·冢宰》记载:"食医掌和王之六食、六饮、六膳、百羞、百酱、八珍之齐。"可见,早在周朝,我国就已有了专门的食品加工调配及饮食管理人员。由此可以了解到,我国古代对饮食宜忌和加工方法是非常重视的。

(4)忌不辨食物的配伍原则:食物的配伍原则是根据中医学理论,按照君、臣、佐、使的组方原则,"谨和五味""无使过之",注意食物之间的相反和相畏。

《肘后方》中记载的"白羊不可杂雄鸡""羊肝不可合乌梅及椒目食。"还有"常山忌葱""天冬忌鲤鱼"的告诫。这些大多是符合人们的饮食卫生规范的。

在患病服药期间,应该对某些食物禁忌,也简称为食忌,也就是人们通常所说的忌口。一般而言,在患病期间应忌食生冷、辛热、油腻、黏滑、腥膻及有刺激性、不易消化食物。此外,根据病情的不同,食忌也有区别。例如:外感热病应忌辛辣、油腻、黏滑、油炸类食物;寒性疾病应忌生冷;消渴病应忌糖并限制淀粉的摄入量;冠心病人应忌食肥肉、动物脂肪及内脏,并应戒烟限酒;高血压患者,多肝肾阴虚、肝阳上亢、头晕目眩、烦躁易怒,应忌食胡椒、大葱、辣椒、大蒜、白酒等辛热助阳食物;脾胃虚弱、消化不良者,应忌食油炸黏腻、寒冷坚硬的不易消化食品;疮疡、皮肤病患者,应忌食鱼、虾、蟹、牛肉、羊肉等腥膻发物及辛辣刺激食品。各种肿瘤病人应忌黏腻主食和忌辛辣、酸凉副食,忌生食水果,应绝对戒酒。有人提出乙醇对癌的毒副作用有 5 个方面:一是乙醇或含乙醇的饮料中有致癌物、辅助致癌物或促进剂;二是乙醇是致癌物的溶剂;三是乙醇可以增强致癌物活化;四是大量饮酒导致免疫功能的抑制;五是大量饮酒可以导致营养不良。

此外,妇女妊娠期,也应重视饮食禁忌。古代医家对妊娠禁忌早有认识。《医宗金鉴》中有"妊娠食雀肉饮酒,令子淫乱无耻"的记载。据现代研究,孕妇经常饮酒,其常见的后果是可使胎儿发育不良、个子矮小或导致早产等。有人报道,酗酒妇女所生婴儿畸形率比不饮酒者高 2 倍。妇女酗酒可以导致胎儿乙醇综合征。表现为小眼球症、眼睑裂短小、内眼角赘皮、眼睑下垂、小头、小下腭、腭裂、房间隔缺损、外阴畸形、漏斗胸、膝关节异常、四肢运动障碍等。因此,从优生学的角度来讲,应避免酒后受孕,妊娠期应忌酒。

总的来说,妊娠食忌虽然很多,其食物也是多种多样,但总结起来不过以下几点:一是对母体不利的食物;二是对胎儿不利的食物;三是对产程不利的食物;四是对小儿不利的食物。妊娠食忌的原则是:以上 4 种食物,如无特殊需要,应尽量避免食用,以免发生不测。

(四)忌不辨居住环境、地理位置和四时气候的影响

1. 忌不辨居住环境和地理位置 《内经》中说:"黄帝问曰:医之治病,一病而治各不同,皆愈,何也? 岐伯对曰:地势使然也。"说明同患一种疾病,因居住的地理环境不同,而有各种不同的治法。

《内经》认为:居住在东方海滨的人,以鱼为主要食品,且喜欢咸味,鱼能使人产生内热,咸入血,多食能令人渴。内有积热而腠理空虚,所以好发生痈肿疮疡等疾病。从食忌的观点来看,在海边生活的人应少吃辛辣食品,以防助热动血。正如《老老恒言》中指出的那样,"凡食物不能废咸,但少加使淡,淡则物之真味真性俱得。每见多食咸味必发渴。咸属水下润,而反而渴者何?《内经》谓血与咸相得则凝,凝则血燥。"说明咸味过重,就会伤害机体,引起疾病。

居住在西方的人,因天地之气自西而泽,故为收引之所。他们依丘陵而住而多风沙,有披毛布铺草席而不讲究衣着的生活习惯,多吃一些酥酪骨肉等鲜美食物,所以人体多肥胖,其病也多由于膳食营养不均衡所造成。从食忌的观点来看,居住在西方的人,应多吃一些碱性蔬菜、水果,以中和因长期肉食造成的体液偏酸。因受饮食习惯的影响,这里的居民体内多热、多痰、多湿。所以,就不能吃一些甘温食品,以免助热生痰,造成变证。

居住南方的人,因为那里阳气充足,适宜长养万物。但地势低下,水土柔弱,湿气从之,故雾露积聚。那里的人们喜欢吃酸味和经过发酵的豉鲊曲酱等食品,腠理疏松而面色发红,由于湿热不除,内著筋脉而发生挛痹的病证。从食忌的观点来看,在南方居住的人,由于长期湿热内伏,所以不能吃一些油腻及辛热的食品,以免助湿生热,损害身体,引起疾病。

居住在北方的人,天寒地冻,应冬令而有闭藏之象,地势较高,依丘陵而居,风寒凛冽。那里的人属游牧民族,居无定所,喜欢吃乳制品。因地气寒,乳性亦属寒凉,故令人脏寒,脏寒则气滞,气机升降失调。所以多见一些腹部胀满的疾病。从《内经》养生观点来看,在北方居住的人,由于气候和饮食的习惯造成"脏寒",所以不能吃一些性质寒凉的食物,以免壅遏气机,发生腹满食不下等疾病。

在中央居住的人,土地湿润肥沃,万物茂盛,生机勃勃。四方辐辏,而万物交归于此,所以在这里居住的人们食物纷杂而不用劳作。这里的人养尊处优,四体不用,营养失衡,体态雍容,所以易于发生四肢痿软,手足不温,脏腑虚寒或湿热内伏的病证。这些人用补用泻皆非所宜,其治宜于导引及按摩。从食忌的观点来看,饮食宜清淡,不宜膏粱厚味,以免损伤机体,造成变证。

上文所述的主要意思是,饮食禁忌也应因地制宜。因我国幅员辽阔,地理环境、气候条件差异很大,所以食忌也应有针对性。此外,《内经》的食忌观点还认为,饮食也应因人制宜,由于人的体质、生活习惯之不同,在饮食的选择方面也应顺应个体差异。如有的人吃少量辣椒就大汗不已,有的人对鱼虾过敏,有的人吃鸡蛋而腹痛。针对以上这些情况,饮食就应当有所避忌。

体质偏寒的,宜吃温热性食物而忌食寒凉性食品;体质偏热的宜吃寒凉食物而忌食辛辣烟酒以及热性食品。

此外,还应考虑根据不同的年龄和性别选择适当的食物。如老年人多肝肾阴虚,下元不足,宜多吃一些贝类海产之品,而忌食坚硬、黏腻、油滑、辛辣食物;小儿脏腑娇嫩,饮食宜平淡,性味不宜过偏;"女子以血为本",饮食应以滋阴、补血为主,尽量选用多汁、多液食品,应少吃辛辣食品,以免耗气伤血。

更具特点的是,我国古代名著《吕氏春秋》也认为地理环境与水质有关,而水质与人的健康也紧密相连,它说:"轻水所,多秃与瘿人。重水所,多尪与躄人。甘水所,多好与美人。辛水所,多疽与痤人。苦水所,多尪与伛人。"经现代科学证明,不同地区的水中所含的其他成分和微量元素各不相同,这些微量元素如钙、锌、硒、碘、氟等,都与人体有密切关系。如缺碘的地区多见甲状腺肿大,缺硒的地区多见大骨节病,高氟地区多见有牙齿发黄质脆等。明代养生学家贾铭对净水剂颇有研究,除发明植物净水剂外,还发明了矿物净水剂。对人类的健康作出了贡献,时至今日仍有一定的指导意义。

2. 忌不辨四时气候的变化 《内经》中以阴阳五行的理论,阐明了人之五脏外应五方、四时、五味等五脏与四时各有收受的理论,并重点强调了饮食物精微的消化与输布,应配合四时寒暑,符合五脏阴阳,度量盈虚,用为常道。提出了"合于四时五脏阴阳,揆度以为常也"的观点。

《内经》认为,在春季,阳气已发生并敷陈之,天地间的生发之气都已发动,万物也因此而欣欣向荣,此时应夜卧早起,缓缓散步于庭院,披开发束,松缓衣带,让形体舒展,使自己的志意顺春天生发之性而活动。此时的食品性质应温和清淡,不要过于寒凉和辛热,神志活动也要顺应春天阳气生发之性,要"生而勿杀、予而勿夺、赏而勿罚。"保护春生之气,以免造成变证。

在夏季,阳气已盛,物蕃且秀,天地之间阴阳之气已交接,植物也已开花结果。此时不要厌恶夏天昼长天热,也应夜卧早起,要适当多吃一些寒凉食品,少吃一些温热食物,以使人的神气旺盛饱满,让体内的阳气宣发在外,与夏季的阳盛环境相适应,以免火伤而暑气乘之,至秋则金气收敛、金火相争、寒热往来而发痎疟。

在秋季,万物之容至此平定,风气劲疾,物色清肃。此时的人们,应早卧早起,与鸡的起居时间一致,使自己的神志安宁,以避秋天肃杀之气,此时的食物应清淡平和,勿使有偏,尤忌辛热之品,以防扰动阴精,正所谓"秋膘宜养不宜热。"收敛神气而勿外露,从而使肺气清肃,以免造成肺金的损伤,至冬日发为水谷不分的肾虚寒泄证。

在冬季,阳气已伏,万物潜藏,天寒地冻,要使自己的阳气不受干扰而顺利闭藏起来。要早卧晚起,必须等待阳光,要使人体的阳气内伏而不外泄。此时的食物性质应偏于温暖而远离寒凉,以呵护阳气,但也不要使皮肤过度出汗,以免阳随汗泄,导致阳气频频受损,造成肾精的损伤,致春天发生筋脉失养的痿证和阳虚不能温养四末的厥证。

天气的变化,直接影响到万物的荣枯生死,也影响到脏腑阴阳的盛衰。《内经》食忌观点告诉我们,人们的饮食如能顺应天气的变化,就能保全"生气",健康长寿,否则就会生病或夭折。《内经》的这些食忌观念,实际上是"言天以示人也。"

因时制宜,是《内经》中著名的食忌学术观点。人们生活在自然界中,四时气候的变化,对人体的生理功能、病理变化均可产生一定的影响。所以,根据不同季节气候变化的特点,来确定饮食的宜与忌,是非常正确的。

中医学在治法中有"用寒远寒,用热远热"的观点,指的是在寒冷季节,即使治疗热病,也应少用寒凉之品;而治疗寒病,即使在炎热季节,也应慎用温热之药。食忌也是如此。在阳气生发的春季,不宜过度食用油腻煎炸助阳动火之物,尤其在雨雪较少的春季,更应如此。到了炎热的夏季,暑热和湿气交蒸,天气闷热,汗出较多,人们易于贪食生冷瓜果,寒凉之物太过则伤脾胃之阳气。因此,在炎热的夏季,应切忌贪凉饮冷,更不可多食油腻厚味,饮食宜清淡,以利湿清暑。到了天高云淡的秋季,劲切肃杀,天干物燥,人体津亏液乏,此时人们的饮食应以生津养液之品为主,忌食一些辛热炙炸烧烤之品,以免耗阴伤精、升阳动火,到了冰天雪地的冬季,气候寒冷,万物收藏,此时人们应选用一些具有温补作用的食品,禁止滥用寒凉性质食物,以免损伤阳气。

此外,中医学还对人们一日三餐食量的多少,也有论述。认为应早吃饱,午吃好,晚吃少。正如《老老恒言》所说的那样:"早饭可饱,午后即宜少食,至晚更必空虚。"

应该指出的是,醉饱后不宜马上洗热水澡、蒸桑拿浴。因为饱食后,胃内的食物要进行消化,所以,胃和消化道的血流量增加,身体其他部位的血流相对减少。由于热水和蒸汽对皮肤的刺激,使人体外周、体表的毛细血管扩张,导致消化道的血流量相对减少,从而使胃的消化功能下降。人们在饮酒后,全身体表的毛细血管扩张,热量大量散失。如果此时再用热水洗浴,就会使体表毛细血管扩张加剧、心搏加快,易造成大脑短暂性缺血、缺氧,出现头晕、眼花,甚至晕仆。同理,由于外周血流量急剧增加,也可导致冠状动脉的血流量降低,尤其是冠心病患者,反应更为明显,可以诱发心绞痛,乃至心肌梗死等病症。

古人还认为,饭后应适当活动,既不能饭后即睡,也不能做剧烈的运动。《千金要方》指出:"食毕当行踟蹰……饱食即卧,乃生百病。""饭后百步走,能活九十九",也强调了饭后适量运动的重要性。但是,正如《寿世保元》所说的那样"食饱不得速步走马,登高涉险,恐气满而散,致伤脏腑。"说明饭后做过于剧烈的活动,也可对人体造成伤害。

《养生延命录》主张:"不欲饱食便卧及终日久坐,皆损寿也。人欲小劳,但莫至疲及强所不能堪胜尔。人食毕,当行步踟蹰,有所修为快也。故流水不腐,户枢不蠹,以其劳动故也。故人不要夜食,食毕但当行中庭如数里可佳……故养性者,先饥而食,先渴而饮。恐觉饥乃食,食必多;盛渴乃饮,饮必过。食毕当行,行毕使人以粉摩腹数百过,大益也。"这种将饮食与运动结合起来的养生方法是很可取的。

(五)忌不辨饮食习惯的影响

俗话说:"病从口入",这主要是指"食忌"中关于饮食卫生的问题。"食忌"中有许多学问,只有正确地掌握它,才能有益于人体的健康。它涉及的问题比较广泛,如餐具的消毒、饭前洗手、食物的花色品种、饮酒、分餐制及正规的饮食制作工艺流程等,都应注意。

1. 吃饭与食忌　人们在吃饭时,要保持心情舒畅。因为愉快的心情能增加唾液、胃液的分泌,能使胃的蠕动和谐,有助于食物机械消化和化学消化。如果在吃饭时心情郁闷、烦躁,则消化液分泌减少,胃的蠕动减慢,造成消化不良、腹胀、嗳腐吞酸等症。

中医学认为,饮食物的消化吸收,主要靠肝的疏泄、胆汁的正常排泄及脾升胃降来完成。如果心情郁闷就会造成肝气不舒。而胆附于肝,胆汁的排泄要靠肝的疏泄功能来完成;脾气主升,胃气主降,气机的升降,又是人体气机运动的基本形式,而这种升降也靠肝的疏泄来完成。所以情志不舒、肝气怫郁,既可影响到胆汁的排泄,也可影响到脾胃的气机升降功能,从而导致肝木乘侮脾土的病证。

在吃饭的时候,要专心致志,要"食勿言",不要三心二意、心事重重,这样可以减少胃病的机会,也可避免因注意力不集中而导致食物进入气管引起的呛咳或窒息。

吃饭还应细嚼慢咽,这可以将食物充分嚼碎,并与消化液搅拌均匀,这样能增加食物和胃、肠的接触面积,有利于消化液充分发挥作用,减轻胃的机械消化压力。此外,充分的咀嚼能促使碱性的唾液分泌,唾液淀粉酶能将淀粉分解成甘甜爽口的麦芽糖,有利于在肠道内进一步吸收。细嚼慢咽的同时,还能反射性地引起胃内腺体、胰腺的分泌和胆囊的收缩,从而帮助消化。据报道,细嚼慢咽还能使人产生饱腹感,有利于限制食量和减肥。

在吃饭时,要喝适量的汤和水。一是可以润滑食管,有利于食物的下咽;二是可以增加胃的溶解能力,从而有助于食物的消化。

2. 花色品种与食忌 "食忌"对食品的花色品种、质量及制作方法也都有一定的要求。孔老夫子提出:"食不厌精,脍不厌细""齐必变食",应经常改变饭菜的花样品种。另外,他还提出了著名的十不食观点:"食饐而餲,鱼馁而肉败不食,色恶不食,臭恶不食,失饪不食,不时不食,割不正不食,不得其酱不食……沽酒市脯不食,不撤姜食,不多食。祭于公不宿肉,祭肉不出三日,出三日,不食之矣。"意思是不吃霉败的粮食、腐烂的鱼肉;不吃变色、变味及不符合制作方法的食品;不到吃饭的时间,不吃;胡割乱砍的肉,不吃;没有经过酱醋制的肉食品,不吃;不吃从集市上买来的酒和肉干;餐后吃一点生姜,可以帮助消化,但不能多吃;祭神用的肉,如果时间太长了,也不吃。孔子提出的饮食卫生是比较科学的,至今仍有一定的指导意义。

3. 饥不择食与食忌 人们常说:"饥不择食""饥饿是最好的食品调味剂"。这是说人在饥饿难耐的时候,食欲很强,见到可吃之物就吃,以填饱肚子为主。但食忌观点认为,有很多食物越在饥饿时越不能吃。

黏滞食品如粽子、年糕等,这类食物性质黏腻,不易消化,空腹食用,易于积滞胃肠之中,造成消化不良。

大蒜、辣椒:大蒜中含有强烈辛辣味的大蒜素,空腹食蒜,会对胃肠黏膜造成强烈刺激,引起胃肠痉挛及绞痛;而辣椒素也可对消化道造成一定的损害。

牛奶、豆浆:两者都含有大量的蛋白质,如在空腹时饮用,蛋白质将被转化为热能而被消耗掉,起不到蛋白质的营养和滋补作用。其实牛奶和豆浆应和淀粉类食品同食,也可在睡前或餐后2小时饮用。尤其是牛奶,因其具有一定的镇静催眠作

用,尤宜睡前饮用。此外,我国有许多人肠道内缺少一种分解和消化牛奶的酶,空腹饮用易于引起腹泻,更以饭后为宜。

酸奶:酸奶内含有大量的乳酸菌,适宜乳酸菌生长的酸碱度 pH 为 5.4 以上,人在空腹时,胃液的 pH 在 2 以下,因乳酸菌难以成活,故酸奶的保健作用减弱或消失。如在饭后 2 小时以后饮用,或在睡前喝,则既有保健滋补作用,又有排气通便功能。

红薯:因红薯中含有大量的单宁和胶质,如空腹食用,会产生大量的胃酸,引起吞酸及胃内烧灼感等病症。

冷饮及凉啤酒:如果在空腹时饮用大量的冷饮或冰镇啤酒,容易使人胃肠道内温度骤然下降,强烈刺激胃肠道发生痉挛,血管迅速收缩,血流量减少;使胃肠的生理功能失调,从而影响正常的进餐及食物的消化吸收;可引起人体内的胃酸、胃蛋白酶、小肠淀粉酶、脂肪酶的分泌减少,导致消化功能紊乱;胃肠道受到过冷刺激,变得蠕动失控,运动失调,时间久了可导致胃痛、腹泻及营养缺乏等病证。对于女性,还可诱发月经失调、痛经等。

柿子及黑枣:含有较多的果胶和单宁酸,它们具有很强的收涩之性,如在空腹时吃入过多,上述物质可以与胃酸发生化学反应,形成难以崩解的胃内结石。

糖:糖是一种极易消化和吸收的食物,因人体内短时间不能分泌足够的胰岛素来维持血糖的正常值,如空腹时大量吃糖,可使血液中的血糖含量骤然升高,导致眼疾。此外,糖属酸性食品,如果空腹大量吃糖,会破坏机体内的酸碱平衡和各种微生物的平衡,对健康不利。

乙醇:空腹饮酒会刺激胃黏膜,久之可引起胃炎、消化性溃疡等病证。另外,人体在空腹时,血糖偏低,如在此时饮酒,很快就会出现低血糖性反应,脑组织会因缺乏葡萄糖的供应而发生功能障碍,可出现头晕、心慌、面色苍白、出冷汗、手足不温及饥饿感,严重者可导致低血糖性昏迷。

茶:空腹时饮用高浓度的茶水,可引起"茶醉",出现心慌、乏力、头晕、站立不稳、头痛等症状。此外,空腹饮茶能稀释胃液,影响消化功能。

香蕉:因为香蕉中含有较多的镁元素,而空腹吃香蕉可使人体血液中的镁元素骤然升高,从而破坏体内血液中的镁和钙之间的平衡,对心功能产生抑制作用,不利于身体健康。

山楂、橘子:含有大量的有机酸、果酸、山楂酸、枸橼酸等,如在空腹食用,会使胃酸猛增,可对胃黏膜造成不良刺激,造成胃脘胀满,嗳气吞酸等。

4. 就诊与食忌　人们的饮食习惯虽然各不相同,但是如果到医院就诊看病,尤其是看中医时,应注意以下几点。

(1)就诊前不宜喝牛奶、豆浆。因为喝这些东西可使舌苔白腻,造成医生误诊。另外,也不宜吃花生、瓜子、核桃等食品,因为这类食物脂肪含量高,也可附着在舌面上,形成白腻苔。

(2)就诊前不宜饮酒或吃过热过冷的食物。酒性辛热,易使气血运行加快、舌质变红、脉搏洪大有力、心率加快,影响对疾病性质的诊断。同样,过冷过热的食品也对气血的运行有一定的影响。

(3)就诊前不宜吃橄榄、乌梅、杨梅。这些食品能使舌苔变黑,而咖啡、橘子能使舌苔变黄,造成误诊。

(4)不宜饭后立即就诊,应以饭后 1 小时以上为宜。因为饭后脉多洪缓,而且舌苔变薄、舌质变红,加上有些食物易造成舌苔变色,这样会导致医生误诊。

三、《内经》中关于食忌的具体论述

《内经》对饮食养生和食忌做出了较为系统的论述,重点强调了饮食要有节制,五味应该调和,寒温应该适中,膏粱厚味应该适量等观点,指出了饮食卫生和饮食调理的具体方法,指出了违背食忌原则可对人体造成伤害,从而为后世的食忌理论与应用奠定了基础。

(一)饮食自倍,肠胃乃伤

《内经》中说:"饮食有节……故能形与神俱,而尽终其天年,度百岁乃去。"《管子》也说:"饮食节……则身体利而寿命益;饮食不节……则形累而寿命损。"《千金要方》也说:"饮食过多则聚积,渴饮过多则成痰。"这些都说明,节制饮食对人体健康有益,反之则对身体有害。

1. 饮食无节是胃肠损伤的重要原因 所谓饮食有节,是指饮食要有节制,不能随心所欲。吃的量要科学、适量,这是《内经》关于食忌论述的重要内容。"饮食自倍,肠胃乃伤",是指人体在较短时间内突然吃进大量的食物,这势必加重胃肠的负担,使食物滞留于胃肠之间,不能及时消化和吸收,胃肠功能也因此而受到损伤。

毫无节制地暴饮暴食,最易损伤肠胃的消化功能,最常见的是饮食停滞于胃脘,所见的症状有胃部胀满、疼痛拒按、嗳腐吞酸,或呕吐不消化的食物、不思饮食、大便不爽或见有腹痛肠鸣、大便臭如败卵、泻后痛减、脘腹胀满的食滞泄泻等症。

长期超量进食或经常暴饮暴食,对胃肠的功能乃至器官实质都是有一定损伤的。首先,超量进食,使胃肠不能对食物进行充分的机械消化,导致食物不能充分研磨、搅拌,不利于营养物的吸收。并且由于长期超负荷的工作,对胃肠的损伤,可由量的变化到质的变化。其次,由于大量进食,造成各种消化液的相对不足,且由于蠕动加快,消化液也不能与食物充分混合,影响消化和吸收。还有,由于各种消化液的过量分泌,势必加重分泌这些消化液器官的负担,日久也可对这些器官造成损害。

2. 胃肠受损可导致五脏精气不足 五脏有藏精气而不泻的功能,储藏在五脏

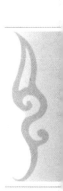

的精气是人体生命活动的物质基础,它主要靠后天水谷中的精微物质来充养,《内经》对这一过程的描述是:"食气入胃,散精于肝,淫气于筋;食气入胃,浊气归心,淫精于脉,脉气流经,经气归于肺,肺朝百脉,输精于皮毛,毛脉合精,行气于府,府精神明,留于四脏,气归于权衡,权衡以平,气口成寸,以决死生。饮入于胃,游溢精气,上输于脾,脾气散精,上归于肺,通调水道,下输膀胱,水精四布,五经并行,合于四时五脏阴阳,揆度以为常也。"这段话的大意是,食物进入胃以后,经过消化,把其中的一部分精微物质输送到肝脏,滋养全身的经脉和络脉;而另一部分稠厚的精微送到心脏,进入血液,在经脉中流行,一切经脉之气,经脉管转输到四肢、百脉及全身皮毛。毛细经脉中的精气相合,仍还流于经脉之中,经脉中的精气进一步发生变化,又灌注于其他四脏,以充养四脏,精气充盈于全身,脉气自趋于平衡,无过盛和不及,这可以从手腕寸口处的脉搏跳动表现出来,这里可以判断疾病进退。水饮进入胃以后,其精气流溢,上输于脾,脾气散布其精微,又上输于肺脏,肺脏能将代谢后剩余的水液下行输入膀胱。如此,水饮中的精微部分能够四布,并滋润五脏。这种作用,是随着四时寒暑的变迁和五脏阴阳的变化而变化,这就是水饮代谢的正常现象。《内经》的这段话,把饮食进入人体后消化吸收、营养全身、发挥作用以至排出体外的代谢过程描述的非常清楚。这表明了人的精、津、气、血乃至一切生命形式,均依赖于饮食的营养。

饮食水谷,为"生民之天,活人之本",是一切生命活动的物质基础。而饮食是否能够发挥营养全身的作用,是由胃肠的消化吸收功能正常与否来决定的。古人认为"毋伐胃气""胃气无损,诸可无虑"。《内经》也认为"有胃气则生,无胃气则死"。而中医学所称的"胃气",实际上已经涵盖了现代医学的整个消化系统功能。

饮食不节,损伤胃肠的消化功能,营养精微物质吸收障碍,可以导致化源不足、脏腑功能减退及阴阳、气血、荣卫、精神、骨髓、津液俱虚。其病变可以涉及西医的各个系统,包括免疫功能低下或免疫功能稳定性失调、内分泌功能紊乱、营养缺乏、代谢功能紊乱、神经功能低落、非保护性过分抑制引起的疾病、各器官系统功能衰退性疾病及以慢性功能减退或虚性亢奋为主要临床表现的病症。

总之,饮食不可过量,否则会对人体造成一定的损害,而饮食有节,是饮食保健的重要法则。古人所讲的"食惟半饱无兼味,酒至三分莫过频"是对"饮食有节"原则的高度概括。

(二)高粱之变,足生大丁

高,通膏,即脂膏类食品;粱,即精细食物;变,灾变,害处;丁,通疔;足,乃是字之误,是通则也。全句的意思为,过食膏粱厚味,就会使人发生疔疮等病变。

《内经》说:"经脉者,所以行气血而营阴阳,濡筋骨利关节者也。"由于饮食不节,终日膏粱厚味,从而损伤脾胃,导致火毒内生,可以破坏人身气血循环不息的生理功能,引起局部的气血凝滞、营卫不和、经络阻塞,首先发生肿痛现象。所以说:

"诸痛疡疮,皆属于火。"如果此时人体抗病能力下降,或病邪不能及时控制,可进一步形成热盛肉腐,肉腐为脓,从而导致脓肿的形成。吴崑所说的:"膏粱之人,内多滞热,故其病变,能生大丁。"就是这个意思。

随着社会的进步,人们的日常生活水平也在逐步提高。我国大部分地区的人,已从温饱型转变为营养享受型。人们的膳食结构也发生了很大变化,餐桌上摆满了高蛋白质、高脂肪、高热量的三高食品,这导致了各类营养物之间的比例严重失衡。长期吃膏粱厚味食物,还可导致人体的体液偏于酸性,易于引起机体抗病能力下降、疲惫不堪及各种炎症。

由于饮食营养结构不平衡,肥胖已在我国成流行态势,因种族的差异,我国人群的肥胖更多的是集中在腹部,且内脏的脂肪比较多。据最近美国一项前瞻性研究报道,腹型肥胖比周身性肥胖更容易患糖尿病。终日膏粱厚味可以导致肥胖病,而肥胖与糖尿病犹如"孪生兄弟",肥胖向糖尿病发展是必然进程。

中医学也认为,长期过食肥甘、醇酒厚味、辛辣刺激食物,可以损伤脾胃,致使气机升降失司、体内蕴积实热、消谷耗津、津液不能四布,五脏六腑、四肢百骸皆失濡养而发为糖尿病。故《内经》说:"帝曰:有病口甘者,病名为何? 何以得之? 岐伯曰:此五气之溢也,名曰脾瘅。夫五味入口,藏于胃,脾为之行其精气,津液在脾,故令人口甘也,此肥美之所发也。此人必数食甘美而肥也。肥者令人内热,甘者令人中满,故其气上溢,转为消渴。"古人还说:"肥贵人则膏粱之疾也,肥而多嗜,醇酒厚味,孰能限量哉! 久之食饮酿成内热,津液干涸,而消渴之病遂成矣。"讲的就是长期膏粱厚味致使身体发胖,进而诱发糖尿病的过程。

糖尿病可以导致心血管、神经、肾脏、视网膜等病变,也可导致痈、疽、疔、疮等感染性病变。这种感染多发生于下肢,这主要是由于糖尿病引起下肢神经病变和血管病变,加之局部受压甚而损伤所致。

中医学食忌理论告诉我们,长期饮食肥甘,可以导致肥胖病的发生,肥胖可以诱发消渴,而消渴病可以导致人体抵抗力下降,易于发生皮肤感染及痈疮等病变。

中国人的膳食结构比较复杂,但多数人提倡吃杂、吃素、吃绿、吃野。特别是受佛教和道教的影响者,认为吃素食可以修身养性,可以达到神明的境界,以求长寿。

(三)热勿灼灼,寒勿沧沧

"热勿灼灼,寒勿沧沧"是中医学食忌理论中关于食物温度应适中的具体论述。我们日常生活中的食品在食用时,有的温度要适当高一些,有的食品温度要低一些。正如《周礼·天官·冢宰》中所记载的那样:"食医掌主之六食、六饮、六膳、百馐、百酱、八珍之齐。凡食齐眡春时,羹齐眡夏时,酱齐眡秋时,饮齐眡冬时……凡君子之食恒放焉。"这段话的大意是,食医掌管帝王各种食物的调配及制作方法,吃各种食物的温度,要像春天一样温暖;吃各种羹汤要像夏天一样的炎热;服食酱醋类食物的温度应像秋天一样凉爽;喝各种饮料的温度应像冬天一样寒凉……。

"热勿灼灼",指的是食物不要像沸腾的开水那样灼热伤人;"寒勿沧沧",指的是食物也不要像寒冰那样沧沧凉凉。食品寒温适中则阴阳协调,有益于身体健康;反之则会对身体造成损伤。

1. 寒热过极,阴阳失调有碍健康　人体的阴阳是相对动态平衡的,如果吃的食物温度过凉或过热,则会打乱阴阳的这种协调关系,影响人的身体健康,甚至会造成病态。

长期吃过热过烫的食品,会对口腔、食管、胃内黏膜造成物理性损害,形成慢性口腔黏膜炎症、口腔黏膜白斑、慢性食管炎、慢性萎缩性胃炎等病症,病程日久,甚至可以发生癌变。如在饮酒或吸烟同时饮过热的茶水,则对上消化道、口腔等处损伤更大。

如果吃过于寒凉的食品,可使消化道内的温度急剧下降,胃肠的血管迅速痉挛、收缩,血流量减少,从而使生理功能失调,影响人体对饮食物的消化和吸收。同时还会使消化腺的分泌功能降低,胃酸、胃蛋白酶、小肠淀粉酶、脂肪酶以及胆汁、胰酶的分泌减少,导致消化功能紊乱。尤其是小儿,因其脏腑娇嫩,脾常不足,如过食寒凉、嗜啖瓜果生冷,则会损伤脾阳、壅滞中州、气机升降失调。还可影响到脾胃的受纳及运化功能,以致造成不思饮食、呕吐流涎、腹泻便溏、消化不良、面黄肌瘦、营养不良、抵抗力差、易感外邪等病变。此外,胃肠道由于受到寒冷的刺激,变得蠕动失控、运动失调,日久可以诱发慢性胃痛、腹痛、腹泻以及营养不良等病症。

在炎热的夏季,人们往往喜欢把食物放入冰箱内冷冻后食用,其实,这样不仅损伤脾胃阳气,而且极不卫生。尽管大多数细菌都是嗜热菌,喜欢在20～30℃的温热条件下生长繁殖,但大肠埃希菌却可以在很低的温度,如在冰箱的冷藏室内的温度下繁殖,这种细菌可引起与沙门菌所引起的极为相似的肠道疾病,并伴有类似阑尾炎、关节炎等病的疼痛症状。因此,经过冰箱冷冻过的食品,也应加热以后再食用,以防对人体健康造成损害。

2. 寒温适中,可有益健康　由于人们体质、生活习惯的不同,在饮食温度的选择方面也应顺应个体的差异。如有的人稍进温热食品即大汗淋漓;而有的人在进食较热的食品后自觉胸腹舒畅、身体舒适;有的人稍进寒凉食品就脘腹冷痛不舒、四肢不温、腰背酸楚;而有的人吃完寒凉食物后自觉神清气爽、体态安和。这些虽然是由于体质的偏寒与偏热造成的,但总应以适中为度,以免过则为灾。

寒温适中这一食忌原则,还要求食品温度也要顺应四时阴阳的变化。《饮膳正要》中说:"春气温,宜食麦以凉之;夏气热,宜食菽以寒之……冬气寒,宜食黍以热性治其寒。"这段话说明了,由于四时气候对人体的生理、病理有很大影响,所以,在不同季节,应选择不同的饮食品种及温度,以适应人体内阴阳的变化。

此外,寒温适中的食忌原则,对妇、幼、老、弱的预防保健和康复也有一定的积极意义。小儿属稚阴稚阳之体,纯阴纯阳,易寒易热,故饮食寒热不可过极,以免造成阴阳偏盛或不及;妇女在经期及胎前产后等特殊时期,饮食更应寒热适中,以免寒凝气滞血阻或温热助阳动血,造成痛经、经闭、宫寒不孕或胎动不安、早产、流产、胎萎不长等病症;老年人脾胃消化功能虚弱,食品应温暖熟软,忌寒凉黏硬,以免食物不化、吸收不良及精、津、气、血化源不足,造成营养不足,体质虚弱;体弱之人,虽有阴阳气血不足之分,但也应寒温适中,以免食物过寒过热,损其不足,益其有余,形成变证。

3. 常见的寒性及温性食物 "热勿灼灼,寒勿沧沧"并不单纯指食品的温度,也包括食品的寒热性质。所以,了解和掌握常见食品的寒热属性,根据自己体质的差异,做到有针对性的忌口,也是中医食忌理论的重要内容。

我国的食忌文化源远流长,几千年以来积累了很多的经验。古人早已探明,食物不仅可以填饱肚子,还可以利用其偏性来防病治病、养生保健。李时珍在《本草纲目》中说:"春食凉,夏食寒,以养阳;秋食温,冬食热,以养阴。"

在常吃的食品中,常见的温性食品和寒性食品有以下几类。

(1)温性食品:小麦粉、各种酒类、豆油、醋、葱、姜、蒜、胡萝卜、韭菜、葡萄、荔枝、大枣、莲子、胡桃、李子、栗子、乌梅、桃子、橘子、龙眼肉、橄榄、牛肉、羊肉、驴肉、狗肉、鹿肉、鲫鱼、黄鳝、虾、鲥鱼、西红柿、草莓等。

(2)寒性食品:小米、玉米、绿豆、苦荞麦、豆腐、豆浆、豆豉、油菜、黄瓜、丝瓜、苋菜、茄子、芋头、竹笋、西瓜、冬瓜、香蕉、梨子、菱角、藕、广柑、甘蔗、银杏、柿饼、百合、兔肉、蛇肉、鳗鱼、螃蟹、龟、甲鱼、牡蛎、芹菜、扁豆、茭白、西葫芦、萝卜、菠菜、大白菜等。

(3)介于两者之间的平性食品:粳米、糯米、黄豆、黑豆、豇豆、南瓜、倭瓜、山药、葫芦、枇杷、青梅、猪肉、鲤鱼、银鱼、乌贼鱼等。

总之,在日常生活中,要根据阴阳偏盛的具体情况,分别选用寒、热及平性食物,以物之偏来调节人体阴阳的偏盛或不足,但应适可而止,无使过度,"用寒远寒,用热远热"。

此外,在食品制作过程中,也应调节阴阳,使之不要寒热过极。例如,在助阳食品中,加入青菜、鲜笋、白菜、冬瓜、鲜果汁以及各种瓜类甘润之品,这样能中和或柔缓温阳食物辛燥太过之偏。而在养阴食物中,加入花椒、胡椒、茴香、干姜、肉桂等辛燥调味品,则可克制或调和养阴食品滋腻太过之偏。

(四)阴之所生,本在五味,阴之五宫,伤在五味

《内经》指出:"两神相搏,合而成形,常先身生,是谓精。"又说:"以母为基,以父为楯"。意思是说,人体胚胎的形成,全赖父精母血,阴阳两性结合而成。阴血为基础,阳气为外卫,阴阳互用,从而促进了胚胎的发育和成长,人体在分娩前靠胎盘从母体中汲取营养,来逐步发育。出生之后,靠自己的消化吸收功能,从自然界中获取营养来维持生命活动。由此可知,"常先身生"的父精母血,来源于饮食精微,供

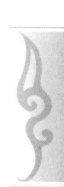

养胎儿的营养也靠母体从饮食五味中来获得,出生之后的营养物质也来源于母体或自然界的水谷精微。所以说,五脏的形成及五脏阴精的产生,都来源于饮食五味,不过是在出生前从母体中间接获得,出生后由自然界直接获得而已。

饮食五味是五脏阴精的物质基础,而五味太过也可对五脏造成损害。中医学认为,人有五脏配五行,且五味对五脏有所偏入,如果过分地、长期地偏嗜五味中的某一味,则可能导致某脏的偏盛,从而对其他脏造成损害。所以,中医学"食忌"理论认为,只有谨慎地调和五味,不使偏胜,才能身体健康、长命百岁。

1. 五味过极,可以损伤五脏　中医学理论认为,木、火、土、金、水五行,分属肝、心、脾、肺、肾五脏;还认为木能生火,火能生土,土能生金,金能生水,水能生木;反之木能克制土,土能克制水,水能克制火,火能克制金,金能克制木。古人认为世界是木、火、土、金、水5种物质的运动构成的,五者之间又相互资生和相互制约,循环往复地变化运动,由此产生物质世界的统一性、多样性和复杂性。《尚书·大传》指出:"水火者百姓之所饮食也;金木者,百姓之所兴作也;土者,万物之所资生也,是为人用。"讲的就是这个意思。

肝属木,心属火,脾属土,肺属金,肾属水。五味之中酸入肝、苦入心、甘入脾、辛入肺、咸入肾。在正常情况下,饮食五味能够化生五脏阴精,对机体起到滋养作用。但如五味过偏,就会对身体造成损害。中医食忌理论认为,这种损害过程与五行的生克关系有关。

"阴之五宫",指的是储藏阴精的五脏。因为酸味对肝有滋养作用,如长期偏嗜酸味或过量吃酸味食品,就会导致肝气偏亢,肝木旺则乘侮脾土,进而导致脾气的衰竭。

因为咸味入肾,适量的咸味对肾有滋养作用,如长期偏嗜咸味,就会损伤肾精,使骨气劳伤、腰部疼痛;水邪太盛还可凌辱脾土,造成肌肉短缩;水邪上凌心火,可以导致心气抑郁、寒凝心脉等病证。

因为苦味入心,如果长期偏嗜苦味,则会损伤心气,心气受伤则心跳急促而心中烦闷。黑为水色,如果心火不足则水气乘之,故面色发黑。如果心火不足,而肾水偏盛,就会引发"肾气不衡"的病症。

甜味对脾土有一定的滋养作用,如果味过于甜就会损伤脾土。因脾能运化水湿,能协助肾脏将体内代谢后多余的水分排出体外。所以,脾土受损则运化失职,可以造成水湿内停,如果湿邪阻于胃,则气机升降失和,可见有胃脘胀满等病症。辛味入肺,如果味过于辛,导致肺金气盛,就会乘侮肝木。肝主筋,肝气伤则筋脉沮弛;辛能耗气,如过量地吃辛味食品,就会耗伤精神,致使人体疲惫不堪。

2. 谨和五味,才能长有天命　饮食之五味,不仅是人类饮食的重要调味品,可以增进食欲、帮助消化,也是人体不可缺少的营养物质。

古人认为:"调和五味各得其所者,则咸能资骨,故骨正也;酸能资筋,故筋柔也;辛能资气,故气流也;苦能资血,故血流也;甘能资肉,故腠理密也。"这说明骨、筋、气、血、腠理均可得到五味的滋养而强盛不衰。

食忌理论认为,饮食的味道不同,作用也不同。如酸味有敛汗、止汗、止泻、涩精、收涩小便等作用,如乌梅、山楂、山萸肉、石榴等;苦味有清热、泻火、燥湿、降气、解毒等作用,如橘皮、苦杏仁、苦瓜、野百合等;甜味有补益、和缓、解痉等作用,如红糖、龙眼肉、蜂蜜、饴糖、米面食品等;咸味有泻下、软坚、散结和补益阴血等作用,如食盐、海带、紫草、海蜇、牡蛎等;辛味有发散、行气、活血、散寒等作用,如葱、姜、蒜、胡椒、辣椒等。所以,在选择食物时,必须五味调和:这样才能有利于健康,若五味过偏,会引起疾病的发生。

《内经》认为,五味对五脏各有所归,各有所利,也各自有其不同的作用。只有五味相互协调、相互为用、适度得法,才能对人体有积极的保健作用。"五味入口,藏于肠胃,味有所藏,以养五气,气和而生,津液相成,神乃自生"讲的就是饮食营养不仅滋养形体百骸,而且能使神情自生、精神怡和、情绪乐观。

要做到五味调和,一是要浓淡适宜;二是要注意各种味道搭配合理,酸、苦、甘、辛、咸的辅佐,配伍相宜,则饮食具有各种不同特色;三是在进食时,味不可偏嗜,如偏嗜太过,容易伤及五脏,于健康不利。

《内经》说:"多食咸,则脉凝泣而变色;多食苦,则皮槁而毛拔;多食辛,则筋急而爪枯;多食酸,则肉胝皱而唇揭;多食甘,则骨痛而发落,此五味之所伤也。"即咸味的东西吃多了,会使流行在血脉中的血液瘀滞,甚至改变颜色;苦味的东西吃多了,可使皮肤枯槁无光泽,毛发脱落;辣味的东西吃多了,会引起筋脉拘挛,爪甲干枯不荣;酸味的东西吃多了,也会使肌肉失去光泽,皮肤角化,变粗变硬,甚至口唇翻起;甜味的食物吃多了,能引起骨骼疼痛,头发脱落。这些也是五味失和而影响健康的情况,从反面强调了五味调和的重要性。

总之,五味对于人体的脏腑器官、气血筋骨,各自有不同的作用。如果能谨慎地调节五味,则对人体健康有利,能"度百岁乃去"。如果五味失和,则会有碍健康。

(五)水谷之寒热,感则害于六腑

中医学中所谓的六腑是指胃、胆、小肠、大肠、膀胱、三焦而言。《内经》指出:"六腑者,传化物而不藏,故实而不能满也。所以然者,水谷入口,则胃实而肠虚;食下则肠实而胃虚。"说的是六腑总的功能是"传化物而不藏",具有"实而不能满"的特点,六腑转化水谷,胃实肠虚,肠实胃虚,这是消化、排泄的活动规律,现代治疗原则中的"六腑以通为用,以降为顺"的论点就是根据"泻而不藏"的生理特点制定的。

六腑多为中空有腔的器官,其共同的生理功能是传化饮食和水液。饮食物的消化、吸收、排泄过程是六腑之间相互联系、密切配合的结果。《内经》说:"脾、胃、大肠、小肠、三焦、膀胱者,仓廪之本,营之居也,名曰器,能化糟粕,转味而出入者也。"饮食入胃,经胃的腐熟、消化,下传于小肠,经小肠进一步分清别浊,其清者即精微部分,通过脾脏的转输而营养全身;其浊者为糟粕,即食物残渣,下达于大肠,经大肠的传化,由肛门排出。代谢后的废液,经过下焦渗入膀胱,经膀胱气化而成尿液,及时排出体外。整个消化过程还有赖于胆汁进入小肠,以帮助饮食的消化。三焦是津液流通的通道,津液经三焦而分布全身,发挥其滋润和濡养作用。六腑是互相连接的,每一腑都必须保持"泻而不藏"的特性,及时排空其内容物,才能保持其通畅,正如《内经》所说:"此不能久留,输泻者也。"正因为六腑互相连接,所以任何一腑出现病变,都会连累到其他腑,进而影响到饮食五味的受纳、消化、吸收和排泄。

六腑以传化饮食和水液为主要功能,以"泻而不藏"为其生理特点。既要及时排空其内容物,又要不停地向下传递,所以六腑皆以降为顺,以通为用。但是,"通"或"降"的太过或不及,亦属病态。同时,中医食忌理论认为,若六腑不能做到"泻而不藏",则必然会导致水谷与糟粕停滞或积聚。所以,六腑的病变以实证为主。

由于六腑具有上述的生理功能和特点,所以,饮食因素在六腑病变的诸多致病因素中,是常见原因之一。《内经》指出:"水谷之寒热,感则害人六腑"说的就是这个意思。

水谷之寒热,指饮食失节而言,包括寒温不能中适、食量不能控制、五味有所偏嗜、长期膏粱厚味、饮食不节等方面。正如张志聪所言:"水谷入胃,寒温不适,饮食不节,而病生于肠胃,故害于六腑。"这部分内容在以上章节大部分已有论述,下面重点谈一下饮食有节的问题。

中医食忌理论认为饮食应有节制,应包括以下几方面。

一是饮食要适量。这是说人们吃东西不要太多,也不要太少,要饥饱适中,恰到好处。古人认为:"所食逾多,心逾塞,年逾损焉。"适宜的食量应该是"量腹节所受",即根据平时的饭量来决定每餐该吃多少。"凡食之道,无饥无饱——是之谓五脏之葆"。这无饥无饱,就是进食适量原则。只有这样,才不致因饥饱过度而损害六腑。

二是每餐应定时。"不时,不食"这是孔子的饮食习惯,即不到吃饭时间,就不吃东西,这种"食忌"观点是非常正确的。大多数人都一日三餐,食之有时,人体的胃肠适应了这种进食规律,到时候就会做好消化食物的准备。喜欢吃零食的人,到了该吃饭的时候,常会没有饥饿感,虽能勉强吃进一些,也不觉有何滋味,而且难以消化。关于饮食应定时这一点,《尚书》早就指出了"食哉惟时",要求人们每餐进食应有较为固定的时间。这样才可以保证饮食物的消化、吸收正常运行,胃肠之间功能才能相互协调配合,有张有弛,通降自如。

《内经》食忌理论认为,一日之中,人体内的阴阳有盛衰的变化,白天阳气旺,活动量大,食量可以稍大;至夜暮阳气衰时阴气盛,即待寝息,食量应该少一些。古人的"早饭淡而早,午饭厚而饱,晚饭须要少,若能长如此,无病直到老。"现代医学认为,人们在每天上午一般比较繁忙,活动大,对体内的养分消耗也大,所以早餐应吃好、吃饱,以免营养不足,精力不够。此外,没有早餐习惯的人,胆结石的患病率明显高于一日三餐者。

按照现代营养学的要求,一日三餐食量的分配比例应为 3∶4∶3,即如果一天吃 500 克粮食的话,早晚餐各吃 150 克,中午吃 200 克,这样比较合适。有人观察,每天早餐进食 9620 千焦(2300千卡)的热量,对体重并无明显的影响,如果把这么多的热量放在晚餐,人的体重就会明显增加。这说明,对于体重的影响,什么时候吃和吃什么一样重要。

强调"按时进食",也不能完全排斥"按需进食",即想吃时就稍多吃一点,不想多吃时就少吃一些。比如上夜班的人,在第二天早餐时往往不想吃东西,只想睡上一个好觉;心情不好的人,在吃饭时往往没有食欲;午睡时间过长的人,常常在晚餐时不想吃东西;正在全神贯注、忙于工作或比赛的人,自然不想停下来吃东西。对于以上各种情况,等有了食欲时再吃会更好一些。对于这一点,我国著名养生学家陶弘景早就指出:"不渴强饮则胃胀,不饥强食则脾劳。"意思是,人若不渴时而勉强饮水,会使胃脘部胀满,若在不饿时勉强进食,则会影响到胃肠的消化吸收,使肠功能受损。以上说明,"按需进食"是适应生理、心理和环境的变化而采取的一种饮食方式。但它不是绝对地"随心所欲"、零食不离口;也不是毫无规律地随意进食,而是既适应外部变化环境,又适应内部变化需要,使饮食活动更符合规律。

三是人爱吃什么,正说明人体内需要这种食物的营养素,这种提法是有一定科学道理的。如怀孕的妇女为什么喜欢吃酸味水果?原来妇女妊娠之后,孕妇所需的营养必将有所增加,可是此时胚胎却要产生一种绒毛膜激素,它能抑制胃酸的分泌,使胃液中的盐酸显著减少,这样一来就降低了各种消化酶的生物活性,所以出现食欲不佳,轻度的恶心和呕吐。而酸性食物,诸如山楂、酸梅等能促进消化腺的分泌活动,提高消化酶的生物活性,增强胃肠的蠕动功能,从而使食欲得到不同程度的改善。

但是,任何一种营养素在体内过高都将会打乱体内的营养平衡,故吃某一种食品不能超量,超量将会适得其反。

四是应该摈弃把食物分成"有益"与"有害"的观念。有人把食物人为地分成"有益"与"有害"两类,认为健康的饮食之道是不吃某些"有害"食物、多吃对人体"有益"的东西。其实这种做法,往往会因偏食而导致营养不全面、不均衡,即使是"有益"的食物如过量食之,也会影响健康。

"食忌"概念中的合理膳食应由多种食物构成,不但要供给机体所需的足够的热量和各种营养素,以满足人体正常生理的需要,还要保持各种营养素之间的比例平衡和多样化的食物来源,以提高各种营养素的吸收和利用,达到平衡营养的目的。但也不必要求均衡的膳食标准一定要每天进行,不要遵循那些剥夺人生乐趣的饮食原则,应以"勿使过之"为准。

(六)因而饱食,筋脉横解,肠澼为痔

《内经》说:"因而饱食,筋脉横解,肠澼为痔。"意思是长期过度饱食,可以导致饮食物在胃肠内充满郁积。因六腑以通为顺,以降为和,如果食物在胃肠中郁积过久,就会导致胃肠筋脉松懈不收的变化。而这种变化可以诱发下利脓血的病证,也可因此燥热内生,下迫大肠,致血行不畅,而血液瘀积,热与血相搏,则气血纵横、筋脉交错。结滞不散,形成痔疮。现代医学也认为,内痔的发生,主要是由于静脉壁的薄弱、失去了正常的弹性而成。

除了前面已经讲述过的饱食危害性以外,长期过饱地进食还可以有以下影响。

1. 多食损寿　由于人们对困难时期吃不饱、吃不好的情景仍记忆犹新,所以很多家长特别是老年人总想让孩子多吃,吃到实在吃不下才满意。殊不知,多吃并不好。营养过剩和营养不足一样,可以造成免疫功能损伤、降低人体的抗病能力,易于罹患多种疾病,甚至可以导致人的早亡。营养学专家警告世人"营养过剩等于慢性自杀。"

国外有人做过这样的实验,将一定数量的老鼠分为两部分,对其中一部分老鼠喂食营养性饲料且不限制它们的量,结果发现吃得越多的老鼠死得越快,其死因多为肺部感染、冠心病和癌症。人们还发现,仅喂八成饱的老鼠寿命是喂养十成饱老鼠寿命的1.8倍。科学家还观察到,限食老鼠体内的脂肪及血液中糖的含量均比较低,而免疫机制更强,患各种癌症的概率大为下降。这表明,限食和营养均衡是延长寿命的重要原因之一。人类也是如此,过量进食,超过了胃肠道的消化能力,时间长了,会使胃肠的消化和通降功能下降。大量食物代谢后的废物和残渣会产生有害物质,并引起一系列病变。

2. 多食可使人早衰　经科学家研究发现,有30%～40%的老年性痴呆病人,与年轻时食量偏多有关。因为人体进食过饱后,大脑中的酸性纤维芽细胞生长因子较进食前明显增加,而这些因子可使毛细血管内皮细胞和脂肪细胞增殖,并能促进脑动脉粥样硬化的进程。而酸性纤维芽细胞生长因子是促使机体组织产生使细胞衰退的惰性因子,它可使大脑皮质的血液中含氧量减少,脑神经细胞因长期缺血、缺氧而逐渐退化、坏死,致使大脑的功能早衰,从而出现语言、记忆、视空间技能、情感或人格和认知功能的障碍。科学研究已证实,通过限食可控制酸性纤维芽细胞生长因子的生成,延缓大脑的衰老。

(七)因而大饮则气逆

水,是日常生活中的必需品,水和食品、阳光一样,都是维持人体生命的必备条件。李时珍在《本草纲目》中说:"饮食者,人之命脉也""水去则营竭"。说明没有水人体就会枯竭,生命也就不存在了。人体内水的含量约占体重的2/3。机体内各组织内水的含量是不同的,血液中水的成分占91%～93%;肌肉中含水75%～80%;

骨骼中含水最少，约占 20%。身体内的水对维持人体生命活动具有极重要的意义。人体内的血液、淋巴液、组织液昼夜不息地循环于全身各处，渗透于组织细胞之间，它们是体内一切水溶性物质的溶剂。无机盐可以在水中电离，形成一定的渗透压，维持正常的酸碱平衡以及细胞内外的交换，保证人体新陈代谢的正常进行。水在体内还起到调节体温的作用。我们的身体像一座燃烧着的火炉，每昼夜产生的热量可达 9620～11 300 千焦（2300～2700千卡），能把 20 多千克冷水烧开，可是人们为什么不感到热呢？这主要是水的作用，水在体内循环着，把产生的热传递到体表，通过呼吸、出汗、排尿等蒸发方式，调节着体温，从而使体温保持在 37℃ 左右。所以说，水是生命的摇篮，人离不开水。

人尽管需要水，但如喝得不是时候，喝的方法不对，喝的量不适宜或水的质量不好，也会出毛病，影响人体健康。如果超量的饮水，则会损伤肺的肃降功能，引起气机上逆的病变。因肺居五脏六腑之巅，形如华盖，其气以下行为顺。而且肺又为"水之上源"，可以"通调水道，下输膀胱"，就是说，肺脏能将脾脏转输来的水液，通过其发散的功能输布到全身，以发挥其滋养的作用，并将代谢后多余的水液通过肺的肃降作用，下输到膀胱，排出体外。

现代医学认为，人们在口渴时，如果一次性饮水太多，可对身体造成损害。这是因为，人在大渴时，容易过量饮水，从而使身体难以适应。水进入人体后有 3 条出路：一是通过汗腺排泄。尤其夏天或剧烈运动中，大量饮水，可促使出汗过多，使体内的水、电解质大量丢失，容易引起身体虚弱无力。二是通过泌尿系统排泄。一次大量地饮水会造成胃脘骤然扩张，挤压心脏而造成心脏负担，同时也会给肾脏带来过量负担。三是进入血液中。血液中的水分多了，血容量也随之增加，而负责推动血液循环的心脏，必须超负荷完成输送任务，久而久之，会影响到心脏的功能。

如果过量饮水，会在骤然间冲淡血液，造成血液与身体细胞的氧气交换不能正常进行，从而影响到大脑的功能，使脑细胞的活动迟钝，产生身体倦怠、对外界事物反应缓慢、头部昏昏沉沉、没有食欲等病症。此外，如在身体缺乏盐分的情况下，一次喝水太多，因体液渗透压急剧下降，水便很快转移到脑组织，使脑细胞水肿，从而形成水中毒。轻者头晕、乏力，重者可见嗜睡、躁动、谵语、抽搐及昏迷，甚至危及生命。

所以，即使在非常口渴时，饮水也应注意适量，不要逞一时之快而痛饮，最好不要等渴极了才去饮水。无论饮水、喝茶还是喝汤，都一定要适量。

此外，饭前、饭后半小时以内以及吃饭的同时都不宜喝水。如果在吃饭前、吃饭时或吃饭后喝茶饮水，势必冲淡和稀释唾液和胃液，从而使蛋白酶的活性减弱，影响胃肠对饮食物的消化和吸收，久而久之会影响到身体健康。如果在饭前口渴得厉害，可以少量喝点热水或热汤，休息片刻再吃饭，这样就不至于影响胃肠的消化功能了。老年人因为消化液分泌减少，以致吃一些水分含量少的食物时难以下咽,此时可以少量地喝一些汤,以润滑食管,有利于食物通过。另外,老年人的食物应以水分含量相对较大、质地松软为好。

还有些人用干馒头作主食时,常用水和咸菜一起吃;有些人吃高脂肪食物时,也爱喝杯热茶,以消除油腻感;还有些人尤其是小孩吃饭时,总喜欢边吃饭、边喝水或饮料,其实这些做法都是不符合食忌观点的。因为,人的口腔、胃肠等器官到吃饭时会条件反射地分泌消化液。在咀嚼、吞咽食物的过程中,口腔中分泌的唾液,以及胃中分泌的含有胃酸、胃蛋白酶的消化液等,能与食物碎末充分地搅拌混合在一起,这样,食物中的大部分营养成分就被消化成容易被人体吸收的物质了。

如上所述,饮水的时机和饮水数量的多少,对人体的健康有一定的影响。下面再谈一下什么样的水不能饮用的问题。

一般来说,水烧开以后,再沸2～3分钟,就能使原来自来水中的有害物质降低到最低限度,水中的致病微生物及细菌也大部分被灭活,可以达到饮用水的卫生标准。但是,不是水烧得时间越长越好,下面几种情况的开水不宜饮用。一是在炉灶上沸腾了很长时间的水不能饮用;二是装在热水瓶里很长时间的水、不新鲜的开水、隔夜茶水或重新烧开的水均不宜饮用;三是经过反复煮沸的残留水不能饮用;四是蒸馒头、蒸米饭的"锅底水""下脚水"不能饮用。因为反复煮沸的开水中,所含的钙、镁等重金属微量元素的成分会增加,长期饮用这种水,可对肾脏产生不良影响,甚至会形成泌尿系统结石。另外,这类水中的亚硝酸盐含量也明显增多,如长期饮用这样的水,可以增加食管、胃、肠的致癌机会。

此外,也不提倡喝没有经处理过的生水,因生水中含有各种各样的细菌和对人体有害的微生物和矿物质,喝了会影响人体健康,使人生病。

四、常见病症与食忌

(一)常见内科病的饮食禁忌

1. 高血压饮食禁忌　原发性高血压是一种病因尚未明确,以体循环动脉血压升高为特征,可引起心脏、血管、大脑及肾脏等器官损害的全身慢性疾病。

引起高血压的病因迄今尚未明确。一般认为与遗传、长期高盐食物及高脂肪食物、肥胖、心理因素、烟、酒有关。

高血压的饮食禁忌主要有以下几点。

(1)控制食盐量:据科研证实,钠盐的摄入量与高血压呈正相关。我国人们的饮食习惯是由南往北,食盐的摄入量依次加大,而我国的高血压及心脑血管疾病的发病率也是由南往北依次增加。有效地限制钠盐的摄入量,是高血压综合治疗中的基础治法。即便是咸肉、腌制禽蛋、咸菜的摄入量也应严格控制。

(2)戒烟限酒:因为香烟中的有害物质,能使肾上腺的儿茶酚胺分泌增加,引起血管收缩,使血压升高。另外,香烟中的尼古丁还能刺激心脏,加快心跳。所以,高血压患者必须戒烟。少量饮酒对人体并无害处,尤其是适量地饮一些红酒,对心血管还有一定好处。但如长期大量饮酒,就会损伤动脉壁,加重动脉硬化程度,使血压难以控制。

(3)忌三高食物:高脂肪、高蛋白质、高热量等食物简称为"三高"食物。常见的有猪肉、猪油、奶油、奶酪、油炸食品、烤鸭、巧克力、冰激凌、各种动物内脏等。如经常大量的吃这些食品,可以造成肥胖病、血脂过高,从而引起血行不畅,加速动脉粥样硬化过程,使血压难以控制,易于突发中风。

(4)饮食应适量:高血压患者忌一次性进食量太大。"饮食自倍,肠胃乃伤",过量进食可损伤脾胃的运化功能,导致痰浊内生,如果痰浊上蒙清窍,可以诱发中风。此外,高血压患者如吃东西过量,还可诱发心肌缺血,导致心绞痛的发生。

此外,高血压患者可以适量饮一些清淡的绿茶,以清肝明目,有利于血压下降,不要饮浓酽的红茶。因为红茶中含茶碱量大,而茶碱可以兴奋大脑神经,引起兴奋不安、失眠不寐、心慌心悸等不适,从而导致血压升高。

2.冠心病饮食禁忌 冠状动脉粥样硬化性心脏病(简称冠心病),也称缺血性心脏病。是由于冠状动脉粥样硬化而造成管腔狭窄或阻塞,引起冠状动脉血流和心肌氧需之间不平衡而导致心肌缺血或梗死的一种心脏病。

一般认为,冠心病的发生与高血压、高脂血症、糖尿病、肥胖病、吸烟酗酒、社会心理因素有关。

冠心病总的食忌原则为清淡饮食,戒烟限酒,具体地讲,有以下几点。

(1)忌高脂肪、油腻、厚味食物:冠心病人的饮食应坚持"三低二高一优"的原则,即低盐、低脂、低胆固醇,高维生素、高纤维素,优质蛋白。

高脂血症是冠心病的重要危险因素,如果不加限制地吃高脂肪食物,可引起血清脂质的升高,可以促使动脉粥样硬化的形成;此外,血脂升高,可使血液黏稠而血液流行缓慢,容易加重心肌缺血缺氧,诱发心绞痛。

动物的内脏、脑子、脊髓及蛋黄、鱼子和多种贝壳类食品均富含胆固醇,如经常吃这些食品,会加重冠状动脉粥样硬化。

糖尿病可诱发冠心病,血糖升高与冠心病密切相关,并且可以使三酰甘油的合成增加。所以,冠心病患者应忌高糖饮食。

过多地摄入食盐是高血压的主要原因之一。而高血压是冠心病的主要危险因素,所以,冠心病患者应控制钠盐的摄入量。

(2)戒烟限酒:香烟中的有害物质对循环系统有直接损害作用,可使人体的外周血管收缩、血压升高、心率加快、心肌耗氧量上升、心律失常。吸烟时大量的一氧化碳进入血液,使血红蛋白与氧气的结合能力下降,从而使心肌发生缺氧,可以诱发心绞痛、心肌梗死、心律失常、猝死。

适量饮酒对人体并无害处,能扩张血管,加快血流速度,增进食欲,消除疲劳并能增强体力。但是,如长期大量饮酒,就会加速动脉硬化。所以,冠心病患者应严格限酒。

(3)忌暴饮暴食及大量饮用兴奋性饮料:暴饮暴食可使消化道的血供加强,导致心肌供血供氧量相对不足,并可使胃肠道压力上升、充血,横膈抬高。血糖、血脂增加、血液黏稠、流动缓慢,引起心肌缺血缺氧。尤其是晚餐,冠心病患者更不能大量进食,因夜间更易发生心绞痛和心肌梗死。此外,冠心病患者不要吃不易吞咽的食品,如鸡蛋黄、干馒头等,以免诱发心肌梗死。

茶叶中的茶碱和咖啡中的咖啡因,可诱发心率加快、心律失常,使心肌的耗氧量明显增加,易引起患者心绞痛,尤其是茶水或咖啡过浓更易引起此类不良反应。

3. 缺血性脑血管病饮食禁忌　缺血性脑血管病包括短暂性脑缺血发作、脑血栓形成、脑栓塞等病症。其中短暂性脑缺血发作是指一过性局限性脑血管供血障碍所引起的局限性脑供血障碍。脑血栓形成是指颈动脉、椎-基底动脉系统,由于动脉管壁病变和(或)血液中的有形成分凝聚,使管腔狭窄或闭塞,导致急性脑供血不足所引起的大脑组织局部坏死。脑栓塞是指颅外各种其他部位栓子(固体、气体、液体栓子)经血液循环进入脑动脉或供应脑的颈部动脉,造成脑血流阻塞。

缺血性脑血管病的病因与脑动脉粥样硬化、高血压、糖尿病、低血压、血液病、动脉炎以及脓栓、癌性栓子、脂肪栓子、虫卵等因素有关。

缺血性脑血管病的饮食禁忌主要有以下几点。

(1)饮食有节,定时适量:据现代科学研究表明,晚餐不要太晚,以清淡为宜。如果晚餐时间太晚,再吃一些难以消化的油腻食物,会使胆固醇在血管内壁上沉积,诱发脑血栓。同时,一般情况下,人在晚上活动量少,能量消耗也少,若晚餐吃得太多,可使人肥胖,从而影响到血管的舒缩,导致脑血栓的形成。

人体吸收的热量应与每日活动消耗的热量成正比,凡体重超常的肥胖病患者,多因热量的摄入超出人体每日热能的消耗。有些人不吃动物脂肪,但饭量大也会发胖,这是因为肝脏可将糖类转化为脂肪储存起来。所以,应严格限制热量的摄入。

缺血性脑血管病的患者,应忌食动物内脏、蛋黄、动物脑子、鱼子、鳗鱼、鱿鱼等高胆固醇含量食物,以免加重脑血管内壁的损伤。

人体的膳食营养结构讲的是平衡,提倡兼收并蓄,以广泛吸收各种维生素和微量元素。据现代科研证实,维生素 C、维生素 B_6、维生素 B_{12},对预防和治疗脑血管病有辅助作用。多吃海带及海藻类植物,可以防止脂类物质在动脉内壁上沉积;大蒜和洋葱也有良好的降低血脂作用。所以,坚持食杂,比饮食挑剔更对脑血管有利。

过多的摄入糖分,可使血液中的三酰甘油和胆固醇明显增高,从而加重脑动脉硬化。所以,脑血管患者应严格控制高糖饮食。

辛辣食物可以增进食欲,但缺血性脑血管病患者不宜吃这类食品。因为,辛辣食品能升阳助热、耗液伤阴,不利于血压的控制及大便的排出。

(2)忌烟酒及兴奋性饮料:吸烟能刺激外周血管收缩,不利于控制血压,并且刺激动脉内壁,加重动脉硬化。所以,脑血管患者应忌烟。

酒,属于高热量的饮料。长期饮酒者可以导致血脂升高。特别是大量饮啤酒的人,血液中的酯质类物质含量更高易导致心肌脂肪增加、心脏肥大、血管硬化。所以,脑血管患者应戒酒。

过多饮用咖啡可使血脂含量升高,尤其对已有缺血性脑血管病患者更是如此。适量饮茶对人体有利,但是饮浓茶则可对神经系统产生兴奋。所以,脑血管病患者应限制咖啡,只能适量喝茶,茶水不要太浓,尤其是晚上更不能饮用。

4. 出血性脑血管病饮食禁忌　出血性脑血管病包括蛛网膜下腔出血和原发性脑出血两类。前者是指脑的表面或脑底部血管破裂,血液直接进入蛛网膜下腔的一种疾病。原发性蛛网膜下腔出血的病因多为脑动脉瘤破裂、脑血管畸形、高血压脑动脉硬化、血液病、颅内肿瘤、血管性反应等。当情绪波动或突然用力过度时易诱发本病。而后者是发生于脑实质内的非创伤性出血,其主要发病原因为高血压及脑动脉硬化。

出血性脑血管病的饮食禁忌有以下几点:①禁忌高盐、高脂饮食,因不利于控制血压;②控制糖的摄入量;③戒除烟酒及兴奋刺激性饮料。

5. 风湿性心脏病饮食禁忌　风湿性心脏病,是风湿热后遗留的以心瓣膜损害为主的心脏病,简称风心病。本病患者多原有明显风湿病史,以后逐渐出现心悸、喘咳、水肿等表现。发展为稍劳则心悸、喘咳加重,痰中带有血丝。甚则在休息时也心慌气喘,呼吸困难,不能平卧,兼见面部四肢水肿、口唇及指甲青紫、腹胀不欲饮食、肝脾大等症状。

风心病的饮食禁忌主要有以下几点。

(1)禁止食用苦寒及辛辣食物:风心病患者多属心脾阳气不足,如过食苦寒食品,会损伤人体阳气,加重病情。此外,因辣椒、芥末等食品,能使心率加快,增加心脏负担。且这类食品能导致大便秘结,因排便困难过于用力,可加重心脏负担,甚至发生不测。

(2)严格控制食盐摄入量:严格控制食盐的用量,对各种用盐腌制的食品量也应严格限制,以免造成体内水钠潴留,加重心脏的负担。

(3)戒除烟酒、浓茶和咖啡:因为香烟在燃烧时,可以产生大量的一氧化碳,当一氧化碳吸入体内后,可以导致全身血管收缩,并可与血中的血红蛋白结合,使其输送氧气的功能下降,造成心肌缺血缺氧,对心脏不利。而酒、浓茶、咖啡等兴奋刺激性饮料,可使血压升高,神经系统的兴奋性增强,导致心率加快,甚至诱发心律失

常,从而加重心脏负担,使心肌瓣膜功能受到损害。所以,风心病患者应禁烟及兴奋刺激性饮料。

6. 支气管哮喘饮食禁忌　支气管哮喘是一种以呼吸道炎症细胞浸润为主,引起呼吸道反应性增高及可逆性阻塞的慢性炎症疾病,在临床上一般简称为"哮喘病"。

本病的诱因一般认为是与吸入物、感染、过敏食物及药物、气候改变、精神因素、运动、妇女的月经期和妊娠期引起的变态反应、气道炎症、气道高压反应及神经因素有关。

中医学认为,本病的病因是,机体内素有伏痰,胶固于膈间肺俞,一遇外邪、饮食因素及精神因素触动,则痰气交阻于气道,气道通气受阻而出现哮喘。

支气管哮喘的饮食禁忌主要有以下几点。

(1)戒除烟酒:香烟在燃烧后产生的有害物质吸入人体后,可直接刺激气道,引起呼吸道炎症及痉挛,加重通气阻碍。酒能扩张外周血管,并能增快心率,加大耗氧量,加重肺的供氧负担,所以,支气管哮喘的患者应坚决戒除烟酒。

(2)饮食以平性为主以避免过于辛热和寒凉:支气管扩张患者多属心脾肺阳气不足,水湿运化不利,造成痰浊内阻。所以,既不能吃辛辣食品,以防炼液为痰,使气道炎症加重,影响气道的通畅;也不能过食生冷寒凉性质食品,以免影响脾胃的运化功能,造成痰浊内生、阻塞气道,加重哮喘。此外,寒凉刺激是支气管哮喘发病的常见诱因之一,所以,饮食应寒温适中,不燥不凉。

(3)忌肥甘厚味及海腥发物:长期贪食肥甘厚味,可以导致痰浊内生、阻塞气道,造成通气不利。而气管哮喘患者,往往是过敏体质,而鱼、虾、蟹等海产品致敏性极强,易于诱发支气管哮喘,所以应谨慎食用此类食品。

(4)慎用禽蛋类、鲜奶及乳制品:鸡蛋、鸭蛋、鹌鹑蛋、牛奶、羊奶以及乳制品,内含大量蛋白,但它们属于异性蛋白,有相当一部分人吃了异性蛋白后出现变态反应,从而诱发哮喘病。所以,有支气管哮喘病史的人,在选择食品时要小心谨慎,尽量不吃这类食物。

饮食因素是导致支气管哮喘发作的最常见诱因之一,所以,哮喘患者应仔细摸索自己的饮食致敏规律,在选择食品时,应远离致敏物质,以减少哮喘病的发作。

7. 慢性支气管炎饮食禁忌　慢性支气管炎是由于感染或非感染因素引起气管、支气管黏膜及其周围组织的慢性非特异性炎症。在临床上出现有连续 2 年以上,且每年持续 3 个月以上的咳嗽、咳痰或气喘等症状。

慢性支气管炎的病因与大气污染、吸烟、感染、过敏因素、气候变化和营养不足有关。

中医学认为本病是由于痰浊阻肺、寒饮内伏、肝火犯肺等造成肺气闭阻或肺气上逆、气机升降失调的病证。其病证表现主要在肺,病的根源在脾肾,病变关系到肺、脾、肾三脏。

慢性支气管炎的饮食禁忌主要有以下几点。

(1)忌烟:香烟中的有害物质可以直接刺激呼吸道,香烟不仅是吸烟者自身慢性支气管炎的重要原因,烟雾还可对周围人群呼吸道的健康也带来危害。所以,慢性支气管炎患者应杜绝烟草。

(2)忌寒凉食物:慢性支气管炎患者,病程较长,大多脾、肺、肾的阳气不足,对寒凉食品反应较大。因为寒性凝滞,寒主收引,过食寒凉食品可使气管痉挛,不利于分泌物的排泄,从而加重咳喘,使痰不易咳出。

(3)忌油炸及辛辣刺激食物:油炸等油腻食品,不易消化,易生内热,煎熬津液,可助湿生痰、阻塞肺道,导致咳嗽、气喘加重。而辛辣食物,如辣椒、洋葱、生蒜、胡椒粉等,吃后可助热生痰,并可刺激支气管黏膜,使局部水肿,而咳喘加重。因此,慢性支气管炎患者应忌食油炸及辛辣刺激食物。

(4)忌食海腥发物:变态反应是慢性支气管炎的发病原因之一,而鱼、虾、蟹和禽蛋类、鲜奶或奶制品又是常见的过敏原。所以,慢性支气管炎患者,应忌食这类食品。

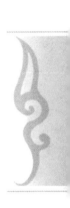

8. 流行性感冒饮食禁忌　流行性感冒简称为"流感",是由流感病毒引起的急性呼吸道传染病。流感病毒,通过飞沫传播,往往暴发、流行、大流行。本病以患者为传染原、以空气中的飞沫为传播途径,而人群对于流感病毒普遍容易感染。感染老年人和慢性支气管炎患者后,易于并发肺炎。

中医学认为,流行性感冒是由于感受时行邪气或疫疠之气,阻碍肺卫之气所致。年老体弱之人,易出现变证。

流行性感冒的饮食禁忌主要有以下几点。

(1)忌油腻厚味及辛热刺激食品:"没有内伤,不招外感",意思是说,由于种种内在的原因,可以导致机体的抵抗能力下降,容易造成外邪的侵入。这个观点从医学的角度来讲是非常正确的。

油腻厚味及煎炸烧烤类食品,均不易消化,不利于脾胃的正常运化,导致中焦不运、痰湿内生,不利于祛除外邪,使康复延迟,故流感患者不宜吃这类食品。

此外,辛辣刺激性食物易于耗气伤津,煎熬阴液,助火生痰;且热甚化火,火性炎上,使头痛、鼻塞、咳嗽、咳痰不爽等症状加重。这类食品还具有较强的刺激性,对鼻、喉、气管、肺等呼吸道黏膜不利,加重咳嗽、咳痰、头痛、咽喉肿痛等症状。所以,流感患者的饮食,应以清淡、富营养、易于消化为主,避免食用那些有刺激性的食物。

(2)忌烟酒及咖啡、浓茶:因为烟酒对呼吸道黏膜均有一定的刺激作用,所以,流感患者应严格限制烟酒。流感患者虽应多饮水,以利代谢,但是不宜喝咖啡、浓茶等兴奋刺激性饮料,以免助热伤阴或过度兴奋,不利于身体康复。

9. 肺炎饮食禁忌　肺炎指肺实质的炎症。是多种原因引起肺组织炎性改变的一类疾病的总称。按病因分类有感染性肺炎、过敏性肺炎、放射性肺炎、化学性肺炎等。其中最常见的为感染性肺炎,又可分为病毒性肺炎、立克次体性肺炎、支原体肺炎、细菌性肺炎、真菌性肺炎、衣原体肺炎等。

中医学认为,本病的发病原因为正气不足,外感六淫邪气,外邪传里,引起的肺气闭阻,邪气内蕴,气机升降失调。

肺炎的饮食禁忌主要有以下几点。

(1)忌辛辣油腻食物:肺炎属急性热病,消耗人体正气,影响脏腑功能,易于导致消化功能降低,食物应以高营养、清淡、易消化为宜,不要吃大鱼、大肉、过于油腻之品,以免中焦受遏,运化不利,营养反而不足。油腻之品大多性属温热,可以生内热,湿滞为痰,不利于肺炎的早日康复。

辛辣食品性质温热,易化热伤津,而肺炎又属热病,两热相加,犹如负薪救火,使病情加重。所以,肺炎患者在膳食中不应加入辣椒、胡椒、芥末、川椒等调味品。

酒也属辛热之品,可刺激咽喉及气管,引起局部充血水肿,肺炎患者应禁用。

(2)水果要适量,也要选择品种:肺炎患者适量的多饮水和进食水果对疾病的康复是有利的。多数水果对本病有益,但不宜吃甘温的水果,如桃、杏、李子、橘子等,以免助热生痰。即使是一些寒性水果,也非多多益善。如果过量吃一些寒凉性质的水果,可损伤到脾胃的阳气,有碍运化功能,不利于疾病的康复。

10. 糖尿病饮食禁忌　糖尿病是一组常见的代谢内分泌病,分原发性和继发性两大类。前者占绝大多数,有遗传倾向,其基本病理生理为绝对或相对胰岛素分泌不足和胰升糖素增高所引起的代谢紊乱,包括糖类、蛋白质、脂肪、水及电解质等。常见的并发症及伴随症有急性感染、肺结核、动脉粥样硬化、肾和视网膜等有大小血管病变,以及神经病变。

1 型糖尿病的发病机制主要是遗传因素、自身免疫缺陷、胰岛素拮抗激素增多等;2 型糖尿病的发病机制主要是在基因缺陷的基础上,存在着胰岛素拮抗和胰岛素分泌障碍两个环节。肥胖及脂代谢紊乱是 2 型糖尿病重要原因之一。

根据本病多饮、多食、多尿、消瘦的临床特点,属于中医学"消渴"或"消瘅"的范畴。认为本病是由于饮食不节、情志不调、房劳过度等原因,造成阴虚燥热,久至气阴两亏、阴阳两亏、血瘀津伤之症。并根据本病三多症状主次分为上、中、下三消。即烦渴多饮为上消,多食善饥为中消,小便频多为下消。

糖尿病患者对食物中三大营养物质即糖类、蛋白质及脂肪的摄取,应掌握以下原则。

糖类物质摄取可占总热量的 55%～60%。以中等身材,体重 60 千克的成年人为例(以下同此比例)。主食供应,休息者每日 200～250 克;轻体力劳动者每日 250～300 克;中度体力劳动者每日 300～400 克;重体力劳动者需 400 克以上。多用糙米或玉米、小米等粗粮,充分咀嚼,吃少量食物即可获得饱腹感。副食应以带叶的绿色蔬菜为主,尽量避免富含淀粉食物,含糖高的水果应严格限制。

蛋白质的摄入占机体总热量的 15% 以下为宜。每日每千克体重摄入蛋白质 0.8 克即可。对儿童、孕妇、乳母、营养不良及慢性消耗性疾病合并糖尿病患者,每日每千克体重的蛋白质摄入量可酌情增至 1.5～2 克。

脂肪应限制在每日 40～60 克,胆固醇的摄入量不能超过每日 0.3 克。

国内学者根据我国人群的具体情况,提出了糖尿病食品交换份法,以 376 千焦为一交换单位(折合 90 千卡),计算出每一交换单位所需营养物质的重量(表 5-1)。

表 5-1 六大类(八小类)食品交换的内容及营养成分

组别	类别	每份重量(克)	热量(千焦)	蛋白质(克)	脂肪(克)	糖类(克)	主要营养成分
谷薯类	谷薯类	25	376	2.0	0.0	20.0	糖类,膳食纤维
	大豆类	25	376	9.0	4.0	4.0	植物蛋白
果蔬类	蔬菜类	500	376	5.0	0.6	17.0	无机盐,维生素,膳食纤维
	水果类	200	376	1.0	0.0	21.0	糖类,膳食纤维,维生素
肉蛋	肉蛋类	50	376	9.0	6.0		动物蛋白
奶类	奶类	160	376	5.0	5.0	6.0	
果类	干果类	15	376	40	7.0	2.0	
油脂类	油脂类	10	376	0.0	10.0	0	脂肪

糖尿病患者每日饮食热量分配应以早 1/5,午、晚各 2/5 为宜。饮食控制特别要注意饥饱适度,可采取少食多餐,但食量并非越少越好,若经常处于饥饿状态,加之使用降糖药物,反而使血糖不易控制。合并肥胖病患者,应控制热量摄入,减肥,使体重下降至低于正常标准 5% 左右,更有利于控制病情。

糖尿病患者的饮食禁忌主要有以下几点。

(1)低钠高纤维素饮食:高钠饮食可增加血容量,诱发高血压,增加心脏负担,引起动脉粥样硬化,加重糖尿病并发症。所以,糖尿病患者应以低钠饮食为宜,每日食盐量控制在 3 克以内。而可溶解的纤维素有利于改善脂肪、胆固醇和糖的代谢,并能减轻体重,可以适量多吃这类食物。

(2)限富含淀粉食品和忌高糖食品:富含淀粉的食品(大米、白面、薯类、豆类、谷类),进入人体以后,主要分解为糖类,它虽是机体热量的主要来源,但因其可直接转化为糖,因此必须限量。否则,病情将无法控制。

糖尿病患者应忌食糖(白糖、红糖、葡萄糖、水果糖、麦芽糖、奶糖、巧克力、蜂蜜)、糖类制品(蜜饯、水果罐头、各种含糖饮料、含糖糕点、果酱、果脯),因为这些食品可导致血糖水平迅速上升,直接加重病情,干扰糖尿病的治疗。所以,必须禁止食用。

(3)限制脂肪类和蛋白质的摄入量:糖尿病本身就是由于胰岛素分泌的绝对或相对不足引起的糖、脂肪和蛋白质代谢的紊乱。又因糖尿病易于合并动脉粥样硬化和心脑血管疾病。所以,必须严格限制动物内脏、蛋黄、鱼子、肥肉、鱿鱼、虾、蟹黄等多脂类和高胆固醇食品的摄入,以免加重脂质代谢紊乱,发生高脂血症。

糖尿病易于合并糖尿病性肾病,而过量的摄入蛋白质会增加肾脏的负担。所以说,糖尿病患者的蛋白质摄入应适量。

(4)忌辛辣食物:糖尿病患者多消谷善饥、烦渴多饮、阴虚为本、燥热为标,而辛辣食品如辣椒、生姜、芥末、胡椒等性质温热,易耗伤阴液,加重燥热,故糖尿病患者应忌食这类调味品。

(5)远离烟酒:酒性辛热,可直接干扰机体的能量代谢,加重病情。在服用降糖药的同时,如果饮酒,可使血糖骤降,诱发低血糖,影响治疗。此外,乙醇可以加快降糖药的代谢,使其半衰期明显缩短,影响药物的疗效。因此,糖尿病患者必须忌酒。

吸烟有百害而无一利,烟碱可以刺激肾上腺髓质激素分泌,诱使血糖升高;吸烟可导致外周血管收缩,影响胰岛素和其他降糖药在血液中的运行和吸收。吸烟能诱发血管痉挛,损害血管内壁,而糖尿病又易于合并动脉粥样硬化和心脑血管疾病。上述两者相互影响,可以发生冠心病、心肌梗死、顽固性下肢溃疡、中风等严重并发症。因此,糖尿病患者,必须忌烟。

(6)少吃酸性食品:糖尿病患者的体液多呈酸性。谷类、鱼、肉等食物基本上不含有机酸或含量很低,口感上也不显酸味,但在人体内彻底分解代谢后,主要留下氯、硫、磷等酸性物质,所以营养学上称其为酸性食物。而酸性体液对糖尿病不利,因此,糖尿病患者要少吃这类食品,多吃带绿叶蔬菜,使体液呈弱碱性,吃生菜对本病就有较好的疗效。

11. 痛风饮食禁忌　痛风是一组嘌呤代谢紊乱所致的疾病,其临床特点是高尿酸血症及由此而引起的痛风性急性关节炎反复发作、痛风石沉积、痛风石性慢性关节炎和关节畸形,常累及肾脏引起慢性间质性肾炎和尿酸肾结石形成。本病分原发性和继发性两大类。原发性痛风常伴有高脂血症、肥胖病、糖尿病、高血压、动脉粥样硬化和冠心病等,属遗传性疾病;继发性痛风可由肾脏病、血液病及药物等多种原因引起。

中医学认为本病的发生,外因是风寒湿热之邪侵袭人体,痹阻经络;内因是正气不足,劳倦过度或汗出当风,卫外不固,邪气乘虚而入,以致经络阻滞、气血运行不畅成为痹证。痹证日久不愈,血脉瘀阻,津聚痰凝,可由经络及脏腑,导致五脏痹。

我国的痛风发病率正在年轻化,这首先与摄入富含嘌呤类食物迅速增多有关;其次是与肥胖增多有关;再次是与痛风相关的疾病,如高血压、高血脂、糖尿病、心

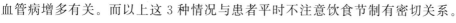

血管病增多有关。而以上这 3 种情况与患者平时不注意饮食节制有密切关系。

痛风病的饮食禁忌主要有以下几点。

(1)不要吃富含嘌呤类物质的食物:痛风是由嘌呤代谢紊乱引起的,因此痛风病患者不要吃这类食品,以免诱发痛风病。富含嘌呤的食物有各种动物内脏、肉类汤汁、各种肉食、骨髓、海鱼(特别是凤尾鱼、沙丁鱼等)、虾、蟹、海菜;各种豆类(特别是豌豆)、花生米、菠菜、菜花、蘑菇、糙米、粗面粉、全麦片等均应禁止食用。

(2)控制蛋白质及脂肪的摄入:痛风病与肥胖病、高脂血症密切相关,所以,积极地控制脂肪和蛋白质的摄入,对于预防痛风发作,有着积极的意义。患者的饮食应以清淡的碱性素食为主,可以多吃一些含嘌呤较低的奶类和蛋类。痛风患者每日的蛋白质摄入量应限制在每千克体重 0.8~1.0 克。脂肪的摄入量应控制在每日 60 克以下,禁止吃动物油。

(3)多饮水和忌辛燥刺激食物:痛风病患者在平时应注意多喝水,不要等渴了再喝,这样有利于尿酸的排出。因为烟、酒、浓茶、咖啡、辣椒等食品可以诱发或加重痛风,应禁止食用。

12. 甲状腺功能亢进饮食禁忌 甲状腺功能亢进症(简称甲亢)是由于多种病因引起的甲状腺高功能状态,致使甲状腺素分泌过多的一组常见内分泌疾病。

中医学认为,本病多由于情志不遂、郁怒伤肝、饮食不节、损伤脾胃,或素体阴虚、内热伤津等因素,导致气郁痰阻、气滞血瘀而发病。

甲状腺功能亢进的饮食禁忌主要有以下几点。

(1)慎用含碘过高食品:甲亢并非缺碘性疾病,如果在平时大量食用海带、海藻、昆布、虾皮等富含碘食品,会影响血中碘的水平,干扰医生对病情的判断和分析,不利于治疗。即使是吃含碘盐,也应向医生说明情况。

(2)忌辛辣、油腻、温燥、油炸食物:甲亢属于高代谢、神经兴奋性增高的阴虚阳亢性疾病,所以,甲亢患者不应吃辣椒、韭菜、胡椒、生姜等辛辣食品;不能吃油腻食品如猪肉、动物脂肪、动物内脏等;不能吃温燥食品如牛肉、羊肉、麻雀、狗肉、鹿肉、各种雄性动物的鞭及各种动物的甲状腺等;也不能吃煎、炸、烧、烤食品。以免升阳助热,化燥伤阴,炼液为痰,加重病情。

(3)禁烟酒及刺激性饮料:甲亢患者的饮食应以清淡为宜,烟酒均属辛燥之物,久之可以伤阴耗液、生热化燥,故应禁用。咖啡和浓茶属兴奋刺激性饮料,而甲亢也属虚性亢奋性疾病。所以,应禁止饮用,以免加重病情,影响身体康复。

13. 肥胖和高脂蛋白血症饮食禁忌 当饮食热量多于人体消耗量而以脂肪形式储存于体内,使体重超过标准体重 20% 者,称为肥胖症。它的发生与遗传、人体代谢异常、生活饮食习惯不良,内分泌功能失调、神经精神因素及职业等有密切关系。

肥胖是多种严重危害健康疾病的危险因子造成的。它在糖尿病、冠心病、脑血

管病、高血压、高脂血症的发病中起着或为病因、或为诱因、或为加重因素、或兼而有之的作用。

当血浆脂质浓度超过正常高限时，称为高脂血症。血浆脂蛋白超过正常高限时，称为高脂蛋白血症。由于大部分脂质与血浆蛋白结合而运转全身，故高脂血症常反应于高脂蛋白血症。

中医学认为，肥胖病与高脂蛋白血症的发生，与脾胃失调、饮食失节、肾气虚衰、气滞血瘀有关。并认识到肥胖人血液浑浊并流动缓慢，对临床有一定指导意义。

肥胖和高脂蛋白血症的饮食禁忌主要有以下几点。

(1)禁食辣椒，多吃趋脂性食物：肥胖和高脂蛋白血症患者，一般都饮食不节。而辣椒为调味品，它能开胃，促进消化，增加食欲，故应禁食。而趋脂性食物(对脂肪沉积有溶解作用)，如海鱼、海带、燕麦、粗面粉、苦荞麦、粳米、玉米等，应适量多吃一些，以降脂减肥。

(2)适当控制脂类食物：肥胖病人和高脂蛋白血症患者，血中的脂类物质含量均较高。因此，应适当控制这类食品的摄入。

饱和脂肪酸是人体内胆固醇合成的重要来源之一，而动物脂肪内饱和脂肪酸的含量较高。所以，不应吃这类食物。

高胆固醇食物可直接影响人体内胆固醇的水平。因此，应严格限制高胆固醇食物如动物的脑髓、内脏、脊髓、蛋黄、鱼子、蟹黄、猪肉的摄入量。一般来讲，正常人的胆固醇每日摄入量应控制在 200 毫克以下，并多吃一些洋葱、香菇、海藻类食品。

(3)限制糖类的摄取：糖摄取过多，可转化成脂肪储藏在体内。因此，肥胖和高脂蛋白血症患者应少吃或不吃糖类。谷物和薯类的主要成分是淀粉，淀粉到体内可以直接转化为糖，故肥胖和高脂蛋白血症患者应限制主食的摄入量。此外，还应少吃含糖较高的水果，如桃、苹果、李子、葡萄、香蕉、龙眼肉、荔枝、柑橘、提子、哈密瓜、西瓜、甜瓜、香瓜等。

(4)戒酒：饮酒可增加热量，而且乙醇可以影响肝脏分解脂肪的功能，使脂肪大量积存于体内；饮酒还可增强食欲，加大饭量，对减肥降脂不利；啤酒内含大量的糖分及其他各种营养成分，如长期饮用，更易造成脂肪堆积。因此，肥胖及高脂蛋白血症患者应尽早戒酒。

14. 消化性溃疡饮食禁忌　消化性溃疡主要是指发生于胃和十二指肠的慢性溃疡，是一种多发病和常见病。溃疡的形成有各种因素，其中酸性胃液对黏膜的消化作用是溃疡形成的基本因素，因而得名。

引起消化性溃疡的主要原因有，胃酸分泌过多、幽门螺杆菌感染、胃黏膜的保护作用降低、胃排空延缓和胆汁反流、胃肠肽的作用、遗传因素、药物因素、环境因素及精神因素等。

中医学认为,本病由于饮食不节或肝气郁滞、横逆犯胃、气郁化热,损伤胃阴,阴损及阳,最终导致脾胃虚寒、气滞血瘀而成。

消化性溃疡的饮食禁忌主要有以下几点。

(1)饮食不节:饮食不节是消化性溃疡诱发因素之一。本病患者在平时,尤其是在急性发作期,要少食多餐,不可饥饱过度,饮食要有规律,以免加重病情。

(2)忌坚硬难消化食物:溃疡患者不要吃花生、瓜子及油炸坚硬不易消化食品,因这类食物会摩擦溃疡面,加剧疼痛;另外,为了消化这些坚硬食物,胃黏膜会增加胃酸的分泌,会加重溃疡病的发作。

(3)忌烟酒及辛辣刺激食物:戒烟对溃疡病是非常重要的。据大样本的流行病学报道,吸烟者的溃疡复发率明显高于不吸烟者,且与吸烟数量有直接关系。刺激性食物如辣椒、醋、酸菜、咖啡、浓茶、乙醇、高糖等饮食,会直接刺激溃疡面,诱发疼痛。此外,这类食品还能刺激胃黏膜,造成炎症、水肿,加大胃液的酸度,诱使溃疡病发作。

空腹饮用牛奶,可增加胃酸分泌,不利于溃疡愈合。在饮用大量牛奶的同时,服用一些治疗溃疡病的制酸剂,如碳酸氢钠等,可引起乳碱综合征。

(4)忌食产气食物:豆类(如大豆、蚕豆、豌豆)、红薯、芋头、栗子等均属产气食物,食后会造成胃肠胀气扩张,加重疼痛。

(5)忌过热过冷饮食:溃疡病患者的饮食应寒温适中,过热的食物进入胃中,可使胃内的血管扩张,可诱发溃疡出血;过冷的食物进入胃内,会导致胃肠收缩、痉挛,加重疼痛。因此,过冷和过热的食品都应禁忌。

15. 胃炎的饮食禁忌 胃炎有急、慢性两种。急性胃炎是由各种有害因素引起的胃黏膜或胃壁的炎症。与细菌感染、中毒、药物因素、过敏、应激反应等有关。而慢性胃炎是指不同病因引起的各种慢性胃黏膜炎性病变,病变基本上局限于黏膜层。与饮食、劳累、精神因素、免疫因素、遗传因素、吸烟、饮酒、药物等有关。

中医学认为,本病的发生与饮食不节、热邪伤胃、湿滞中阻、饮食停滞、肝气郁滞、瘀血阻络及劳倦太过、先天禀赋等有关。

胃炎的饮食禁忌主要有以下几点。

(1)忌饮食无规律:胃炎的饮食原则上应以清淡、对胃黏膜刺激小的为主,但并非清淡饮食就能缓解患者的症状。应以饮食规律,少食多餐,勿过饥过饱为原则。尤其是年老体弱、胃肠功能减退者,每日以4~5餐为佳,每次以六七成饱为好。食物中注意糖、脂肪、蛋白质的比例,注意维生素等身体必需营养素的含量。

(2)忌烟酒辛辣刺激食物:乙醇能溶解胃黏膜上皮的脂蛋白层,对胃黏膜有较大的损害,人们在吸烟时候,烟雾中的有害物质溶解并附着在口腔、咽喉部,随吞咽进入胃内,这些有害物质对胃黏膜也有很大损害。因此,急、慢性胃炎患者,一定要

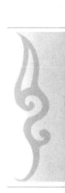

戒除烟酒,以免加重病情,甚至造成恶性病变。

辣椒、芥末、胡椒、浓茶、咖啡、可可等食品或饮料,对胃黏膜有刺激作用,能使黏膜充血,加重炎症,也应戒除。

(3)忌过冷、热、硬食物:过冷的食物和饮料,食入后可以导致胃痉挛,胃内黏膜血管收缩,不利于炎症消退;过热的食品和饮料,食入后会直接烫伤或刺激胃内黏膜。胃炎患者的食物应软硬适度,过于坚硬粗糙的食品、粗纤维的蔬菜、用油煎炸或烧烤的食品,食用后可加重胃的机械消化负担,使胃黏膜受到摩擦而损伤,加重黏膜的炎性病变。

(4)忌不洁饮食:胃炎患者要特别注意饮食卫生,尤其是夏季,生吃瓜果要洗净,不要吃变质食品。因为被污染变质的食品中含有大量的细菌和细菌毒素,对胃黏膜有直接破坏作用。放在冰箱内的食物,一定要烧熟煮透后再吃,如发现变质,要坚决扔掉,禁止食用。

16.胆石病与慢性胆囊炎饮食禁忌 胆石病是指胆道系统的任何部位发生结石的疾病。其病因和发病机制是与类脂质代谢障碍、个体胆囊因素、感染、年龄、遗传、性别及生育、肥胖、饮食、血清等因素有关。而慢性胆囊炎系胆囊慢性炎症性改变,大多为慢性胆石性胆囊炎。

中医学认为胆石病的成因是饮食不节、肝胆失疏、气血瘀滞、湿热蕴结、煎熬胆汁、日久沉积、凝成砂石。认为慢性胆囊炎的病机为饮食不节、肝气郁滞、胆失疏泄、气血瘀滞、湿热内蕴所致。肝木横犯脾土,脾失健运,或湿热久羁,耗伤肝阴,最终导致脾胃虚弱,肝阴不足。

胆石病和慢性肝囊炎的饮食禁忌主要有以下几点。

(1)忌饮食无规律:由于人在饥饿时胆汁排空减少,而有胆汁潴留,胆汁在胆囊中浓缩而使黏稠度增高,易促使胆结石的形成和增大。因此,要养成一日三餐的习惯,尤其是要养成吃早餐的习惯,以减少胆石病的发生。《尚书》中的"食哉惟时"讲的就是这个道理。

(2)忌高脂肪和高胆固醇类食物:胆结石的形成与脂质类代谢紊乱和高胆固醇有关。人们在消化高脂肪食物时,需要大量的胆汁参与,而患有胆石病和胆囊炎的患者,在胆囊急骤收缩时会产生胆绞痛,如果结石梗阻于胆管,则疼痛更为剧烈,并伴有面色苍白、恶心、呕吐等。而慢性胆囊炎患者,因胆汁分泌不良,在吃高脂肪食物后,可出现胆囊区隐痛及腹部胀满、恶心厌食等消化不良的症状。

胆固醇是胆结石形成的重要原材料,胆结石的主要成分90%以上由胆固醇构成。限制胆固醇含量高的食物可以调整体内胆固醇水平,防止胆结石的形成。含胆固醇高的食品有动物内脏、禽蛋、蟹黄、鱿鱼、虾皮等。本病患者应多吃一些燕麦、荞麦、黄豆、香菇、洋葱、山楂、牛奶、海藻等降胆固醇食品。

(3)忌辛辣油炸食品:辛辣调味品(如辣椒、川椒等)可增加缩胆囊素的产生,胆道口括约肌紧张不能松弛,胆汁流出不顺利,故应禁用。油炸火烤食品,在高温下产生有毒物质,能刺激胆道,引起胆绞痛,也应禁用。

(4)忌吃产气食品:胆石病及慢性胆囊炎患者,平时多伴有消化功能减弱,且常因胃肠胀气而加重病情。因此,豆类、红薯、芋头、大蒜、韭菜等易于引起胀气的食品应慎用。

这里顺便提一下,胆石病和胆囊炎患者,要养成定时排便的习惯,保持胃肠道的正常通降功能,对于减少本病的发作很有好处。

17. 前列腺肥大饮食禁忌 前列腺肥大,又称良性前列腺增生。与老年人内分泌紊乱和前列腺慢性炎症有关。前列腺在人体是一个盛极而衰的角色,由于老年人体内激素水平发生紊乱,前列腺边缘的非功能细胞可发生异常增生,呈结节样生长,使前列腺体积增大,压迫尿道内口,引起排尿困难。

中医学认为,本病的发生与外邪入侵、饮食不节、素体脾虚、房事不节、损伤肾精、肝气郁结、疏泄不利有关。

前列腺肥大的饮食禁忌主要有以下几点。

(1)忌温热性质食物:前列腺肥大患者对温热性质食物如狗肉、鹿肉、羊肉、麻雀、鹌鹑、韭菜、雄性动物鞭类、泥鳅等比较敏感。这些食物进入人体以后,可使已经肥大的前列腺充血、肿胀压迫尿道,使排尿更为不畅。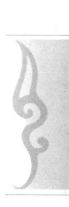

(2)忌生冷食物:前列腺肥大属激素紊乱性疾病,一遇寒冷刺激,如吃一些冷冻食品,可导致前列腺收缩、压迫尿道,不利于尿液通过。

(3)忌辛辣刺激食物:辣椒、胡椒、酒类,可刺激前列腺,使其充血肿胀,故不要食用这些调味品及饮料。

18. 急性肾炎饮食禁忌 急性肾小球肾炎,简称急性肾炎,是一种由感染后变态反应引起的两侧肾脏弥漫性肾小球损害为主的急性肾脏疾病。本病实际上可由多种病因引起,其中最为常见的是由于链球菌感染而引发。

中医学认为本病是由外感风寒邪气,内传于肺,导致肺失宣降、水道不利、风水相互影响,水湿流溢于肌肤、停留于体内,郁而化热、湿热壅滞而致。

急性肾炎的饮食禁忌主要有以下几点。

(1)限制盐、水和蛋白的摄入量:大多数急性肾炎都有高血压和水钠潴留,所以,应给予低盐饮食并限制饮水。若血压较高,水肿显著,应予无盐饮食,每日液体摄入量限制在1000毫升以内。植物蛋白能加重肾脏负担,豆类食品应慎用,可以少量吃一些优质蛋白,如鱼、瘦肉等。但蛋白摄入量每日每千克体重不要超过0.6克。

(2)食物宜偏碱,忌酸性食品:急性肾炎患者体液多呈酸性,应禁止吃猪肉、牛肉、柿子、蛋黄、玉米、花生、糖等酸性食品,适当多吃一些胡萝卜、西红柿等富含维生素的碱性食物,以调节肾炎患者的酸碱平衡,有利于肾功能的恢复。

(3)忌辛辣油腻食物:辛辣食物对泌尿系统有刺激作用,故肾炎患者不要吃辣椒、胡椒、芥末等调味品;此外,肾炎患者多伴有消化功能减退,所以,应多吃一些清淡富营养易消化的食物,不要吃油腻厚味、油炸煎烤之类不易消化之物,以免助湿生热,不利于肾功能恢复。

(4)忌含氮高的食物:氮是机体代谢的废物之一,主要由肾脏排出,急性肾炎患者,肾功能减弱,氮元素排出不利,所以应不喝鸡汤、肉汤等含氮较高的食品,以免加重病情,造成变证。

(5)忌烟酒、浓茶、咖啡:烟、酒、浓茶、咖啡对肾脏均有一定的刺激,故应忌食之。

19. 慢性肾炎饮食禁忌　慢性肾小球肾炎简称慢性肾炎,系由各种原因引起的,不同病理类型的双侧肾小球弥漫性或局灶性炎症改变。临床起病隐匿,病程冗长,病情发展缓慢的一组原发性肾小球病的总称。

中医学认为本病的发生是由于"脾肾亏损,外邪侵袭"。外邪侵袭的反复感冒以及湿热引起的皮肤感染,易于引发本病。

慢性肾炎的饮食禁忌主要有以下几点。

(1)限制盐、水、植物蛋白的摄入量:慢性肾炎有高血压水肿者,应吃无盐或低盐饮食,每日盐的摄入量不要超过 3 克;要严格限制液体量,每日摄入量不要超过1500 毫升,其中包括主副食中的含水量 800 毫升左右。如果水肿比较严重,饮水量还要减少。本病因大量蛋白由小便排出,因此应吃一些高含量优质动物蛋白,如瘦肉、鱼、乳、蛋类食品。不要吃植物蛋白,因植物蛋白中含有大量嘌呤碱,能加重肾脏的负担,故不能吃各种豆类食品。此外,沙丁鱼、凤尾鱼、蘑菇、鸡汤、菠菜、肉汤、菜花、花生、芹菜等食品,因嘌呤碱含量高,也应忌用。

(2)忌刺激油腻食物:辣椒、胡椒、芥末、味精、乙醇、咖啡、浓茶、可可及各种含咖啡因、防腐剂的调料及饮料,对肾脏均有一定刺激作用,故应禁用。慢性肾炎患者,虽因血浆蛋白低,需及时补充动物优质蛋白,但不能吃高脂肪食物,因为高脂肪可以加重动脉粥样硬化和抑制造血功能,这对慢性肾炎易于合并高血压和贫血来说是非常有害的。但本病缺乏脂肪,身体会更虚弱,可用香油、胡麻油、葵花籽油、菜籽油等植物脂肪代替。

(3)慎用高磷食物:据最近有关报道,国外一些学者认为,禁食含磷食物如蛋黄、鱼子、动物脑髓可以控制血清肌酐和尿素氮的升高,有利于改善肾功能,防止从慢性肾炎向肾衰竭转化。

20. 慢性肾衰竭饮食禁忌　慢性肾衰竭又称慢性肾功能不全,是指各种原因造成的慢性进行性肾实质损害,致使肾脏不能维持其基本功能,诸如排泄代谢废物、调节水盐和酸碱平衡、分泌和调节各种激素代谢等,从而出现氮质血症、代谢紊乱和各系统受累等一系列临床症状的综合征。

中医学认为本病的成因是脾肾阳虚或肝肾阴虚导致的湿浊内停、瘀血内阻、肝风内动。

慢性肾衰竭的饮食禁忌主要有以下几点。

(1)忌不控制蛋白质:植物蛋白如大豆及豆制品可加重肾脏负担。慢性肾功能不全患者,肾功能低下,蛋白质的代谢产物氮质排泄受到影响。所以,本病患者应摄入奶类、鱼类、家禽类、瘦肉等生物价值高的优质动物蛋白,既可保证体内的氨基酸供应,又可利用非蛋白氮合成必需氨基酸,减少体内氮质堆积,减轻氮质血症。但是,每日蛋白总量的摄入不应超过 30 克。此外,鸡蛋的蛋白,易使氮代谢终产物积聚体内,对肾脏不利,故应忌之。

(2)控制食盐摄入量:慢性肾功能不全患者应严格控制钠盐的摄入量,每日不能超过 2 克;如水肿严重者,应予无盐饮食。

(3)忌辛辣刺激食物及油腻食品:乙醇、辣椒、胡椒、咖啡、浓茶对肾脏有刺激作用,应禁用。高脂肪的油腻食物,因胆固醇含量较高,可以加重动脉粥样硬化并影响造血功能,也应禁用。

21. 老年性及血管性痴呆饮食禁忌 痴呆是由于脑功能障碍而产生的获得性、持续性智能损害综合征。包括记忆、思维、定向、理解、计算、学习能力、语言和判断功能受损,但意识应该是清晰的。

老年性痴呆也称为阿尔茨海默病,至今病因未完全明了,其病理学改变主要是大脑组织神经元纤维缠结、老年斑、颗粒空泡变性、神经元损失和星形细胞增生。

血管性痴呆病因主要是由于脑动脉粥样硬化或脑血栓形成、脑梗死,导致脑供血不足所引起的脑组织缺血缺氧性改变,最终导致大脑功能全面衰退。

中医学认为本病的致病原因是,气血不足、痰浊上扰、肾精亏损、髓海不足、气滞血瘀等。

老年性及血管性痴呆的饮食禁忌主要有以下几点。

(1)忌烟酒及刺激食物:乙醇及烟碱,均可直接影响血管的收缩及舒张功能,加重动脉硬化,且对大脑的神经细胞有一定的损害,故无论哪种痴呆均应绝对禁忌。辛辣刺激食物如辣椒、胡椒、咖啡等食品,能伤阴助热,且有一定的兴奋刺激作用,也应尽量少吃。

(2)忌高胆固醇食物:蛋黄、动物大脑、动物内脏、松花蛋、鳗鱼、蟹黄、鱼子、虾、奶油、鱼肝油及动物脂肪等均含有大量的胆固醇,可加重动脉内壁的损害,对大脑供血供氧不利,故应忌食。此外,过多地吃含糖的甜食以及各种糖类,对三酰甘油(甘油三酯)的含量也有一定的影响,也应控制。

(3)忌偏食:饮食宜杂不宜偏,提倡混合饮食,以吸收各种维生素及微量元素。这对预防动脉硬化、降血脂很有好处,切忌挑食及单吃加工精制的食品。此外,入夜后人的基础代谢率高,各种消化酶的分泌增多,食物易于消化吸收;同时晚上活动量相对较小,能量消耗少。若晚餐不加控制,进食太多,也可转化为脂肪,对痴呆的康复不利。

(4)忌不限制总热量的摄入:中老年人,尤其是体重超标者,应限制膳食中的总热量。有些不吃荤腥油腻的人,因饭量大,肝脏把糖类转变为脂肪储存起来,也会致人发胖。饱食可诱发大脑中一种叫作纤维芽细胞生长因子的蛋白质大量分泌,促使血管壁细胞增殖,造成管腔狭窄,供血能力削弱,从而加重脑组织缺血缺氧,致使大脑早衰。古人所讲的"所食愈多,心愈塞,年愈损"是有一定科学道理的。

(5)限盐:最近有研究结果显示,阿尔茨海默病,与高血压、高胆固醇等因素有关。如果中年时有高血压、高胆固醇,晚年就容易罹患阿尔茨海默病。而钠盐与高血压之间有密切关系,因此,应严格控制钠盐的摄入量,包括咸蟹、酱类、咸肉、黄泥螺、咸菜等腌制品,也应限制。

22. 类风湿关节炎饮食禁忌 类风湿关节炎是一种以关节滑膜炎为特征的慢性全身性自身免疫性疾病。滑膜炎持久反复发作,可导致关节内软骨和骨的破坏、关节功能障碍,甚至残废。血管炎病变,累及全身各个器官,故将本病又称为类风湿病。

本病的病因尚未十分明确,一般认为与细菌、病毒、遗传、性激素水平、营养不良、环境因素、精神因素有关。

中医学认为,本病的发生多由于人体营卫之气不固,风寒湿热之邪乘虚侵入,渐及肌肉、筋骨、关节,经络痹阻,气血不通所致。居处潮湿、冒雨涉水、睡卧当风、汗出入水、感受风寒湿邪或风寒湿邪郁久化热,皆可导致类风湿病的发生。

类风湿关节炎的饮食禁忌主要有以下几点。

(1)忌食高脂肪食物:本病在早期可吃一些高蛋白、高维生素食品,以便增强机体的抗病能力和帮助关节局部炎症吸收。中晚期患者常出现贫血现象,多选食补血食品,但不应吃猪肉、羊肉、禽蛋、动物内脏、鱼子、蟹等肥甘厚味,以防其助湿生痰,加重关节疼痛症状。

(2)忌寒凉食物:本病患者多表现为脾肾阳虚、抵抗力低下,故不要吃过于寒凉的食品,以免凝滞气血,加重关节疼痛症状。

(3)限酒、忌食致敏性饮食:少量饮用低度酒,能使经络气血畅通,达到消肿止痛的目的,对缓解关节疼痛有利。但需注意的是,伴有高血压、慢性肝病、胃病者不宜用饮酒疗法。

辣椒、胡椒、番茄等食品中含有过敏原,可以和人体内的抗体结合成免疫复合物,沉积在关节周围,能释放出引起疼痛的化学物质,使关节疼痛加剧。

23. 红斑狼疮饮食禁忌 红斑狼疮是一种多发于青年女性的、累及多脏器的自身免疫性的炎症性结缔组织病。临床症状多种多样,反复发作,以关节肌肉、皮肤、肾脏等为主要受累组织或器官。

本病的病因尚不甚明了,主要与遗传因素、药物、感染因素、物理因素、内分泌因素、免疫异常有关。

中医学认为,本病发生的原因是正气不足、毒热外侵、人体内阴阳失衡等。

红斑狼疮的饮食禁忌主要有以下几点。

(1)忌鱼虾海鲜:红斑狼疮的饮食应以清淡易消化为主,多吃青菜、水果等富含维生素食品。因鱼、虾、海鲜等发物对控制病情不利,故应忌食。

(2)忌食油腻不易消化食品:本病大多数患者有心血管或消化系统症状,过食油腻对心血管不利,而油炸、烧烤、黏腻冷滑等食品又不易消化,故应忌食。

(3)限盐:尸检证实,几乎100%的红斑狼疮患者都有不同程度的肾脏损害。所以不宜食入高盐食物,以防加重肾脏负担。

(4)其他:严格控制牛肉、乳制品、豆腐皮、松鱼干等含有高苯胺酸和酪氨酸类蛋白质食物的摄入;避免食用豆类食品,以免加重红斑狼疮患者的病情。此外,本病多伴有唇、颊、硬腭、齿龈、舌和鼻腔黏膜损害,局部有毛细血管扩张红斑,其上可见点状出血、糜烂,少数尚有水疱和溃疡等。因此,应避免烟、酒、辣椒、胡椒、咖啡等辛辣或刺激性食物,以防加重黏膜损害。

24. 神经症饮食禁忌　神经症(神经官能症)是一组没有可证实的器官性病变基础的精神障碍,其临床症状涉及全身多个器官和系统。患者对疾病有相当的自知力,检验显示没有明显损害。其临床特点包括:第一是常由心理素质与心理社会因素共同作用起病;第二是表现为多种症状,主要为躯体或精神的不适感,强烈的不愉快的情感体验;第三是症状反复出现,医学检查又不能发现相应的病理形态学改变;第四是意识清楚,没有严重的行为紊乱,其行为紊乱多表现在处理人际关系上。

中医学认为,本病的发生与七情过度、五志过极、心脾两虚、肝气郁结、日久化热、耗伤阴精、热扰心神有关。

神经症的饮食禁忌主要有以下几点。

(1)忌不易消化食物:"胃不和则卧不安",神经症患者多伴有入睡困难或多梦易醒等症状。所以饮食应以清淡为主,不要吃一些油腻、生冷、黏滑等不易消化的食物,以免滋腻碍胃,影响睡眠,加重病情。

(2)忌辛辣刺激性食物:神经症患者应忌食辣椒、胡椒、生葱、生姜、大蒜等刺激性食物,不宜饮用乙醇、浓茶、咖啡等兴奋刺激性饮料,以免劫伤阴精,导致虚火扰神,加重病情。

(3)忌酸味太重水果:神经症患者应少吃酸橙、山楂等酸味水果,因这类水果中含苹果酸较多,妨碍铁的吸收,且对神经有刺激作用,不宜多用。

25. 缺铁性贫血饮食禁忌　缺铁性贫血是指体内储存铁不足,影响血红蛋白合成所引起的一种小细胞低色素性贫血。本病是世界各地,包括我国贫血中最常见的一种。发病率很高,几乎遍及全球。可发生于各年龄组,尤多见于育龄妇女和儿童。据世界卫生组织报道,全世界有10％～30％的人群有不同程度缺铁,女性高于男性,亚洲发病率高于欧洲。本病的发病原因主要有饮食因素、慢性失血、吸收障碍等。

中医学认为,本病的形成多由长期慢性胃肠疾病,或长期失血、妊娠营养不良、饮食失调、护理不当等引起,其病机为脾胃虚弱、各种血证、肾精亏乏、不能化生血液及小儿虫积等。

缺铁性贫血的饮食禁忌主要有以下几点。

(1)忌油腻食品:本病患者不宜吃高脂肪油腻食物。因高脂肪食物可以抑制胃酸分泌,影响食物中高价铁向亚铁转化,降低人体对铁的吸收。

此外,缺铁性贫血患者大多脾胃消化功能不强,所以,不要吃一些过于寒凉或粗糙的食品,以免加重脾胃的消化负担,不利于铁的吸收。

(2)不要饭后立即饮茶:茶中含有大量的鞣酸,在胃内与含铁食物混合后,可使食物中的铁沉淀,影响对铁的吸收。因此,缺铁性贫血患者应避免饭后饮茶。

(3)其他:本病在进食补铁食物或补铁药物时,不要同时吃抑制胃酸分泌的药物,以免影响机体对铁的吸收;也不要同时吃高钙食物及补钙剂,因钙与铁可以结合成难以溶解的化合物,妨碍人体对铁的吸收。

26. 过敏性紫癜饮食禁忌 过敏性紫癜也称为出血性毛细血管中毒症或许兰-亨诺紫癜。属于一种毛细血管变态反应性出血性疾病,可能与血管的自体免疫损伤有关。临床特点除皮肤紫癜外,常有皮疹及血管神经性水肿、关节炎、腹痛及肾炎等症状。

本病的过敏原可由多种因素引起,常见的有细菌、病毒、寄生虫感染;药物致敏;食入鱼、虾、蟹、蛋、奶等异性蛋白食物;或寒冷刺激、花粉吸入、疫苗注射等。

中医学认为,本病是由外感风热毒邪、侵淫腠理、深入血分、损伤脉经,致使血溢脉外,流溢于肌肤;或瘀血阻络,血不归经;若久病失血,又可导致气血两虚、心脾不足的虚性证候。

过敏性紫癜的饮食禁忌主要有以下几点。

(1)忌食过敏食物:过敏性紫癜患者多属特异体质,易对动物蛋白过敏,对疑有动物蛋白过敏者,应禁食鱼、虾、蟹、蛋、奶等异性蛋白食物。应认真找出致敏原,避免接触。

(2)忌烟酒辛热食物:烟、乙醇、辣椒、胡椒、葱、姜、蒜等食物,性属辛热,能动血伤阴,不利于身体康复,故应忌之。此外,牛肉、羊肉、狗肉也属温热食品,不利于消癜散瘀,也应忌食。

(3)因人因证而异:心脾两虚的过敏性紫癜患者,应少吃寒凉性质的食品,以免寒凉损伤人体心脾阳气,造成气不摄血,流溢于脉外;阴虚火旺、脉经受损、血不归经者,应少吃温热性质的食品,以免热入血分、迫血妄行、瘀热互结、病势缠绵不愈。此外,过敏性紫癜伴有消化道出血者,应禁食粗糙坚硬食物,以防划伤消化道黏膜,引发大出血。饮食宜清淡易消化,要寒温适中,以免加重病情。

27. 白血病饮食禁忌 白血病是一种造血系统的恶性肿瘤,其主要表现为异常的血细胞及其幼稚细胞(即白血病细胞)在骨髓或其他造血组织中进行性、失控性的异常增生,浸润各种组织,使正常血细胞减少,产生相应临床表现,周围白细胞有质和量的变化。

人类白血病的确切病因至今尚未十分明了。许多因素被认为与白血病发生有关。一般认为,病毒感染是主要致病因素,此外,还有电离辐射、遗传因素、化学毒物及药物等因素。本病起病急骤,发展迅速,自然病程在 6 个月至 1 年之内。以青壮年居多,男性多于女性,是 35 岁以下发病率及病死率最高的恶性肿瘤。

中医学认为本病的致病原因是,先有正气虚损,继而邪毒内侵,深至骨髓,毒邪炽盛,耗伤阴精气血,导致体内阴阳失调、正气大衰,更易受邪气侵袭,最终引发正衰邪盛之证。

白血病的饮食禁忌主要有以下几点。

(1)饮食有节:白血病患者的饮食不要过饥或过饱,因过饥或过饱均影响消化道功能。

(2)忌辛辣刺激食品:白血病患者属本虚标实,正衰邪盛,阴血不足、毒热内蕴,毒热易于迫血妄行,导致各种出血。而烟、酒、辣椒、葱、姜、蒜、咖啡等辛辣燥热食品,易于伤阴耗气,加重毒热炽盛之势,从而加重出血倾向,造成变证。

此外,质地粗糙坚硬难以消化的食品,以及过凉过热的饮食,都容易损伤消化道黏膜,造成出血,故应忌食。

(3)远离有毒食品:随着杀虫剂的广泛使用、饲料中化学药物的增加、大气中的污染加重以及居室中装修材料的不合理滥用,我国的白血病发病率已然呈上升趋势。营养学家早已提出了食野、食绿、食杂、食新的饮食原则,白血病患者更要遵循这一饮食原则,尽量少吃精加工、加防腐剂及被有毒物质污染过的食品,以利身体早日康复。

(二)常见妇科病的饮食禁忌

1. 月经周期异常饮食禁忌 月经周期异常包括月经先期、月经后期、月经先后不定期等变化。月经先期是指月经周期提前 7 日以上,少于 21 日甚至 10 余日一行;月经后期是指月经周期延后 7 日以上,超过 35 日,甚至 40~50 日一行;月经先后不定期是指月经周期或提前或延后 7 日以上者。

中医学认为,月经周期异常是与气虚统摄无权,冲任失固;血热血海不宁;血寒冲任欠通;血虚化源不足;气滞血行不畅;肾虚封藏失职有关。

月经周期异常的饮食禁忌主要有以下几点。

（1）忌油腻烧烤之品：月经周期异常患者，多伴脾胃消化功能低下，饮食应以寒温适中、易于消化为主。不要吃油腻厚味、煎炸烧烤等不易消化食品，以免造成滋腻伤胃、消化不良、化源不足。

（2）禁辛辣刺激食品：本病患者一般应忌烟、酒、辣椒、干姜、大葱等辛辣刺激食品，以防助热伤阴、暗耗精血，加重病情。

（3）三因制宜：本病的饮食禁忌也应因人、因证、因时制宜。心脾气虚、下焦虚寒、冲任不足者宜偏温不宜寒凉食品；肝郁化火、阴虚火旺、血热妄行者宜偏凉不宜温热食品；瘀血阻滞、新血不生、出血不止者不宜用酸涩食品。邪气盛者应以攻邪为主，正气虚的应以补虚为先，故冬季饮食不宜过于辛热，夏季饮食不宜过于寒凉。食物皆有药性，应根据脏腑盛衰、阴阳偏盛、虚实寒热，慎重选择。此外，肝气郁滞是月经周期异常的常见病因之一，而肝气又以升发、向上、向外、调达为顺，故肝气郁滞者也应慎用乌梅、杏等酸收食品，以防气机失调、血行受阻。

2. 月经量异常饮食禁忌　月经量异常包括月经过多、月经过少、经期延长等变化。其中月经过多是指月经周期基本正常，而月经量较以往明显增多；月经过少是指月经周期基本正常，经量明显减少，甚或点滴即净，或经期缩短不足 2 日，经量亦少者；经期延长是指月经周期基本正常，行经时间超过 7 日以上，甚或淋漓半月方净。

月经量异常的饮食禁忌主要有以下几点。

（1）经期食品禁忌：月经量异常的患者，在月经期应以平性食品为主，血热经量多者，忌辣椒、胡椒、烟、乙醇、葱、姜、蒜、牛肉、羊肉、狗肉等辛辣刺激及升阳助热、迫血妄行之物；属于气虚阴寒凝滞或气不摄血的经量多或经量少的患者，应忌食生冷黏滑及性质寒凉之物；此外，经期也不要吃酸涩食品，以免经行不畅、瘀血阻络，形成淋漓不断之症。

（2）限制高脂肪食物：月经量的异常多伴有血虚证候，过量食用脂肪可以影响人的造血功能，也可影响患者的消化和吸收功能，加重贫血程度，每日脂肪的摄入量一般不要超过 60 克，且以植物脂肪为优。

3. 痛经饮食禁忌　痛经是指妇女正值经期或行经前后，出现周期性小腹疼痛，或痛至腰骶，甚者则引起昏厥，多见于青年妇女。

中医学认为，痛经发病有情志所伤、起居不慎或六淫为害等病因，且与素体及经期、经期前后特殊生理环境有关。而以上因素引起的气滞血瘀、寒凝胞中、湿热下注、气血虚弱、肝肾虚损为其基本病理变化。

痛经的饮食禁忌主要有以下几点。

（1）忌坚硬油腻不易消化食品：妇女经期应多吃一些清淡易于消化食品，避免吃坚硬、油腻及煎炸烧烤类食品。饮食中应摄取足够的钙质，以避免由于血钙偏低引起的子宫强烈收缩所诱发的痛经。

　　(2)忌生冷和刺激性食物:"血得热则行,遇寒则凝""通则不痛,痛则不通",生冷食物可影响盆腔血供,刺激子宫和输卵管收缩,从而加重痛经程度。尤其是橘子、柚子、梨子等寒凉涩滞水果更应注意。浓茶也可加重病情,故经前和经期应忌用。

　　(3)忌酸涩食品:痛经患者在经期不应吃酸涩食物,因酸性收敛,不利于经血排出,故酸梅、青杏都在禁止之列。

　　4. 功能失调性子宫出血饮食禁忌　功能失调性子宫出血(简称功血),属妇科常见病。它是由于调节生殖的神经内分泌机制失常引起的异常子宫出血,而全身及内外生殖器无器质性病变存在。常表现为月经周期长短不一,经期延长,经量过多或不规则阴道流血。功血可分为排卵性和无排卵性两类,约85%病例属于无排卵性功血。

　　中医学认为,本病的常见病因是血热、肾虚、脾虚、血瘀等。其发病机制主要是冲任损伤,不能制约经血,故经血从胞宫不时妄行。本病可突然发作,也可由月经失调发展而来。

　　功血的饮食禁忌主要有以下几点。

　　(1)忌辛辣刺激食物:功血患者饮食宜低脂清淡,富营养易消化,不宜吃辣椒、胡椒、葱、姜、蒜等辛辣食品以及牛肉、羊肉、狗肉、麻雀、鹌鹑、虾等温热性质食品,以免加重子宫充血。此外,功血患者必须戒酒,包括白酒、葡萄酒、红酒、黄酒、啤酒、各种药酒、奶酒及各种含酒食品。因酒有活血、促进血循的作用,可以使子宫出血量明显增加。红糖有温经活血祛瘀的作用,食后可加重子宫出血,也应忌食。

　　(2)忌寒凉破气食品:功血患者一般病程较长,气血两虚,大萝卜、梨、大白菜等性质偏寒,且有一定的破气行滞作用,食后对病情不利,故应忌之。

　　(3)忌油腻黏滑食物:功血患者多脾胃虚弱,消化力差,故应忌食黏腻冷滑食品,以免损伤脾胃阳气,加重病情。油腻高脂肪食品不仅不易消化,且对造血功能也有一定影响,故应忌之。

　　5. 绝经前后诸证饮食禁忌　绝经前后诸证,是指部分妇女在绝经期前后,出现一些与绝经有关的证候,如眩晕耳鸣、烘热汗出、心悸失眠、烦躁易怒、潮热或面目、下肢水肿、食欲缺乏、大便溏薄或月经紊乱、情志不宁等,也称为经断前后诸证。

　　本病的发生与卵巢功能衰退,雌激素分泌减少,促性腺激素分泌增多,催乳激素浓度降低有关。

　　中医学认为,妇女在绝经前后,肾气渐衰,天癸渐竭,月经将断,生殖能力消失。"天癸竭,地道不通,故形坏而无子。"这些是妇女正常生理变化,但有些妇女由于素体差异及生活环境等影响,不能适应这个阶段生理过渡,使阴阳二气不能维持动态平衡,脏腑之间不相协调,出现以肾虚为主,或偏于阳虚,或偏于阴虚,或阴阳两虚的一系列症状。

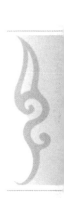

绝经前后诸证的饮食禁忌主要有以下几点。

(1)忌辛辣刺激性食物:本病在平时应注意多吃含B族维生素较多的食物以营养神经系统。饮食应富营养、低脂肪、易消化,不要吃辣椒、胡椒、葱、姜、蒜等辛辣食物,以免加重病情;也不要喝咖啡、浓茶等兴奋刺激性饮料,以免加重心悸、失眠症状。

(2)寒温适中,无使过之:绝经期前后诸证属肾阳虚、肾阴虚或阴阳两虚证,饮食应以平性为主,如过多吃狗肉、牛肉、羊肉、麻雀、鹌鹑、荔枝等食品,会产生内热,使烘热、汗出、失眠、口渴、眩晕耳鸣等症加剧;如过食寒凉水果、饮料、食物,就会损伤阳气,使水肿、纳差、便溏等症加剧。此外,本病患者晚餐应适可而止,吃得不要太多,以免"胃不和则卧不安",对康复不利。

(3)适当补钙,忌高脂肪饮食:妇女绝经适值中年,体内的脂肪、蛋白质、糖的代谢易于发生紊乱,也易于患骨质疏松症,故应适当补钙。应少吃或不吃肥肉、动物内脏、蛋黄及动物脂肪、动物脑子,以防止动脉硬化及肥胖病。少吃糖类制品,以免合并糖代谢紊乱,诱发糖尿病及肥胖病等。

6. 产后缺乳饮食禁忌 产后缺乳是指产后乳汁甚少,或全无,也称为"乳汁不足"。

中医学认为本病多因身体虚弱,气血生化之源不足及肝气郁滞、乳汁排出受阻所致。

产后缺乳的饮食禁忌主要有以下几点。

(1)富营养忌辛辣酸涩:产后缺乳应进食高热量、高脂肪、高蛋白质食品,以防热量不足、蛋白质缺少或脂肪量不够,影响到乳汁分泌;但要掌握适量,以防太过则为灾。产后不宜吃辛辣食品,以免助热耗血,对产生乳汁不利;也不要吃酸味食品,以免酸性收涩,于乳汁运行排出不利。

(2)忌维生素及微量元素摄入不够:产后维生素摄入量的多少,直接影响到乳汁的质和量,维生素E、维生素B_1有增加乳汁分泌、提高乳汁质量的作用,应多多摄取。正常产妇每日乳汁中含300毫克左右的钙,如果奶中钙质不足,就会影响乳汁质量,且母体钙质摄入不足,会发生产后腰腿痛或骨软化症,故产妇应大量摄入含钙较高的食品。此外,产妇还应摄取足够的铁质,以保证乳汁中铁的含量。

(3)忌水分摄入不够:乳汁中的主要成分是水,水分摄入不足可直接影响乳汁的分泌数量,故哺乳期妇女不宜多吃干硬食品,应多喝汤水,既补充水分,又补充营养,也保证乳汁的分泌数量。

7. 女性不孕症饮食禁忌 凡婚后未避孕、有正常性生活、同居2年未曾妊娠者,称为不孕症。据统计,婚后2年以内初孕率为94.6%左右。

女性不孕症多与不排卵、输卵管不通、子宫因素、宫颈因素、阴道因素及免疫因素有关。

　　中医学认为,肾主生殖,不孕与肾的关系密切,并与天癸、冲任、子宫的功能失调,或脏腑气血不和,影响胞络胞脉功能有关。诱发本病常见的病因有肾虚、肝郁、痰湿、血瘀等。

　　不孕症的饮食禁忌主要有以下几点。

　　(1)宜温不宜寒:女性不孕多属下焦虚寒,宫冷不孕,或激素分泌水平低,子宫、卵巢发育不好。故应多吃一些温肾助阳食物,不宜吃生冷寒凉之品,以免遏伤阳气,使胞宫虚冷加重,不利于受孕。

　　(2)忌微量元素摄入不足:锌是人体不可缺少的重要微量元素。锌可促使性器官发育,如果体内锌不足,可导致酶的活性降低,垂体促性腺激素分泌减少,从而影响受孕。

　　(3)限制烟酒:大量吸烟、饮酒,可以影响育龄妇女受孕,故应戒除之。

　　8. **男性不育症饮食禁忌**　男性不育症是指婚后夫妇同居 2 年以上,配偶生殖功能正常,有正常性生活,未避孕而未怀孕者。

　　发生男性不育的原因主要有:精液异常(少精或无精)、精子运送受阻、免疫因素、内分泌功能障碍等。

　　中医学认为,本病的成因主要是先天不足、禀赋薄弱、肾精亏损、命火衰微;或后天失养、虚损太多、脾失健运、精血无源;或湿热素盛、瘀阻睾丸、闭塞精道;或子痈虽愈、余毒留恋、精虫难生。

　　不育症饮食禁忌主要有以下几点。

　　(1)忌辛辣刺激性食物:烟、酒、辣椒、浓茶、咖啡等辛辣刺激性食品,能直接助热,下劫肾精,故应忌之。且过量饮酒,可使宗筋供血功能受阻,弛缓不收,于康复不利。

　　(2)忌食棉籽油:我国华北、山东、新疆等地有吃棉籽油的习惯。据报道,棉籽油中含有大量棉酚,而棉酚能够抑制精子的生成,从而达到避孕目的。因此,男性不育患者应忌食之。

　　(3)忌滥用温肾助阳之品:对于肾阳不足的男性不育患者,适当温补肾阳是有益的,但也应适可而止。切不可一见此病就妄投鹿茸、鹿鞭、牛鞭、狗鞭、海马等温肾壮阳之品,以免助湿生热、瘀阻精室、精虫难生,或闭塞精道、排出不畅,或毒热煎熬精液,形成精液黏稠不化。

　　(4)忌高脂肪食物及寒凉食物:膏粱厚味等高脂肪食物易产湿热,湿热下注,可以扰动精室、瘀阻精道,形成不育,故应忌之。而男性不育患者多肾精亏损,下元不足。如过食寒凉食品,会损伤肾中阳气,形成阳虚寒盛,精冷不育,也应忌食。此外,多吃富含维生素食品和富含锌、锰食物,对于男性不育的康复有一定的好处。

　　9. **产后恶露不绝饮食禁忌**　妇女产后或人流后恶露持续 20 日以上仍淋漓不断者,称为"恶露不绝"。本病与产后或术后子宫收缩不良、生殖系统感染、附属物残留不去有关。也称"恶露不尽"或"恶露不止"。

中医学认为本病的发生主要是与冲任为病、气血运行失常所致。其病因有气虚不摄、血热妄行、瘀血阻滞等。

恶露不绝的饮食禁忌主要有以下几点。

（1）忌辛辣刺激及寒凉食品：辣椒、胡椒、葱、姜、蒜、乙醇等辛辣刺激食品能助湿生热，导致盆腔充血，对康复不利，故应忌食。寒主收引，恶露受寒则凝滞，瘀血内阻，排出不畅，可导致恶露长期不绝，故此时不宜吃生冷瓜果。

（2）忌油腻温补食品：油腻食品可以助湿生热，导致湿热下注，蕴积胞宫、恶露不绝，故应忌之。如果食品性质过于温热，则可生阳化火、热迫血行、恶露不止，也应少用。也不宜吃山楂等活血化瘀之品，以免出血不止。

（3）忌不易消化食物：本病多气血不足、脾胃虚弱、消化力差，应忌食生冷黏滑、粗糙坚硬的不易消化食物，以免耗伤脾胃之气，不利身体康复。

10. 产后身痛饮食禁忌 产后身痛是指妇女在产褥期间，出现肢体酸痛、麻木、重着等症，也称为"产后关节痛"及"产后痛风"。

中医学认为本病的发病机制是产后血虚，经脉失养；气血两虚，营卫失调，腠理不密，风、寒、湿邪乘虚而入，使气血运行受阻，瘀滞而痛；或素体肾虚，导致产后胞脉失养，不荣作痛。

产后身痛的饮食禁忌主要有以下几点。

（1）忌寒凉食品：本病多有气血不足、肾气虚弱、脾胃阳气亦虚，饮食应适量增加蛋白质、脂肪、糖类，慎起居，御风寒。不宜吃生冷瓜果等寒凉食品，以免损伤脾肾阳气，导致气血更亏，不能充养温煦四末，不利于驱邪外出。

（2）忌饮食不节：产后身痛患者的饮食应少食多餐，不宜过量食用辛辣、油腻、黏滑食品，以免耗伤气血，影响康复。此外，因气血不足、卫外不固、风寒侵袭机体而身痛不止者，也不宜过多食用滋补之品，以免恋邪外出，缠绵难愈，对身体不利。

（3）忌辛温发散食品：本病多由肌肉筋骨失去精津气血的濡养而生，故应忌食生姜、葱白等辛温发散食品。因血汗同源，过度发散，汗液外泄，可以造成气血不足，腠理更加疏松，外邪更易侵入。

（三）常见儿科病的饮食禁忌

1. 小儿腹泻饮食禁忌 小儿腹泻以大便稀薄、便次增多，或如水样便为主证，每日 5～8 次，甚则十余次，便质呈黄色或黄绿色、蛋糊样或蛋花汤样。

中医学认为本病属外感六淫、内伤乳食，损伤脾胃，导致运化失常的一种消化道疾病。正如《内经》所说："饮食不节，起居不慎者，阴受之，阴受之则入五脏，入五脏则䐜满闭塞，下为飧泄。"

小儿腹泻的饮食禁忌主要有以下几点。

（1）节制乳食：小儿饮食要有节制，吃饭定时定量，不暴饮暴食，以免增加胃肠负担。周岁以内小儿,提倡母乳喂养,尽可能避免人工喂养,添加辅助食品不宜太快,品种不宜太多,使小儿脾胃逐渐适应新的食物以后渐次增加。此外,小儿断乳也应适时进行,在炎热的夏季断乳最不适宜,若母乳不足,适当辅以人工喂养,可待秋凉以后再行断乳。

(2)忌过食寒凉、油腻食物:小儿属稚阴稚阳之体,易虚易实,脏腑阴阳易于偏盛偏衰。故小儿不应过食寒凉食品,以防损伤脾胃阳气,导致清气不升,反而下降,加重腹泻。在小儿腹泻时,也应禁食油腻及蛋类、植物油等含蛋白质及油脂含量较高的食物,以防影响消化和吸收,加重腹泻。

(3)其他:小儿腹泻应禁食柑橘、菠萝、梨子、西瓜及菠菜、油菜、芹菜、韭菜、鲜笋、空心菜、茴香等富含粗纤维的水果和蔬菜,以免加快胃肠蠕动,加重腹泻。也不要吃富含油脂的干果类食品,以免滑肠腹泻。还要禁止吃坚硬不易消化之物,以防加重消化器官负担,不利于身体康复。

注意饮食卫生,饭前便后洗手,不吃污染变质食物,这对于小儿来说尤为重要。也不要给患儿吃豆制品及富含蛋白质食品,这类食品食后易于胀气,加剧患儿腹泻。

要少吃乌梅、山楂等酸性食物,以免恋邪不出,形成慢性腹泻。

2. 小儿厌食饮食禁忌 小儿厌食又称小儿恶食,是指小儿食欲缺乏,甚至不思乳食,日久精神疲惫、体重减轻、抗病能力减弱,为其他疾病的发生和发展提供了有利的条件。

中医学认为,小儿厌食症的病因,一般有乳食不节、痰湿内生、感染虫证及脾胃虚弱等。还认为厌食症往往不是一个独立的病证,而是常常发生于其他疾病的过程中或疾病后。

小儿厌食症的饮食禁忌主要有以下几点。

(1)杜绝不良饮食习惯:小儿厌食症多因饮食不节或喂养不当所致,所以应培养小儿正确的饮食习惯。小儿的饮食应定时定量,纠正偏食、挑食、零食等不良习惯,饭前不要吃高糖、高热量或不易消化零食。

(2)饮食有节:要掌握小儿正常饮食规律,要注意随年龄的递增增加其数量的供给,断乳前后,逐渐科学地增加各种辅助食品。不要片面给予富营养食品和含激素食品,也不要给予高糖、高蛋白质、高热量食物,以免影响小儿正常进食,进一步妨碍儿童的生长发育。

(3)限制不易消化食物:小儿因脏腑娇嫩、消化力差,患厌食症后,一般脾胃的运化功能更为虚弱,所以应禁食油腻厚味、煎炸烧烤类食品,以免进一步损伤胃肠消化功能,加重病情。

(4)应禁止食用生冷瓜果等食品。

3. 小儿贫血饮食禁忌 贫血是小儿时期常见的一种病症,表现面色苍白及指

甲、口唇和睑结膜颜色苍白,较大患儿可诉头晕目眩、耳鸣、心慌、气短、身体乏力,或见水肿、爪甲扁平或脆裂,甚则可见出血、发热等为主要临床表现。

中医学认为本病的病因主要是先天禀赋不足、久病调护失宜、乳食的质和量及喂养方法不当、诸虫寄生及药物损害等。

小儿贫血后饮食禁忌主要有以下几点。

(1)忌偏食:小儿乳食食品的种类要多样化,不可养成偏食习惯。要养成多吃蔬菜的习惯,以摄取足够的维生素和多种微量元素。这是保证小儿营养供给,防止和治疗贫血的极其重要的一个方面。

(2)忌不洁饮食:小儿肠道寄生虫,是造成小儿贫血原因之一。因此,注意饮食清洁,积极预防寄生虫感染是很重要的。要教育小儿养成饭前便后洗手、不吃不洁食物及未煮熟的食品。在钩虫病流行地区,要避免儿童赤脚,避免食具被钩蚴感染。

(3)饮食要寒温适中:小儿贫血患者,应忌食羊肉、狗肉、麻雀、火腿、虾、刀豆、樱桃、龙眼、荔枝等温热食品;也应避免寒凉油腻食品,以防损伤脾胃、劫耗精血,损伐小儿生生之气,加重贫血。

(4)审慎药治:某些小儿贫血的发生,与不适当的用药有着一定的关系。特别是某些化学药品,更应注意,防止造成不良后果。

4. 小儿感冒饮食禁忌　小儿感冒,又名伤风,或称伤风感冒。凡感受外邪、轻浅在表而无流行者,与今之普通感冒相似;若病情较重有流行趋势者,与西医学的流行性感冒相似。

中医学认为,本病的发生主要是外感风、寒、暑、湿或时行疫毒所致。多发于气候突变、寒热失常之时,衣被增减失宜,或坐卧当风,或更衣脱帽,沐浴当风,皮毛之间,猝然受邪;或时邪疫毒,传染而发。

小儿感冒的饮食禁忌主要有以下几点。

(1)忌不宜消化食物:小儿外感,多影响消化功能,故应多吃富于营养且易于消化的流质或半流质食物为主,一切固硬生冷不易消化食物皆非所宜,尤其是虾、蟹、油腻、煎炸烧烤食物,更应忌之,以免食滞内停、积滞化热、耗伤阴液,不利于患儿早日康复。

(2)少吃生冷食品:小儿夏季外感,多为湿热交困、脾胃受损,若肆食冷饮或瓜果,势必更伤脾胃阳气,造成湿困脾土,于病情不利。

(3)忌温热食品:小儿秋冬季外感,多内有蕴热,外感寒邪,内热外寒,氤氲不解。故应少吃咖啡、巧克力、牛肉、羊肉、麻雀、鹌鹑、桃、柑橘、韭菜等性质温热食品,以免生阳助热,耗伤阴液,造成变证。禁止吃酸味食物和过咸食物,以免留恋邪气,不利康复。

5. 小儿痄腮饮食禁忌　小儿痄腮属急性传染病。以发热、耳下腮部漫肿疼痛为其临床主要特征,与西医学所称的流行性腮腺炎相同。

中医学认为,痄腮的病因病机主要有内因和外因两个方面:内因是内有积热蕴结;外因是感受风温时毒之邪,自口鼻而入,或外感风寒郁久化热。

痄腮的饮食禁忌主要有以下几点。

(1)忌油腻、高糖等食物:小儿痄腮应以流质和半流质易于消化的食物为主,禁食高糖、辛辣、油腻、生冷、黏滑、烧烤煎炸、腥膻、鱼虾、蟹等食品,以免损害脾胃之气,无力抗邪外出,不利身体康复。

(2)忌酸性食物:酸性收敛,而小儿痄腮多邪毒炽盛、风热外侵,故应忌食乌梅、山楂、青杏、醋等酸性食品,以免敛邪不去、缠绵难愈。

此外,病儿因腮腺及涎腺发炎肿大,影响咀嚼功能,吃干硬及干果食品,会加重咀嚼时的疼痛,也不利于疾病状态下胃肠的消化和吸收,故应忌之。

6. 小儿肝炎饮食禁忌　小儿肝炎是由肝炎病毒引起的一种常见的消化道传染病。因小儿形气未充、脏腑娇嫩,所以极易罹患此病。由于小儿脏气清灵,易趋康复,黄疸及其他症状的消失和肝功能的恢复,均较成人为快。

中医学认为本病的发病原因主要是饮食不洁,外感湿热之邪,或因"疫毒"之气传入机体,致使脾胃功能失和,湿热胶固,瘀热入于血分,阻滞百脉,逼迫胆汁外溢于肌肤,出现黄疸。

小儿肝炎的饮食禁忌主要有以下几点。

(1)忌不宜消化食物:小儿罹患肝炎后,因湿热内伏,消化力差,多见食少,纳呆,应吃富营养、高蛋白、易消化的食物,以增加身体的抵抗力,促使肝功能早日恢复。不要吃油腻、黏滑、煎炒炙煿食品,也不宜吃坚硬粗糙不易消化食物,以免加重脾胃消化负担,不利于患儿康复。

(2)忌生冷及高糖食品:本病患者脾胃为湿热所困顿,故不宜多吃生冷瓜果等食物,以免损伤脾阳、壅遏气机、加重病情。中医学认为:"肝苦急,急食甘以缓之",适量食糖对肝炎的治疗有一定的帮助。但要注意甘味入脾,过甘可内生湿热,故食糖不宜过量,以免影响消化功能。

(3)因人、因病制宜:小儿肝炎由于病毒的作用,肝功能损害,机体功能紊乱,身体虚弱。如消化功能正常者,饮食不必做严格控制,以免影响营养物质的补充。若消化功能低下者,应适当控制,防止食量过大损伤脾胃消化功能。对于小儿重型肝炎,应严格控制蛋白质及脂肪的摄入量,以减少体内氨的产生,防止肝性脑病的发生。但病情一旦好转,应及时补充鱼、瘦肉、禽蛋等优质蛋白,以补充身体的需要。

7. 小儿麻疹饮食禁忌　小儿麻疹是由麻毒时邪引起的出疹性急性传染病。临床上以发热、咳嗽、鼻流清涕及全身出现红色斑疹为特征。

本病因麻毒从口而入,经呼吸道侵入机体后,主要病变位置在肺、胃二经。本病在发病过程中,如能护理得当,可不药自愈。若患儿体弱、营养不良、正气不足、抗病力差,或护理失宜,再感受他邪,或邪毒较重、麻毒不得外泄而内陷,极易引起变证,甚至危及患儿生命。

小儿麻疹的饮食禁忌主要有以下几点。

(1)忌油腻、酸涩、温热寒凉食品:小儿麻疹属急热性传染病,故应忌食羊肉、狗肉、荔枝等温热性质食品,以免助热伤阴;麻疹病毒以补泄为顺,而酸性收涩,不利疹毒外出,故应忌之;麻疹患儿多伴有消化功能减弱,故患儿应禁食油腻冷滑不易消化食品,以免损伤脾胃之气,不利驱邪外出;过食寒凉食品,易于闭阻阳气,使之不能向外宣散,故患儿不宜过食寒凉,以免疹毒不能外泄,反而内陷。

(2)三怕、五忌、六禁:古人总结出麻疹患儿有三怕、五忌、六禁,可以减轻麻疹症状,至今仍具有一定的指导意义,具体内容有以下这些。

麻疹三怕是:怕风、怕寒、怕烟熏。

麻疹五忌是:忌辛燥伤阴,忌苦寒遏制,忌大下伤正,忌温补助邪,忌滋腻恋痰。

麻疹六禁是:禁重食,禁密室、强行出汗,禁食生冷瓜果,禁发疹期换衬衣和淋浴,禁用寒凉之药降温,禁吃油腻食物。

8. 小儿咳嗽饮食禁忌　小儿咳嗽是儿科最为常见的肺系证候之一。外感或内伤所致的多种急慢性病证,都有咳嗽的症状出现。

中医学认为,引起小儿咳嗽的病因有外感和内伤两大类。其中外感咳嗽包括风邪犯肺、寒邪滞肺、暑邪燥肺、湿邪阻肺、燥邪伤肺等;内伤咳嗽主要有乳食伤脾、厚味伤津、久病伤肺等。

小儿咳嗽的饮食禁忌主要有以下几点。

(1)忌恋邪食物:小儿咳嗽以外感居多,在外邪未解之前,禁止食用油腻荤腥和鸡、蛋、鱼类食物,以免滞肺留邪,致使咳嗽缠绵难愈。此外,在咳嗽未愈之前,应戒食酸味食物和过咸食物,以免恋邪伤正或造成痰喘等后患。

(2)忌辛辣肥甘厚味:小儿咳嗽虽以外感引发为多,但内伤饮食引发咳嗽者亦屡见不鲜,且缠绵难愈。故患儿应少吃辛辣香燥炙煿食物,节制生冷瓜果等饮食,肥甘厚味也不宜过量食用,以免影响脾胃的消化功能,致使湿浊不化、变生痰浊,形成慢性喘咳。

高糖食品尤应限制,以免甘令中满、化生痰浊,不利康复。

(四)常见外科病的饮食禁忌

1. 恶性肿瘤饮食禁忌　肿瘤是机体中正常细胞在不同始动与促进因素长期作用下所产生的增生与异常分化所形成的新生物。新生物一旦形成后,不因病因消除而停止增长。它不受机体正常生理调节制约,而是破坏正常组织和器官,还可转移到其他部位,治疗困难,常危及生命。

引起恶性肿瘤的原因有两大类:第一是内在因素,包括遗传因素、内分泌因素及免疫因素等;第二是外界因素,包括化学因素、物理因素和生物因素等。有人认为,肿瘤的发生,是外界各种因素作用于遗传基因上的结果。

中医学认为,恶性肿瘤是一种全身性疾病,是全身疾病的局部表现。其发病原因不外内因和外因两个方面。外因为六淫不正之气;内因为正气不足和七情刺激,内因是变化的根本。由于致病因素的作用,导致机体阴阳失调、脏腑功能障碍、经络阻塞、气血运行失常、气滞血瘀、痰凝邪毒等相互交结而造成肿瘤的发生。与年龄及生活习惯等方面也有一定的关系。古人所说的"积之成者,正气不足,而后邪气踞之",讲的就是这个道理。

恶性肿瘤的饮食禁忌主要有以下几点。

(1)戒除烟酒:有人提出乙醇致癌有5个方面:一是乙醇或含乙醇的饮料中有致癌物、辅助致癌物或促进剂;二是乙醇是致癌物质的溶解剂;三是乙醇增加了致癌物的活化和吸收;四是大量饮用乙醇可以导致免疫功能抑制;五是大量饮用乙醇可导致消化不良。因此,恶性肿瘤患者应忌食含乙醇的食物及各种饮料。

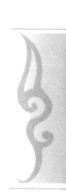

调查研究表明,吸烟与癌症的发病率密切相关。吸烟可明显提高肺癌、食管癌、胃癌、膀胱癌的发病率。有人统计,吸烟者癌的死亡率要比不吸烟者高出75%,吸烟者的每日吸烟量与肝癌的发病率呈正相关。每日吸40支以上者比不吸烟者的肝癌发病率可增长20倍。因此,恶性肿瘤患者一定要尽早戒烟。

(2)忌刺激性食物:恶性肿瘤患者忌各种刺激性食物,如辛辣之品:辣椒、胡椒、芥末、川椒、生葱、辣酱、辣油、生姜等;不要喝浓茶、咖啡、可可、可乐等饮料;不要吃牛肉、羊肉、猪肉、驴肉、鹿肉、狗肉、公鸡肉、麻雀、鹌鹑等助阳发物。忌食韭菜、蒜苗、韭黄、芹菜、竹笋、毛笋、冬笋等不易消化的蔬菜。

(3)忌食不洁食物:提倡恶性肿瘤患者吃鲜、杂、绿、无污染的食品,忌食发霉变质的米面食物;忌长期食用被白地真菌污染的酸菜;忌饮被污染的水。饮用被工业污染的水,极易患消化系统肿瘤。黄曲霉素在动物身上显示了很强的致癌力,据非洲和东南亚地区的调查表明,食品中的黄曲霉素与人群中的肝癌发病率密切相关。因此,要禁食霉变的花生、黄豆、玉米、油脂等含有黄曲霉素的食品。新鲜蔬菜及瓜果,应放置12小时以上再用清水充分洗净后才可食用。

(4)限盐:世界卫生组织的艾罗拉博士曾在日本研究了南北区域癌症发病率的差异。研究表明,盐的摄入水平与癌症的发病率有一定关系。过多的摄入钠盐,可以诱发癌症,这可能是钠盐会抑制免疫系统、使白细胞减少有关。故专家呼吁,癌症患者要严格控制食盐的摄入量。

(5)忌炙煿腌制食品:炙煿烧烤食品如熏香肠、熏青豆、熏豆腐、熏肉、烤羊肉串、烤羊腿、烤乳猪、烤鸭、熏鸡等食品中,含有致癌物质,如过多食用这类食物,会提高胃癌的发病率。如冰岛居民有吃熏羊肉的习惯,当地的胃癌发病率也非常高。此外,腌肉、腌鱼、腌菜、泡菜、咸肉、火腿、腌制禽蛋类等食品,含有亚硝酸盐,是致癌物质,也应忌之。

(6)忌膏粱厚味：俗话说："腰带变长了，寿命变短了"，体重增加的重要原因之一就是过多地食用膏粱厚味，长期高脂肪、高热量、高蛋白质食品，造成人体的脂肪堆积，而体重超常的人，约有将近一半的人易患各种肿瘤。它可以使体内激素发生变化，影响人体代谢，抑制免疫功能，增加排镁量，助长恶性肿瘤的发生和变化。此外，膏粱厚味还能影响人的造血功能，妨碍人体对其他营养物质的消化和吸收，对康复不利。还有，女性食用高脂肪食物，可提高乳腺癌的发病率。

(7)其他禁忌：恶性肿瘤患者不要偏食、挑食；不要食过热、过硬、过于粗糙的食品，以免损伤食管黏膜，且不易消化吸收；要改变蹲着进食的习惯；忌过多食用面粉制品，忌不易消化食物。在恶性肿瘤有转移迹象时，不宜吃鱼腥发物。

2. 肛门直肠病饮食禁忌　肛门、直肠病主要包括肛裂、肛瘘、内痔、外痔、混合痔等，至于脓肿、息肉、直肠癌等在此不予论述。

所谓的"痔"，是指直肠末端黏膜下和肛管皮下静脉丛发生扩大、曲张所形成柔软的静脉团。按病变部位分为内痔、外痔、混合痔。

所谓的"肛裂"，是指肛管的皮肤全层裂开，并形成感染性溃疡者。

所谓的"肛瘘"，多为肛周脓肿的后遗症。

中医学认为，肛肠病的病因分为内外两种。内因为气虚、血虚；外因为外感风、湿、热、燥邪气及饮食不节，不良习惯等。

肛肠病饮食禁忌主要有以下几点。

(1)忌辛辣刺激性食物：辛辣刺激食物，能直接刺激直肠黏膜，引起肠管充血、肿胀，使肛裂及痔疮明显加重，造成排便时的疼痛和坠胀感，并有排不净的感觉，且延长排便时间，使局部血流受阻，对身体不利。此外，辛辣食物还能助湿生热，造成湿热下注，加重感染。因此，肛肠病患者应忌食辣椒、乙醇、胡椒、生姜等辛辣食物。

(2)忌饮食不节：肛肠患者应吃一些易于消化富含纤维素食物，以利于大便顺利排出。不要吃坚硬不易消化食物，以免糟粕在体内积存时间过长，形成大便秘结，加重病情。食量要有节制，不要暴饮暴食，以免湿热内生，于康复不利。此外，大量进食，腹腔内压力增大，导致血液回流受阻，更易加重病情。还要忌食鱼腥海鲜等发物，以免助热动血、蕴生湿热，诱发或加重病情。

(3)忌生冷不洁食物：生冷食物易损伤脾阳，影响消化；不洁食物易诱发肠道炎症。两者均可增加排便次数，致使病情加重，经久不愈。

3. 乳腺炎饮食禁忌　急性乳腺炎是乳房的急性化脓性感染，几乎所有患者都是产后哺乳的产妇，尤其多见于初产妇，发病多在产后 2～3 周。

急性乳腺炎的病因主要是产后抗感染能力下降，乳汁瘀积及细菌入侵等。

中医学认为，本病的发病原因是：肝气不舒，肝胃郁热；饮食不节，胃有积热；乳汁瘀积或毒邪外侵等。

乳腺炎的饮食禁忌主要有以下几点。

(1)忌油腻高糖食物:产后饮食应清淡富于营养,且乳腺炎患者肝胃多有蕴热,故应少吃肥甘厚味、油炸炙煿、糕点及各种糖类食品。因这类食品含有大量脂肪,易使内分泌发生障碍,使细菌易于滋生,疾病难以治愈。此外,油腻及高糖食品易生痰化热,助阳动血,可使乳腺炎患者的毒热内盛,加重病情,故应忌食这类食物。

(2)忌辛辣发物:急性乳腺炎患者应忌食辣椒、胡椒、芥末、生葱、生姜、生蒜、乙醇等辛辣食物,以免助热生风,加重病情;也不要吃鱼、虾、蟹、牛肉、羊肉、公鸡肉、麻雀等易发食物,以免加重乳痈热毒,使病情加重;也不要吃酸味太重的食物,如青梅、醋等食品,以免恋邪。

(3)注意药物与饮食的协调:乳腺炎患者在服用消炎药时,要注意与膳食相互配合,不要互相影响,以免降低疗效。在服用大环内酯类抗生素(如红霉素和四环素)时,不要吃豆浆、油饼、动物肝脏、骨头汤等金属含量高的食物,以免金属与药物结合,降低治疗效果。

(4)忌生冷不易消化食物:急性乳腺炎患者在肿痛期,患者常胃肠功能不好,消化能力减弱,所以应禁食生冷、黏滑等不易消化食物,以免损伤脾胃功能,影响饮食的消化和吸收,对身体康复不利。

4. 急性阑尾炎饮食禁忌 急性阑尾炎是外科常见病,居各种急腹症首位。其发病与阑尾管腔阻塞、胃肠道炎症影响以及细菌入侵不能排出有关。

中医学认为,本病的病因主要有饮食不节、寒温不适、忧思抑郁、餐后暴急奔走及跌仆损伤等。其他的病因病理不外乎湿阻、气滞、瘀积、热壅;湿热壅积,瘀滞不散,热盛肉腐则成痈脓。

急性阑尾炎饮食禁忌主要有以下几点。

(1)忌腥膻发物:急性阑尾炎患者应不要吃鱼、虾、蟹、牛肉、羊肉、公鸡肉等发物,以免食后助热生阳,使体内火毒更盛,加重病情。这类食物也不易消化吸收,对身体不利。此外,这些食品含较多组氨酸,食入人体后,可转化为组胺,可降低人体的防御能力,使伤口不易愈合。

(2)术后食忌:阑尾术后,在未排气前,肠管运动尚未恢复正常,故不宜进食;排气后应吃一些流质或半流质、高营养易消化的食物,不要吃油腻厚味、油炸烧烤类食物,以免助湿生热,使火毒内炽,影响伤口愈合,使病情加剧。要控制糖的摄入量,以免内生湿热。不要吃坚硬粗糙不易消化食物,以免加重胃肠负担,不利于食物的消化和吸收,使身体不易康复。

(3)忌辛辣刺激性食物:阑尾炎患者不论术前还是术后,都应忌食乙醇、辣椒、胡椒、芥末、浓茶、咖啡、可口可乐等兴奋刺激性食品,以免加重病情。

5. 烧伤饮食禁忌 "烧伤"可由热水、蒸气、火焰、电流、激光、放射线、酸、碱、磷等各种因子引起。通常所说的烧伤,是指单纯由高温引起的热烧伤。热烧伤的病理改变,取决于热源温度和受热时间。此外,烧伤的发生和发展还与患者机体条件有关。例如,一些衰弱的患者用40～50℃的热水袋时,不慎即可造成二度烫伤,这与组织对热力的传导不良有关。又如,小儿烧伤的全身反应,常比成人受相同体表面积和深度的烧伤严重。

中医学认为,轻度烧伤,仅使皮肉受损,不影响内脏;严重者,则不仅皮肉损伤,而且火毒炽盛,可以伤及体内阴液,或火热毒气内攻脏腑,可导致脏腑不和、阴阳平衡失调,变证甚多。

烧伤饮食禁忌主要有以下几点。

(1)忌烟酒辛辣刺激食物:烟雾中含有多种对人体有害的物质,能对外周表皮血管产生刺激,使之收缩痉挛,影响伤口局部血液循环,使创面不易愈合。酒为大辛大热之物,酒生湿热更盛,可诱发创面感染,并可造成创面局部出血、渗出,加重病情。

辛辣刺激性食品及饮料,如辣椒、胡椒、芥末、生葱、生姜、生蒜、咖啡、浓茶、可乐等,可以助阳生热,诱发感染,加重渗出,不利于伤口愈合,故应忌之。

(2)忌油腻炙煿腥膻发物:烧伤患者饮食应清淡易于消化,适当多吃水果和蔬菜,以补充大量的维生素;也应适当多吃一些高营养、高蛋白质食品,以提高机体抗病能力,促使身体早日康复。但不宜吃油腻厚味、煎炸烧烤食品。因为此类食品不易消化吸收,对康复不利,且易生热伤阴、助生湿热,使火毒炽盛,加重病势,造成变证。也不要吃鱼、虾、蟹、牛肉、羊肉、猪头肉、狗肉、雀肉等发物,以免诱发感染,加重病势。

(3)忌不洁食物:烧伤患者,尤其是大面积烧伤患者,因火热毒气,耗伤气阴,或大量渗出,损伤津液,可导致机体抵抗能力急剧下降。因此,要严格注意饮食卫生,以免病从口入,造成变证。此外,烧伤患者多消化功能低下,饮食要有节制,宜少食多餐,以免损伤脾胃,不利康复。还要高度注意药物与膳食的禁忌,在服用四环素、红霉素、罗红霉素等药物时,一定禁止吃含钙、镁、铁、铅的食物,以免影响疗效。

6. 骨折饮食禁忌　骨折是指骨的完整性或连续性中断。骨折的病因主要有直接暴力、间接暴力、肌肉拉力、积累性劳损、骨骼疾病(病理性骨折)等。

骨折的饮食禁忌主要有以下几点。

(1)戒烟限酒:香烟中的有害物质能引起周围小血管痉挛收缩,导致骨折端血供欠佳,影响愈合,故应戒之。少量饮酒,可舒筋通络,活血化瘀,加速愈合,但应适量。如长期大量饮酒,会抑制骨髓造血功能,影响小肠对多种维生素的吸收,还可诱发体内矿物质的丢失,导致骨折愈合迟缓。此外,酗酒本身也容易引起骨折。据研究证实,酒中的一些成分可抑制人体骨骼中成骨细胞的形成与代谢,促使骨骼分解。

(2)忌油腻食品:骨折患者由于血液的丢失,应吃一些高营养、高蛋白质、易于消化的食物。但忌食油腻过重的食品,如肥肉、骨头汤、动物内脏、动物脂肪等。因

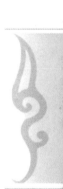

这类食品可影响造血功能,对康复不利。此外,骨折患者应减少活动,尤其是脊柱、下肢骨折患者,更应卧床静养,如过多摄入高脂肪食物,不仅对骨折康复不利,还易造成严重的并发症。

(3)忌过酸、过咸食物:食物过于偏酸,饮食过于偏咸均对骨折愈合不利,应予注意。

(五)常见皮肤病的饮食禁忌

1. 带状疱疹饮食禁忌 带状疱疹是由水痘——带状疱疹病毒感染引起的一种以沿周围神经分布的群集疱疹和神经痛为特征的病毒性皮肤病。

中医学认为,本病的发生是由于肝气郁结,久而化火,兼脾经湿热内蕴、外溢于肌肤而成;或偶因兼感毒邪,以致湿热火毒蕴积肌肤而生。年老体弱者,常因血虚肝旺、湿毒热盛、气血凝滞,以致疼痛剧烈、久不缓解。

带状疱疹的饮食禁忌主要有以下几点。

(1)忌油腻食物:本病患者多湿毒内蕴,饮食宜清淡易于消化,不宜吃油腻厚味、煎炸烧烤食品,以免助湿生热,加重病情。也不宜吃酸味过重食物,如醋、山楂、青杏等,以免酸性收涩,使湿热毒邪留恋不去,身体不易康复。

(2)忌辛辣刺激性食物:辛辣燥热刺激性食物如乙醇、辣椒、胡椒、生葱、生姜、生蒜、咖啡、韭菜、芫荽等,可酿生湿热、助长热毒、加剧疼痛,对疱疹恢复不利,故应忌食。

(3)忌腥膻发物:中医学认为,羊肉、牛肉、狗肉、鱼、虾、蟹、公鸡肉、猪头肉、雀肉等腥膻发物,能助热生湿,使疱疹不易消散,故应忌食。

2. 荨麻疹饮食禁忌 荨麻疹是一类以瘙痒和充血性或苍白性风团样皮疹为特征的皮肤病。古人发现本病可因荨麻接触皮肤而诱发,故名。荨麻疹的病因较为复杂,过敏反应为最主要原因之一。

中医学认为本病是由于禀性不耐,人体对某些物质敏感所致。可因食物、药物、寄生虫及其他疾病感染而发;或因精神因素、外界寒冷刺激诱发。

荨麻疹的饮食禁忌主要有以下几点。

(1)忌过敏性食物:荨麻疹患者在找出食物过敏原后,应忌食这类食品,以免诱发本病;在未找出过敏原时,应禁食鱼、虾、蟹、羊肉、奶类、禽蛋等食物,因此类食物属血肉有情之品,易于引发荨麻疹,故应慎用。此外,肉食品偏酸性热,如在发作期,禁止食用。

(2)忌辛辣刺激性食物:乙醇、辣椒、生葱、生姜、生蒜等辛辣刺激性食品,易生风助热,加重荨麻疹病情,故应禁食。此外,本病患者也应忌食油腻厚味,以免助湿生热,加重病情。

3. 神经性皮炎饮食禁忌 神经性皮炎是一种神经官能性皮肤病,它以皮肤苔藓样变及阵发性剧痒为特征。

中医学因其皮损厚而且坚，状如牛领之皮，故称之为"牛皮癣"，认为本病初起多因湿热之邪阻滞肌肤或外来机械刺激所引起。病久耗伤阴液，血虚生风化燥，皮肤失去濡养。日久血虚肝旺，情志不安，过度紧张，忧愁烦恼者，更易诱发，且极易复发。

神经性皮炎的饮食禁忌主要有以下几点。

(1)忌辛辣刺激性食物：神经性皮炎多湿热阻滞肌肤，或血虚风燥，皮肤失去濡养。所以要远离乙醇、辣椒、生葱、生姜、生蒜等辛热刺激性食物，以免助热生风、伤阴化燥，加重病情或诱使复发。

(2)忌油腻及腥膻发物：本病应禁食高脂肪油腻食物，以防体内湿热蕴蒸，加重病情；也不要吃牛肉、羊肉、鱼、虾、蟹等发物，以防加重皮损，不利康复；要少吃酸味太重食物，以免恋邪外出，反复发作。

4. 湿疹饮食禁忌　湿疹是由多种内外因素引起的浅层真皮及表皮炎。病因比较复杂，一般认为与变态反应有一定关系，诱发因素常因个体因素和疾病的不同阶段而异，因此不易确定。

中医学认为本病多由禀赋不耐、饮食不节及风、湿、热邪阻于肌肤所致。急性期以湿热为主；亚急性期与脾虚不运、湿邪留恋有关；慢性者因病久伤血、血虚生风生燥、肌肤失去濡养而成。发于下肢者，常由于气血运行失常、湿热蕴阻所致。

湿疹的饮食禁忌主要有以下几点。

(1)忌辛辣油腻食物：湿疹由湿热内蕴泛溢于肌肤或血虚生风生燥而成，因此饮食宜清淡，不要过于油腻，以免酿生湿热，不利于皮损恢复。也不要摄入辣椒、生葱、生姜、生蒜、乙醇、咖啡等食物及饮品，以防化燥伤血，生热生风，导致皮损缠绵不愈。

(2)忌致敏食物：湿疹患者大多有食品致敏原，一旦发现致敏食物，如鱼、虾、蟹、鸡肉、牛肉、羊肉、花粉、奶制品、禽蛋等，应远离这些食物，以免引起身体变态反应，导致湿疹加重或引起复发。

5. 脂溢性皮炎饮食禁忌　脂溢性皮炎是在皮脂溢出的基础上引起的皮肤渗出性炎症疾病，好发于皮脂分泌旺盛部位，其发病原因至今尚未明了。

中医学认为本病的发生与饮食不节、湿热内生蕴结肌肤；风热血燥，血虚生风；或风热之邪外袭，郁久伤阴化燥有关。

脂溢性皮炎饮食禁忌主要有以下几点。

(1)控制多脂食物：动物脂肪、肥肉、动物内脏、鱼子、鱿鱼、高糖类食物应限制。不要吃油炸、烧烤类食品，以免使血脂升高，酿生湿热，诱发或加重皮炎。要少吃酸性食物，以免恋邪，影响康复。

(2)限制温热、辛辣刺激性食物：平时应多饮开水，限制燥热、辛辣刺激性食物，如辣椒、生葱、生姜、生蒜及韭菜、芫荽等食物；少饮浓茶、乙醇、咖啡、可乐等饮料；

控制牛肉、羊肉、鱼、虾、蟹等发物。以免酿生湿热，或助热伤阴，加重病情。此外，饮食也不可过于寒凉，以免损伤脾胃阳气，导致湿邪内蕴，不利康复。

6. 痤疮饮食禁忌　痤疮又称为寻常痤疮，是青春期常见的一种慢性毛囊皮脂腺炎病，多见于 15—30 岁的青年男女，有皮脂分泌过多现象，毛孔多且明显。本病病程较长，时轻时重，至中年逐渐缓解而痊愈，留下萎缩性瘢痕或瘢痕疙瘩性皮损。

本病的发生是多种因素的综合作用，一般认为与体内雄性激素及其代谢产物增多、皮脂腺活性增高、皮脂腺分泌旺盛、皮脂中游离脂肪酸较高及细菌感染有关。

中医学认为，本病的发生与肺经风热熏蒸、蕴阻肌肤，或饮食不节、肠胃湿热、上炎颜面；或脾失健运、水湿内停、湿郁化热、虚热挟痰、凝滞肌肤所致。

痤疮的饮食禁忌主要有以下几点。

(1)忌油腻、辛辣刺激性食物：痤疮患者应多吃新鲜蔬菜及水果，以促使上皮细胞再生，防止毛囊过度角化，减少复发。少食辣椒、葱、姜、蒜、乙醇、咖啡等辛辣食物，限制羊肉、鱼、虾、蟹、韭菜等发物，以防助热生湿，加重病情。应吃一些猪瘦肉、兔肉等含铁、铜、磷、维生素等对皮脂腺分泌有调节作用的食物，不要吃肥肉、动物内脏、鱿鱼、松花蛋等高脂肪、偏酸性食物，以防加重皮脂腺分泌，不利于疾病痊愈。

(2)饮食不宜偏热、偏酸：痤疮患者体质多湿热偏盛，体液偏于酸性。所以，宜吃一些寒性或平性的偏碱食品，以改善皮脂腺分泌，抑制细菌生长繁殖。不要吃偏热、偏酸的食品，以免加重病情，缠绵难愈。

7. 白癜风饮食禁忌　白癜风是一种后天性色素脱失的皮肤病，多见于青年，皮损为局部色素脱失斑，呈乳白色，其中毛发可变白或正常，无自觉症状。

白癜风的病因比较复杂，可能与黑色素细胞的自身破坏，或某些有毒物质损伤黑色素细胞，释放抗原，诱发抗体产生有关。中医学认为，本病的发生与肝气郁滞、复感风邪、气血失和有关。

(1)忌食发物及辛辣食品：鱼、虾、蟹、鹅肉、猪头肉等发物能够加重本病，故应忌食；酒、辣椒、咖啡等物，能伤阴耗血，加重病情，也应忌之。

(2)限制油腻厚味食品：油腻食物及煎炸烧烤食品，性偏温热，不易消化，且易于酿生湿热，加重病情。因此，应限制这类食物的摄入。

另据报道，白癜风患者更易罹患光毒性皮炎原因，这是人们在吃某种野菜后，经过太阳光照射引起的。因此，本病患者应禁食灰菜、紫云菜、萝卜叶、芥菜叶、榆树叶、槐花、刺儿菜、菠菜、油菜、无花果等易引起光敏反应的蔬菜，以免造成变证。

中医经典 相关阅读

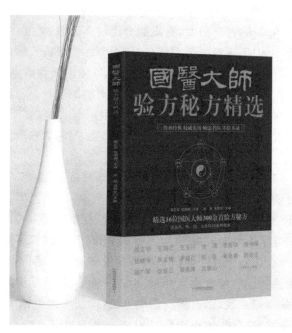

《国医大师验方秘方精选》 主审：国医大师颜正华 张湖德 主编：张勋 马烈光

千方易得，一效难求。

本书共收录近二十位国医大师 300 余首验方秘方，均系大师前贤从医数十年之实践亲得，弥足珍贵。内容广博，涉及 80 余种疾病，并按常见病、内科病、外科病、妇科病、儿科病、男科病、老年病、流行性传染病、癌症和损容性疾病等分类编排。每方包括处方、功效主治、用法、辨证加减、方解和注意事项等内容。其用药精练，配伍谨严，疗效卓著。

全书理论创见，圆机活法，用药轻灵。展卷细读，可窥得国医圣手之学术主张、用药特色及辨证施治之精妙，实为研习中医的上佳读本，值得收藏、精研。

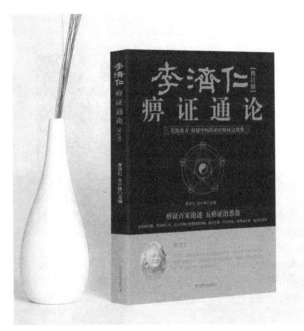

《李济仁痹证通论》 主编：国医大师李济仁 仝小林

　　本书以《黄帝内经》及古代诸名家痹证论治的理论为指导，全面系统地介绍了痹证与五体痹的病因病机、辨证论治、经验效方和名家精方，诊查疾病强调中医辨证与西医辨病相结合，既有治疗痹证的自拟经验方，又有古代治痹效验精方，还列举了当代名家治痹的专病专方。诸方药之有效，突出了科学性、实用性和可操作性。全书内容丰富，发皇古义，融汇新知，实用性强，诚为中医临床医师和中西医结合临床工作者临证必备参考书，也可供广大医学生和中医药爱好者阅读。

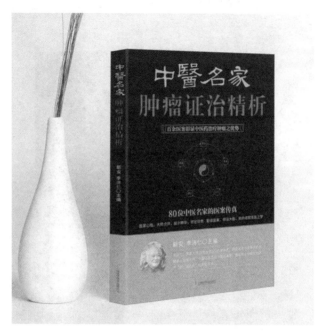

《中医名家肿瘤证治精析》 主编：国医大师李济仁

　　医案，乃中医临床医家治疗疾病之理论和实践记录，是祖国医学传统的重要科研手段。尝闻"读书不如读案"之名论，诚如清代名医周徵之所云："每家医案中，必各有一生最得力处，细心遍读，是能萃众家之长。"近代学者章太炎曾说："中医之成绩，医案最著。"现代中医大师秦伯未也非常重视医案在中医科研中的作用，曰："夫医案者根据病理，而治疗之成绩，亦中医价值之真凭实据也。"勤读医案，可以说是学习名医经验的最佳途径。